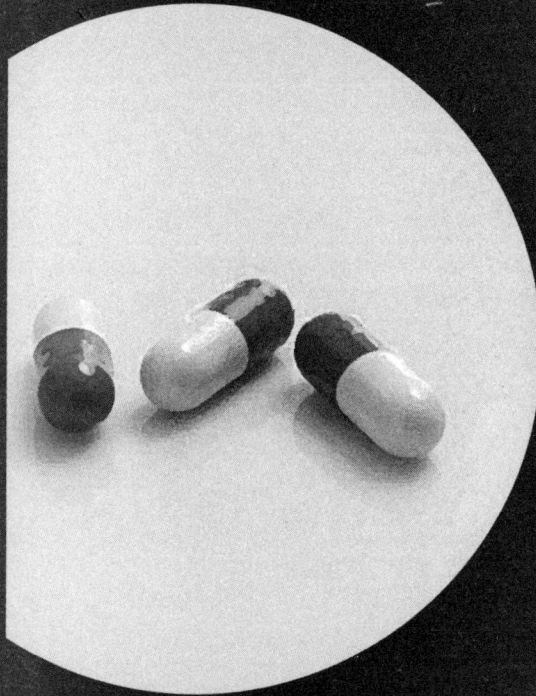

内分泌疾病临床治疗学

主编 罗晖 冯霖 段俞伽 唐海平 张钢 辛欢欢

NEIFENMI
JIBING
LINCHUANG
ZHILIAOXUE

黑龙江科学技术出版社

图书在版编目（CIP）数据

内分泌疾病临床治疗学 / 罗晖等主编. -- 哈尔滨：
黑龙江科学技术出版社, 2019.5
ISBN 978-7-5719-0007-6

Ⅰ.①内… Ⅱ.①罗… Ⅲ.①内分泌病—治疗 Ⅳ.
①R580.5

中国版本图书馆CIP数据核字(2019)第084545号

内分泌疾病临床治疗学
NEIFENMI JIBING LINCHUANG ZHILIAOXUE

主　　编	罗　晖　冯　霖　段俞伽　唐海平　张　钢　辛欢欢	
副 主 编	李合芹　周光清　孙雅军　张　杰　朱慧心	
责任编辑	李欣育	
装帧设计	雅卓图书	
出　　版	黑龙江科学技术出版社	
	地址：哈尔滨市南岗区公安街70-2号　邮编：150001	
	电话：（0451）53642106　传真：（0451）53642143	
	网址：www.lkcbs.cn　www.lkpub.cn	
发　　行	全国新华书店	
印　　刷	济南大地图文快印有限公司	
开　　本	880 mm×1 230 mm　1/16	
印　　张	11	
字　　数	331 千字	
版　　次	2019年5月第1版	
印　　次	2019年5月第1次印刷	
书　　号	ISBN 978-7-5719-0007-6	
定　　价	88.00元	

编 委 会

前　言

　　近年来，随着国内外内分泌临床研究领域取得了巨大进展，内分泌从基础科学到临床应用，已经成为一个成熟的学科，并已发展出一些分支和交叉学科，内分泌学的研究和发展也越来越受到人们的关注。国内的一些院校和科研单位也开展了内分泌生理学的教学和研究，并取得了较大的成就。本书正是在此背景下，吸收了最新的科研成果编写而成。

　　本书主要介绍了内分泌学的基础知识、临床常见内分泌疾病的诊断治疗等内容，资料新颖，紧扣临床，重点突出，科学实用，既有近几年来国内外本专业新的进展，又总结了较丰富的临床实践，对内科医师，尤其是内分泌学专科医师正确掌握临床诊疗规律和充分运用所得的知识信息解决临床上极其复杂的现象提供重要的参考依据。

　　由于编写内容较多，时间紧促，尽管在编写的过程中我们反复校对、多次审核，但书中难免有不足之处，望各位读者不吝赐教，提出宝贵意见和建议，以便再版时修订，谢谢。

编　者

2019 年 1 月

目 录

第一章

内分泌疾病常见症状与体征

第一节　消瘦

体重低于标准体重的 10% 为瘦，低于 20% 为消瘦，超过 30% 为恶病质状态。常见的引起消瘦的原因如下。

一、营养不良

机体摄入及利用的能量不足所致，其临床特点如下。

（1）有食源不足、食欲下降或消化、吸收、利用障碍史。

（2）去除营养不良因素后，症状可明显缓解。临床可见典型的肢大症体征，血压、血糖可升高，可有头痛、视力障碍、视野改变等垂体瘤压迫的临床表现。

（3）无其他器质或精神性疾病。

二、慢性消耗性疾病

多种慢性疾病可引起体重下降及消瘦。

（1）消化道疾病：可伴有消化道疾病的症状与体征。

（2）结核病：可伴有低热、盗汗、咳嗽、咯血。

（3）恶性肿瘤：可伴有恶病质及各种肿瘤特有症状及体征。

三、内分泌疾病

伴有消瘦的内分泌疾病很多。

（1）甲状腺功能亢进：可伴有畏热多汗、性情急躁、震颤多动、心悸、多食多便、突眼、甲状腺大。

（2）阿狄森病（慢性肾上腺皮质功能减退）：可伴有皮肤黏膜色素沉着、乏力、纳差、低血压、低血糖、抵抗力下降。

（3）希恩病（产后大出血所致的腺垂体功能减退）：可伴有性腺功能下降、闭经无乳、皮肤苍白、毛发脱落等甲状腺及肾上腺皮质功能下降的表现。

（4）糖尿病：可伴有口渴、多饮、多尿、多食等症状。

四、神经性厌食

消瘦厌食为主要症状，极度厌食可呈恶病质。多见青年女性，常否认饥饿，否认厌食，精神状态异常，恐惧长胖，有意不食。除体重显著下降外，伴停经。肾上腺功能尚正常。当厌食治疗好转后营养状态可恢复。

（罗　晖）

第二节 巨大体型

身高超过同种族、同年龄、同性别、同地区均值 3 个标准差以上称巨大体型。它除与遗传营养等有关外，也可由内分泌代谢疾病引起。

一、体质性巨人

常有家族史，可能与遗传有关。身高虽然远远超过正常人，但身体各部发育较匀称。性发育无异常，骨龄不延迟，蝶鞍不扩大。血浆生长激素水平不增高，无代谢障碍。体质性巨人属正常变异，并非病态。

二、青春期提前

儿童生长、发育至成人期的过渡阶段称为青春期。一般男性比女性晚 1～2 年，女性一般在 12～13 岁。如青春期提前，身材与同龄青少年比较明显增高，出现第二性征的发育，但过此期后增高减慢，至成人期身材不高，可能偏矮。

三、巨人症

由于垂体前叶生长激素细胞增生或腺瘤。发生在儿童期，骨骺尚未融合的青春期前，有时并发肢端肥大综合征。身高呈巨大体型，一般超过 2m。同时伴有其他内分泌代谢紊乱症状。

四、性腺功能减退性巨人体型

患者性腺功能减退发生于骨骺愈合之前。由于性激素不足致骨骺愈合延迟，骨骼过度生长，体型高，四肢细长，与躯体比例不相称，形成高瘦身材。第二性征缺如，性腺发育不全。根据发病部位可分为下列 3 种。

（一）下丘脑性性腺功能减退

下丘脑的病变，如颅咽管瘤、炎症等。早年发病可引起性腺功能减退而出现巨人体型。此种患者常有下丘脑相应部位受损的表现，如尿崩症、情绪改变、失眠、体温调节障碍、食欲改变、肥胖或消瘦等。如为肿瘤引起，可有肿瘤压迫表现。

（二）垂体促性腺激素缺乏性性腺功能减退

一部分患者可引起高大体型。患者除性腺功能减退外，垂体的其他功能正常。发育期男性睾丸不发育，睾丸活检生殖细胞不成熟。尿中促性腺激素含量减少或缺乏。

（三）性腺病变致性功能减退

1. Klinefelter 综合征　本病散发，少见。患者身材细长，皮肤细腻，体毛及胡须稀疏，腋毛及阴毛缺如或稀少，性欲低下，音调高尖。原因为性染色体异常，睾丸曲细精管发育不良引起的原发性性腺功能减退。

2. 睾丸发育不全或无睾症　发病于早年可产生巨大体型（也有矮小体型者），可有睾丸炎症、外伤、放射线照射史，或者为胎儿时期睾丸发育障碍。病者睾丸甚小，易误为隐睾。尿中促性腺激素增高，17 - 酮类固醇降低。

（罗　晖）

第三节 身材矮小

身材矮小指身高低于同种族、同性别、同年龄、同地区均值 3 个标准差以下。一般成人身高在

130cm 以下称为矮小体型。

一、体质性生长发育延迟

常有家族史。儿童期发育延缓，至 15～16 岁才开始发育，身材矮小，智力正常，无内分泌代谢及全身慢性疾病。青春期后生长发育和常人一样，可达正常成人高度。

二、垂体功能减退性侏儒症

出生后起初二三年生长发育似正常，以后变慢，骨龄与实际年龄不相符合，二者之间的差距越来越明显，但身体各部分比例仍属匀称正常，智力发育正常。到青春期时外生殖器不发育，缺乏第二性征。成年后面容仍像孩童，但皮色灰黄，皮肤皱纹增多，与年龄相比显示很不调和的现象。本症如因较大肿瘤所致者，可因压迫视神经交叉而发生视野缩小、偏盲或全盲。

三、甲状腺功能减退性侏儒症（呆小症）

功能减退开始于胎儿或新生儿时期，身材矮小，四肢粗短，皮肤粗厚，毛发粗稀，肤色蜡黄，唇厚舌宽，鼻宽而扁，两眼远离，腹部膨隆，多有脐疝。智力迟钝，语言缓慢，声音低沉。甲状腺功能减退开始于儿童期者引起幼年黏液性水肿，其临床特点介于呆小症与成年黏液性水肿之间。

四、先天性卵巢发育不全症

女性患性染色体疾病者身材矮小，很难超过 140cm，并有性腺、性功能障碍等综合征，伴有智力下降和特殊的体征。

五、先天性肾上腺皮质增生

先天性 21-α 羟化酶、11-β 羟化酶缺乏等致某些类固醇激素合成障碍，继发 ACTH 分泌增多及肾上腺皮质增生，临床主要表现为 3 组症状：①肾上腺皮质功能不足。②盐皮质激素过多所致高血压、低血钾。③雄激素增多的表现。女性男性化、男性假性性早熟、假两性畸形等，雄激素增多使骨骺提前愈合而致最终身高矮于同龄人。

（冯 霖）

第四节 多尿

正常成人尿量（800～1 800）ml/d，每日尿量超过 2 500～3 000ml 称为多尿。

一、高渗性多尿

高渗性多尿又称溶质性多尿，是由于血液中某种或者几种溶质分子过多，通过肾脏排出体外，携带出水分所致，尿渗透压和比重升高。

（一）糖尿病

由于胰岛素绝对或者相对不足，血糖升高，尿糖出现而引起的多尿、多饮、多食、体力及体重下降。糖尿病患者在短期内控制不佳，或同时存在各种应激因素时，可导致糖尿病的急性并发症，如糖尿病酮症酸中毒和高渗性非酮症糖尿病昏迷，此时多尿多饮的症状可显著加重。长期控制不佳可能引起大血管、微血管和神经系统等慢性并发症，并发糖尿病肾病的肾病综合征阶段时，患者也会出现显著的多尿多饮。

（二）高尿钾

多种肾上腺皮质疾病和肾脏疾病可能伴有钾自泌尿系统排出增多，导致低血钾、高尿钾，继而造成多尿、多饮。引起高尿钾的疾病，包括原发性醛固酮增多症、库欣综合征、伴有失钾的先天性肾上腺皮质增生、失钾性肾炎等。

（三）氮质血症

肾脏疾病晚期，血中含氮废物增多，特别是尿素氮增多，肾脏在排出这些含氮废物时，必然要带出水分，引起多尿。

（四）外源性溶质

当人体接受高渗液、脱水剂或者较大量的等渗溶液静脉滴注时，也可发生溶质性利尿，如静脉滴注高渗葡萄糖液、甘露醇、蛋白高营养及大量生理盐水，即可发生多尿的现象。

二、低渗性多尿

与高渗性多尿不同，低渗性多尿是一种水利尿，主要是由于饮水过多，或者是由于体内抗利尿激素（ADH）分泌或者作用障碍，尿液不能被浓缩所致。尿中溶质分子少，尿比重及渗透压低。

（一）垂体性尿崩症

垂体性尿崩症又称真性尿崩，是由于各种原因造成 ADH 分泌缺乏或者不足，尿浓缩障碍所致。患者尿量很大且恒定，日饮水及排尿量可超过 5 000ml，甚至 10 000ml，尿比重多低于 1.005。对 ADH 反应佳。根据病因不同，垂体性尿崩症可分为原发性与继发性，前者病因不明，可能与自身免疫有关；后者继发于下丘脑－垂体肿瘤、垂体柄，以及神经垂体损伤、炎症、手术、外伤、浸润、糖尿病性血管病变等。

（二）肾性尿崩症

肾性尿崩症是肾小管对 ADH 反应性下降，导致尿液浓缩障碍所致，但 ADH 疗效不佳。肾性尿崩也可分为原发性和继发性两类，原发性者病因不明，可能为性连锁隐性遗传，对 ADH 多无反应，可有家族史，男性多见，也可有肾病表现。继发性者多继发于泌尿系疾病、肾功能不全、失钾性肾炎、高钙引起的肾脏损伤等，这些疾病引起肾小管损伤，对 ADH 反应性下降而导致本病。此外，某些肾脏疾病可引起肾小管功能障碍，回吸收水能力下降，原尿不能浓缩，也可导致低比重尿和多尿多饮等症状。

（三）水负荷过度

精神因素致主观大量饮水或补液过度，均致血容量增加，血液稀释，渗透压降低。对 ADH 刺激减少而大量利尿，见于精神性多饮、过量补液等。

（冯　霖）

第五节　多毛

毛发受遗传、内分泌影响，各种族和个体之间差异很大。当身体任何部位出现较同年龄、同性别、同种族者毛发增多时，即为多毛。

一、皮质醇增多症

皮质醇增多症同时有网状带的增生，雄激素增多，因而可出现皮肤痤疮、毛发增多、毳毛增粗变浓，并伴有满月脸、水牛背、向心性肥胖等症状。

二、多囊卵巢综合征

征为女性先天性遗传性疾病，是 19－羟化酶系统的遗传缺陷，约半数患者可出现多毛、肥胖、卵巢肿大、尿 17－酮类固醇增加、尿促性腺激素正常，可作为诊断依据。

三、卵巢肿瘤

卵巢肿瘤中有部分能产生雄激素，可出现多毛、闭经。卵巢肿大影像学可证实。

四、肢端肥大症

部分女性肢端肥大症患者，除肢端、口鼻增大外，可出现多毛症。

五、药物性多毛

服用苯妥英钠、链霉素、青霉素、六氯酚、补骨脂等可出现多毛表现。

（段俞伽）

第六节　甲状腺肿大

一、单纯性甲状腺肿

单纯性甲状腺肿是由于多种原因引起的非炎症性或非肿瘤性甲状腺肿大，不伴甲状腺功能减退或亢进表现。呈地方性分布者，多因缺碘所致，称为地方性甲状腺肿；因甲状腺激素（TH）合成障碍或致甲状腺肿物质等引起者，常呈散发性分布，称为散发性甲状腺肿。

单纯性甲状腺肿的病因很多，可归纳为3类：①合成 TH 的必需原料——碘缺乏。② TH 合成或分泌障碍。③机体对 TH 的需要量增加。

临床除甲状腺肿大外，往往无其他症状。甲状腺常呈轻度或中度弥漫性肿大，表面平滑，质地较软，无压痛。随着病情的发展，甲状腺可进一步增大，并可扪及多个或单个结节，甚至引起压迫症状，出现咳嗽、气促、吞咽困难、声音嘶哑等症状。

甲状腺功能一般正常，血甲状腺素（T_4）正常或偏低，三碘甲状腺原氨酸（T_3）正常或偏高，促甲状腺激素（TSH）偏高或正常。缺碘性甲状腺肿者的尿碘排出明显降低。甲状腺摄^{131}I率大多增高，但高峰不提前，可被 T_3 抑制；但当甲状腺结节有自主功能时，可不被 T_3 抑制。放射性核素扫描可见弥漫性甲状腺肿大，核素分布均匀，但亦可呈现有或无功能性结节图像。

二、甲状腺功能亢进症

甲状腺功能亢进症（甲亢）系由多种病因引起的甲状腺功能增强，甲状腺激素分泌过多所致的临床综合征。其中 Graves 病（GD）又称毒性弥漫性甲状腺肿，是各种病因所致甲状腺功能亢进中最常见的一种，属器官特异性自身免疫性疾病。由于 TH 分泌过多，造成机体神经、循环、消化等系统兴奋性增高，代谢亢进。临床可表现为持续性心率增快，休息、睡眠及一般药物均不易使其减慢；怕热或有低热（一般不超过38℃）；多汗；食欲亢进而体重减轻；易激动、兴奋，手和舌的震颤；大便次数增多，稀糊状但不是腹泻；收缩压增高，舒张压正常或稍低，脉压增宽。绝大多数患者有程度不等的弥漫性、对称性甲状腺肿大，随吞咽动作上下移动；质软、无压痛、久病者较韧；肿大程度与甲状腺功能亢进轻重无明显关系；左右叶上下极可触及震颤，常可听到收缩期吹风样杂音或连续性收缩期增强的血管杂音，为诊断本病的重要体征。GD 患者可伴有浸润性突眼，少数伴胫前黏液性水肿及指端粗厚。

实验室检查可见血清游离三碘甲状腺原氨酸（FT_3）游离甲状腺素（FT_4）、总三碘甲状腺原氨酸（TT_3）、总甲状腺素（TT_4）、反 T_3（rT_3）升高，sTSH 明显降低。甲状腺摄^{131}I率增高，且高峰前移，不能被 T_3 抑制。

三、亚急性甲状腺炎

女性多见，可为男性的 5 倍，20～40 岁多见。一般为原发，由病毒引起，也可能伴发于其他感染，如流行性腮腺炎、麻疹、流感、腺病毒及传染性单核细胞增多症等。发病常较急，轻者可仅主诉甲状腺肿大，微有痛感；重者甲状腺肿胀伴疼痛及压痛是本症的特点，疼痛可开始于一侧，后遍及全腺体，可向下颌及耳部放射，并可因转动颈部而加剧疼痛。此外可有全身发热，一般为轻至中度发热，持续数天至数周。体检时甲状腺弥漫性或局限性肿大，肿大程度一般不超过正常大小的 2 倍，质软或实，有压痛。实验室检查，早期常因滤泡损伤，引起贮积的甲状腺激素过多地释放，而出现甲状腺功能亢进。血沉加快。对放射性碘的吸取率较正常为低。病变经过 2～4 个月后可自行痊愈。但 6%～20% 的患者可能出现暂时性甲状腺功能减退。

四、慢性淋巴细胞性甲状腺炎

慢性淋巴细胞性甲状腺炎又称自身免疫性甲状腺炎。本病多见于女性，各年龄均可发病 30～50 岁多见。起病缓慢，大部分患者开始无症状，最早症状是乏力。甲状腺肿人为其突出的临床表现，一般呈中度弥漫性肿大，仍保持甲状腺外形，两侧可不对称，质韧如橡皮，表面光滑，随吞咽移动。但有时也可呈结节状，质较硬，易与甲状腺癌相混淆。甲状腺局部一般无疼痛，但部分患者甲状腺肿大较快，可出现局部疼痛与压痛。本病患者血清甲状腺过氧化物酶抗体（TPOAb）滴度几乎均明显增高，血清甲状腺球蛋白抗体（TGAb）滴度也常明显升高。疾病早期，血清 T_3 与 T_4 在正常范围内，但血清 TSH 可升高，甲状腺摄[131]I 率正常或增高，但可被 T_3 所抑制，此点可与 Graves 病鉴别，疾病后期甲状腺摄[131]I 率可降低，血清 T_4 也可降低，血清 T_3 尚保持在正常范围，但最后也下降，此时出现明显的甲状腺功能减退的症状。甲状腺扫描呈均匀弥漫性摄碘功能减低，但也可分布不均或表现为"冷结节"。

五、甲状腺癌

当发现甲状腺结节时，最重要的是发现结节中是否有癌变，但大多数结节是良性的。甲状腺癌一般无甲状腺吸[131]I 功能。若一个甲状腺结节经甲状腺片抑制治疗后结节缩小或消失，这一事实就基本上否认是癌症的可能。颈部淋巴结肿大固定，可怀疑癌症。男性患者发现有单个甲状腺结节应高度怀疑有癌变的可能。单个大的结节（>4cm）发生在年轻人，也应怀疑甲状腺癌。可通过甲状腺扫描、B 型超声检查、针吸细胞学检查、针吸活检和手术活检加以鉴别。

（段俞伽）

第二章

内分泌疾病常用检查

第一节 内分泌代谢疾病的诊断原则

一、根据症状和体征做出初步判断

内分泌代谢疾病具有许多特有的症状和体征，在询问病史过程中，应注意寻找对疾病诊断有用的依据，根据这些症状和体征做出初步判断，然后再进行必要的各项检查，做出诊断。

（一）多饮多尿

（1）糖尿病：由于胰岛素分泌绝对不足或相对不足出现血糖升高，导致渗透性利尿，出现多尿、口渴、多饮、多食、乏力、消瘦等症状，尿比重升高。

（2）垂体性尿崩症：由于各种原因引起抗利尿激素（ADH）缺乏或不足，导致尿浓缩障碍，出现多尿，且尿量很多，每日尿量及饮水量可达 5 000 ~ 10 000ml，尿比重大多数低于 1. 005。原发性者病因不明，可能与自身免疫有关。继发性者多见于下丘脑 - 垂体肿瘤、垂体柄及神经垂体损伤、炎症、手术、外伤，浸润等。有的为永久性，有的为暂时性。

（3）肾性尿崩症：由于肾小管对 ADH 反应性下降，导致尿浓缩障碍所致。多饮多尿的程度较轻。如由于肾脏疾病引起肾小管功能障碍，回吸收水的能力下降，可出现多尿及低比重尿。

（4）精神性多饮：由于精神、情绪因素所致，多见于成年女性。多饮而导致尿量增多，饮水量减少后尿量也减少，主动限水有效。

（5）高尿钙、高尿钾：各种疾病引起的高尿钙、高尿钾也可造成多饮多尿，高尿钙的病因多见于甲状旁腺功能亢进，有骨痛、骨骼畸形、高血钙等表现；高尿钾的病因多见于原发性醛固酮增多症、失钾性肾病等，导致高尿钾、低血钾等表现。

（二）乏力

多种疾病均可引起乏力，但要判断乏力的原因，需进一步弄清与乏力有关的症状和体征。

（1）糖尿病：除乏力以外，还有多饮多尿、多食、消瘦等症状，查尿糖阳性、血糖升高。

（2）甲状腺功能亢进：有心悸、出汗、食欲亢进、大便次数多、消瘦乏力等，测定甲状腺激素水平升高。

（3）甲状腺功能减退：乏力出现较早且明显，随着病情加重出现手足发胀、便秘、皮肤粗糙、水肿、体重增加等表现，测定甲状腺激素水平降低。

（4）库欣综合征：有多血质面容、皮肤紫纹、向心性肥胖、高血压、低血钾、骨质疏松、乏力等表现，测定血皮质醇升高。

（5）艾迪生病：原发性肾上腺皮质功能减退，出现乏力、食欲减退、皮肤色素沉着，有低血压、低血糖、低血钠等表现，测定血皮质醇降低。

（三）消瘦

消瘦是指由于各种原因造成体重低于正常低限的一种状态。广义上讲体重低于标准体重的 10%，或者男女体重指数分别低予 21 及 20，就可诊断为消瘦。引起消瘦的常见原因如下：

（1）营养不良：由于机体摄入及利用的能量不足所致，临床上常见由进食过少或由多种的慢性消耗性疾病所致。

（2）甲状腺功能亢进：可有多食、消瘦、多汗、心悸、便频、甲状腺肿、突眼等。

（3）艾迪生病：消瘦并伴有低血糖、低血压、乏力、纳差、皮肤黏膜色素沉着、抵抗力下降等表现。

（4）神经性厌食：年轻女性多见，多有怕胖或其他精神因素，刻意控制进食，消瘦明显，体重多低于标准体重的 25%，常伴有闭经。经治疗体重恢复到一定水平后，月经可以恢复。

（四）肥胖

肥胖是指体内脂肪组织积聚过多，尤以三酰甘油为主的体脂成分在体内的储存量达到一定程度所构成的一种状态。正常人体脂含量因年龄性别而不同。成年男性体脂为体重的 10%～15%，成年女性体脂为体重的 15%～22%，如在成年男性体脂比例超过 25%，成年女性体脂比例超过 30%，则应视为肥胖。许多内分泌疾病可伴有肥胖，简述如下：

（1）单纯性肥胖：是临床上最为常见的一种肥胖，其临床特点为常有家族史及营养过剩史，多为均匀性肥胖，腹部脂肪堆积较为明显，并可排除其他疾病引起的肥胖。

（2）甲状腺功能减退：除了体重增加外，还有表情呆板、畏寒少汗、皮肤干燥、便秘、非凹陷性水肿等表现，测定血甲状腺激素水平降低。

（3）库欣综合征：体重增加不很明显，可有典型的向心性肥胖、四肢相对瘦、皮肤紫纹、多血质面容、高血压、低血钾等表现，可伴糖尿病、骨质疏松等疾病。测定血皮质醇增高。

（4）卵巢综合征：可有肥胖，同时伴有月经减少或闭经、多毛、不育等表现，测定血黄体生成素增高，B 超卵巢可不增大伴多发囊肿。

（5）下丘脑性肥胖：多由肿瘤、感染、外伤、放射治疗等原因累及下丘脑区域，出现一组以内分泌代谢障碍为主，伴有自主神经系统症状和神经、精神症状的综合征，出现饮食、运动习惯的改变而导致肥胖，多为均匀性肥胖，可伴体温调节功能失调、睡眠障碍、自主神经功能紊乱、性功能障碍、多食多饮、精神失常等。

（6）肢端肥大症：因垂体瘤生长激素分泌增多所致，肌肉、骨骼和内脏增生导致体重增加。临床有典型的肢端肥大表现，可伴发糖尿病、高血压，垂体瘤压迫时出现头痛、视力障碍等表现。测定血生长激素升高。

（五）皮肤紫纹

皮肤紫纹是指因皮下组织断裂、透过菲薄的皮肤显露出的紫色条纹，常见于库欣综合征，因体内皮质醇增多，加速蛋白质的分解，使皮肤菲薄，皮下弹力纤维断裂，毛细血管脆性增加，易发生淤斑，出现紫纹。典型的紫纹为两头尖，中间粗，似火焰状，多见于下腹部、臀部两侧及大腿。此外，重度肥胖者也可出现紫纹，但多为淡红、浅粉或白色，且较细。

（六）皮肤色素沉着

皮肤色素沉着是指皮肤或黏膜色素加深或有异常的颜色沉着。

（1）艾迪生病：即原发性慢性肾上腺皮质功能减退症。此症时 90% 以上患者具有色素沉着，表现为全身皮肤黏膜色素加深、发黑，尤以暴露、受压、摩擦部位及掌纹、乳晕和瘢痕处明显。除色素加深外，患者还有乏力、食欲不振、低血压、低血钠、低血糖等糖皮质激素缺乏的表现。

（2）ACTH 依赖性库欣综合征：色素沉着一般较轻，同时伴有皮质醇增多的表现。

（3）奈尔森综合征（Nelson syndrotne）：是库欣综合征在行肾上腺切除后肾上腺皮质激素分泌减少，引起继发性的 ACTH 分泌增多，发生了垂体 ACTH 分泌瘤所致。患者有色素沉着，同时有肾上腺皮质激素缺乏的表现。

（4）先天性肾上腺皮质增生：是由于先天性肾上腺皮质激素合成酶缺乏所致，如 21α - 羟化酶、11β - 羟化酶、17α - 羟化酶缺乏，导致皮质醇合成障碍，对垂体的反馈抑制作用减弱，使 ACTH 分泌增多，出现皮肤色素沉着。

（5）血色病：由于铁代谢障碍，过多的铁沉积于器官和组织，使皮肤出现色素沉着，皮肤呈青灰色或灰棕色，以面部、四肢远端瘢痕处明显，同时可伴有肝肿大、心脏扩大和糖尿病等。

（6）黄褐斑：常见于育龄妇女，在面部有黄褐色和深棕色的斑块，可能由于雌激素或孕激素刺激黑色素细胞分泌黑色素增多所致。

（七）骨痛

可见于多种代谢性骨病，如甲状旁腺功能亢进症、佝偻病、原发性骨质疏松症、畸形性骨炎等疾病，也可见于各种疾病引起的继发性骨质疏松，如库欣综合征、糖尿病、甲状腺功能亢进症、肢端肥大症等。

（八）眼球突出

眼球突出有真性眼球突出和假性眼球突出。眼球突出度大于 16mm，或进行性突出以及伴有视力、视野的改变时，多为真性眼球突出；而由于眼外肌麻痹导致肌力松弛，或因眼睑退缩、高度近视导致眼球突出，多为假性眼球突出。单侧眼球突出多见于眼部肿瘤、炎症、出血等。双侧眼球突出多见于内分泌性突眼、转移瘤等。急性眼球突出多为眶部组织急性炎症所致。搏动性眼球突出多由外伤引起。间歇性眼球突出见于眶内静脉瘤。

（九）泌乳

多见于泌乳素瘤及高泌乳素血症，少数在正常育龄妇女也可出现。甲状腺功能减退可引起泌乳，少数肿瘤分泌泌乳素可导致泌乳。许多药物可引起泌乳如镇静安眠药、甲基多巴、利血平、H_2 受体阻断剂等。泌乳素瘤时在泌乳的同时可伴有闭经。

（十）多毛

多毛的原因很多，有的是先天获得性多毛，有的在颅脑外伤、脑炎后引起多毛。内分泌疾病如甲状腺功能亢进或功能减退时也可出现多毛。由于雄激素过多引起的多毛常见的疾病有多囊卵巢综合征、妊娠期多毛、卵巢雄激素分泌瘤、先天性肾上腺皮质增生、高泌乳素血症、肢端肥大症、库欣综合征等疾病。还有无明显内分泌疾病所致的特发性多毛。

（十一）身材矮小

最常见的病因是垂体生长激素缺乏性侏儒，由于生长激素缺乏，患者身高一般不超过 140cm。还有的身高矮小者与家族遗传有关，但身高一般能超过 140cm。幼儿甲状腺功能减退可引起呆小症。

（十二）高血压

高血压可见于多种疾病，常见的导致高血压的内分泌代谢疾病有以下几种：

（1）垂体生长激素瘤：由于生长激素分泌增多，使机体各器官组织增生肥大，引起巨人症或肢端肥大症，同时可伴有高血压，糖尿病或糖耐量异常。通过生长激素测定及垂体的 X 线检查可确诊。

（2）原发性醛固酮增多症：由于肾上腺皮质醛固酮瘤所致。醛固酮分泌增多，保钠排钾，出现高血压、低血钾，表现为典型的高醛固酮、低肾素，肾上腺 CT 或 MRI 可以显示肾上腺肿瘤。

（3）嗜铬细胞瘤：为肾上腺髓质的肿瘤，也可生长在肾上腺外，分泌肾上腺素及去甲肾上腺素，使血压升高，同时伴有交感神经系统兴奋的症状。查血、尿儿茶酚胺升高，X 线检查示肾上腺肿瘤。

（4）甲状腺功能亢进症：由于甲状腺激素水平的升高，使心肌收缩力增强，收缩压升高，脉压差增大，还可伴有颈动脉搏动和水冲脉、枪击音等周围血管征。在收缩压升高的同时还伴有甲状腺功能亢进的其他高代谢的症状，查甲状腺激素升高。

（5）肾动脉狭窄：肾动脉狭窄时，使肾血流量减少，随之肾素分泌增高，导致高肾素性高血压，血管造影可显示肾动脉狭窄的表现。

二、根据临床表现结合实验室检查做出诊断

（一）功能诊断

（1）典型的临床表现。

（2）代谢紊乱的证据：如尿液检查以及血电解质、血脂、血糖测定等。

（3）激素分泌异常证据：①尿中激素及其代谢产物排泄量：如 24h 尿中 17 - 羟和 17 - 酮皮质类固醇、游离皮质醇、醛固酮、雌激素、儿茶酚胺、VMA 等。②血中激素浓度测定：如 TY3、Tr4、FT$_3$、FT$_4$、sTSH、ACTH、F、FSH、LH、E、T、P、PRL、GH、ALD、PTH、胰岛素等。

（4）内分泌动态功能试验：①兴奋试验：如 ACTH、TRH、LRH、CRF 兴奋试验等；②抑制试验：如地塞米松抑制试验、糖试验、胰升糖素试验等；③拮抗试验：如水负荷、钠负荷试验等。T3 抑制试验等；④激发试验；如胰岛素低血如酚妥拉明试验、螺内酯试验等。

（5）放射性同位素检查：如甲状腺吸^{131}I 率试验、过氯酸盐释放试验等。

（6）细胞学检查：阴道涂片、精液检查等。

（7）骨密度测量。

（二）定位诊断

（1）影像学检查：如蝶鞍平片、骨片等，垂体、肾上腺、甲状腺、胰腺 CT、MRI 等。

（2）B 超检查：甲状腺、腹腔 B 超等。

（3）同位素扫描：如甲状腺扫描、肾上腺扫描等。

（三）病因诊断

（1）免疫学检查：如甲状腺球蛋白抗体和微粒体抗体、血清 TSH 受体抗体检测等。

（2）病理诊断：组织、细胞学鉴定等。

（3）遗传学检查：如细胞染色体、HLA 鉴定等。

（唐海平）

第二节　内分泌疾病的实验室检查

内分泌疾病诊断的步骤首先是确定内分泌的功能状态。检测体内激素水平的高低，是确定内分泌功能状态的一项重要手段。但体液中绝大多数激素的含量很低，用一般的生物法和化学比色法很难检测到。1956 年，Yalow 和 Berson 建立的 RIA 应用于体液中的激素、微量蛋白质及药物等的测定。1966 年，Nakane 等首次建立了用酶取代放射性核素标记抗体与底物显色的方法，标志着 EIA 的诞生，为日后酶免疫分析法的发展奠定了基础。RIA 和 EIA 在临床内分泌代谢疾病诊断中的推广和应用，为内分泌等生命科学领域的发展起到巨大的推动作用。虽然 RIA 测定方法具有灵敏度高、测定方法特异性强等优点，但由于存在放射性污染、标记试剂的放射性强度随时间而衰变等因素的制约，近年来，RIA 已逐步被时间分辨荧光免疫分析法（time - resolved fluorescence immunoassay，TRFIA）、化学发光免疫分析法（chemiluminescence immunoassay，CLIA）、电化学发光免疫分析（electrochemiluminescence immunoassay，ECLIA）等方法所替代。

一、内分泌疾病实验室检查原理

（一）RIA 基本原理

RIA 的基本原理是放射性核素标记抗原和非标记抗原对限量的特异性抗体进行竞争性结合反应，RIA 反应式如图 2 - 1。

$$Ag$$
$$+$$
$$Ag^*+Ab \rightleftharpoons Ag^* \cdot Ab+Ag^*$$
$$\Updownarrow$$
$$Ag \cdot Ab+Ag$$

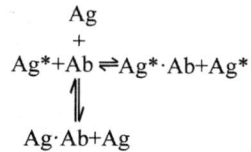

图 2-1 RIA 反应式

Ag^* 为放射性核素标记抗原（试剂），Ag 为非标记抗原（待测成分），Ab 为限量抗体，$Ag^* \cdot Ab$ 为
标记抗原与抗体形成的复合物；$Ag \cdot Ab$ 为非标记抗原与抗体形成的复合物

在反应体系中 $Ag^* \cdot Ab$ 形成的量受 $Ag \cdot Ab$ 的量所制约。当待测样品中 Ag 含量高，则对限量抗体 Ab 的竞争能力强，未标记抗原抗体复合物的形成量就增多，标记抗原抗体复合物的形成量相对减少，反之亦然。

（二）ELISA 测定原理

酶联免疫吸附测定（enzyme-linked immunosorbent assay，ELISA）是在免疫酶技术的基础上发展起来的一种新型的免疫测定技术，ELISA 过程包括抗原（抗体）吸附在固相载体上称为包被，加待测抗体（抗原），再加相应酶标抗人 IgG 抗体（或相应抗体），生成抗原（抗体）-待测抗体（抗原）-酶标记抗体的复合物，再与该酶的底物反应生成有色产物。借助酶标仪计算抗体（抗原）的量。待测抗体（抗原）的量与有色产物的产生成正比。ELISA 的基础是抗原或抗体的固相化及抗原或抗体的酶标记。结合在固相载体表面的抗原或抗体仍保持其免疫学活性，酶标记的抗原或抗体既保留其免疫学活性，又保留酶的活性。在测定时，受检标本（测定其中的抗体或抗原）与固相载体表面的抗原或抗体起反应。用洗涤的方法使固相载体上形成的抗原-抗体复合物与液体中的其他物质分开。再加入酶标记的抗原或抗体，也通过反应而结合在固相载体上。此时固相上的酶量与标本中受检物质的量呈一定的比例。加入酶反应的底物后，底物被酶催化成为有色产物，产物的量与标本中受检物质的量直接相关，故可根据呈色的深浅进行定性或定量分析。由于酶的催化效率很高，间接地放大了免疫反应的结果，使测定方法达到很高的敏感度。

（三）ECLIA 基本原理

ECLIA 是电化学发光和免疫测定相结合的产物，是一种在电极表面由电化学引发的特异性化学发光反应。ECLIA 测定具有检测灵敏度高、线性范围广、反应时间短的特点，是其他免疫分析技术无法比拟的。

（四）CLIA 基本原理

CLIA 是将具有高灵敏度的化学发光测定技术与高特异性的免疫反应相结合，用于各种抗原、半抗原、抗体、激素、酶、脂肪酸、维生素和药物等的检测分析技术。是继放免分析、酶免分析、荧光免疫分析和时间分辨荧光免疫分析之后发展起来的一项最新免疫测定技术。

二、激素的实验室测定

（一）甲状腺激素的测定

甲状腺激素的测定方法及参考值见表 2-1。血清中 99.9% 的 T_4 及 99.6% 的 T_3 与甲状腺结合球蛋白（tbyroid-binding gIobuIin，TBG）结合，不具生物活性。在 TBG 正常情况下，总 T_3（total T_3，TT_3）、总 T_4（total T_4，TT_4）浓度可反映甲状腺功能，TBG 浓度的增减均可影响其测定结果。游离 T_4（free T_4，FT_4）和游离 T_3（free T_3，FT_3）不受血清中 TBG 变化的影响，直接反映了甲状腺的功能状态。其敏感性和特异性均高于 TT_3 和 TT_4。

表 2 - 1　甲状腺激素的测定方法与参考值

项目	测定方法		
	TRFIA	CLIA	ECLIA
TT$_3$	1. 3 ~ 2. 5^A	1. 34 ~ 2. 73^A	1. 30 ~ 3. 10^A
TT$_4$	69. 0 ~ 141. 0^A	78. 4 ~ 157. 4^A	66. 0 ~ 181. 0^A
FT$_3$	4. 7 ~ 7. 8^B	3. 67 ~ 10. 43^B	2. 8 ~ 7. 1^B
FT$_4$	8. 7 ~ 17. 3^B	1. 2 ~ 20. 1^B	12. 0 ~ 22. 0^B
促甲状腺素（TSH）	0. 63 ~ 4. 19^C	0. 2 ~ 7. 0^D	0. 27 ~ 4. 20^D

注：浓度单位 A 为 nmol/L；B 为 pmol/L；C 为 μU/ml；D 为 mIU/L。

（二）甲状旁腺激素（PTH）的测定

PTH 以 ECLIA 法测定，测定的参考值：1. 6 ~ 6. 9pmol/L。在测 PTH 的同时应测钙离子，二者一并分析有助于临床诊断和治疗。由于厂商的产品不同以及各地区的实验室差异，各实验室均建有自己的参考值。

（三）肾上腺激素的测定

由于 ACTH 和皮质醇的分泌有昼夜节律性，甲状腺激素的测定值（表 2 - 2）因测定方法、测定时间不同而各异。在测定 ACTH 和皮质醇时，应准确记录取血时间。

表 2 - 2　肾上腺激素的测定方法与参考值

项目	测定方法			
	RIA	CLIA	ECLIA	测定时间
醛固酮	9. 4 ~ 35. 2^A			24h
肾素	(0. 55 ± 0. 09)^E			1h
血管紧张素Ⅱ	(26. 0 ± 0. 9)^E			
ACTH	2. 64 ~ 13. 2^E			6 ~ 10h
		0. 17 ~ 0. 44^F		8h
皮质醇		0. 06 ~ 0. 25^F		16h
			71. 0 ~ 536. 0^A	7 ~ 10h
			64. 0 ~ 340. 0^A	16 ~ 20h

注：浓度单位 A 为 nmol/L；E 为 pg/ml；F 为 μmol/L。

（四）性腺激素测定

不同生理状态黄体生成素（LH）、促卵泡素（FSH）、雌二醇（E$_2$）、孕酮（P）采用 TRFIA、CLIA、ECLIA。三种方法测定的参考值见表 2 - 3 ~ 表 2 - 5。

表 2 - 3　TRFIA 测定的性腺激素参考值

性腺激素	生理状态					
	青春期	卵泡期	排卵期	黄体期	绝经期	成年男性
LH（V/L）		1. 6 ~ 9. 3	13. 8 ~ 71. 8	0. 5 ~ 12. 8	15 ~ 640	1. 8 ~ 8. 4
FSH（V/L）	<2. 5	2. 4 ~ 9. 3	3. 9 ~ 13. 3	0. 6 ~ 8. 0	31 ~ 134	<2. 0
E（nmol/L）2		0. 08 ~ 2. 10	0. 7 ~ 2. 1	0. 08 ~ 0. 85	0 ~ 0. 09	0. 013
P（nmol/L）		1. 3 ~ 3. 4	1. 7 ~ 2. 4	11. 6 ~ 68. 9	0 ~ 3. 0	0. 7 ~ 3. 0

表2-4 CLIA测定的性腺激素参考值

性腺激素	生理状态				
	卵泡期	排卵期	黄体期	绝经期	成年男性
LH（nmol/L）	2～30	40～200	0～20	40～200	5～20
FSH（nmol/L）	5～20	12～30	6～15	20～320	5～20
E_2（U/L）	0.18～0.27	0.34～1.55	0.15～1.08	0.01～0.14	0.19～0.24
P（μg/L）	0.2～1.2	0.6～2.6	5.8～22.1	0.2～0.9	0.4～1.1

表2-5 ECLIA测定的性腺激素参考值

性腺激素	各生理状态测定的参考值				
	卵泡期	排卵期	黄体期	绝经期	成年男性
LH（nmol/L）	2.4～30	14.0～95.6	1.0～11.4	7.7～58.5	1.7～8.6
FSH（nmol/L）	3.5～12.5	4.7～21.5	1.7～7.7	25.8～134.8	1.5～12.4
E_2/（U/L）	0.09～0.72	0.24～1.51	0.15～0.96	0.04～0.15	0.05～0.22
P（μg/L）	0.6～4.7	2.4～9.4	5.3～86.0	0.3～2.5	0.7～4.3

儿童及不同性别者睾酮（T）、催乳素（PRL）和绒毛膜促性腺激素（HCG）的参考值见表2-6。

表2-6 三种性激素的测定方法与参考值

激素及测定方法		参考值		
		男	女	儿童
T/（nmol/L）	TRFIA	8.7～33.0	0～30	
	CLIA	9.4～37.0	0.18～1.78	
	ECLIA	9.0～27.8	0.22～2.90	0.42～38.50
FRL	TRFIA/（ng/ml）	2.3～11.5	2.5～14.6	
	ECLIA/（mIU/L）	86.0～390.0	72.0～511.0	
HCG/（nmol/L）	TRFIA		<50 岁：0～0.27 ≥50 岁：0～5.36	
	CLIA		<50（成年）	
	ECLIA		<6（成年）	

（五）胃肠内分泌激素测定

以RIA法测定胃泌素和胰泌素时，空腹时的参考值分别是：25～160pg/ml 和 3～15pg/ml。

（六）胰腺内分泌激素测定

以CLIA方法测定空腹时胰岛素水平是 4.0～15.6U/L，ECLIA 测定值为 17.8～173.0pmol/L。ECLIA法测定的C肽水平为 250.0～600.0pmol/L。

（唐海平）

第三节 内分泌疾病的病理检查

病理学是一门研究疾病的病因、发病机制、病理改变和转归的医学基础科学。组织病理学是内分泌疾病病理诊断的基础，病理标本的常规染色和光镜检查仍然是大多数内分泌疾病（尤其是炎症和肿瘤性疾病）的最常用诊断方法。

一、免疫组化染色方法

免疫组化具有特异性强、灵敏度高、定位准确等特点，且能将形态研究与功能研究有机地结合在一起，所以，这门新技术已被广泛地应用于生物学和医学研究的许多领域。在病理学研究中，免疫组化技术的作用和意义更为重要。以肿瘤研究为例，在免疫组化技术出现以前，对肿瘤的诊断和分类还局限于细胞水平，而引入免疫组化技术后，则使研究的深度提高到了生物化学水平、分子水平。

（一）免疫金法

免疫金法是将胶体金颗粒（直径 > 20nm）作为呈色示踪物标记在第二抗体或 SPA（葡萄球菌 A 蛋白）上，反应过程中不需要经过显色步骤。但免疫金液的浓度要高，否则不易显示出光镜下可见的抗原抗体反应。

（二）多重免疫组化法

在内分泌病理中，应用最多的是多重免疫组化法。多重免疫组化法是根据多个染色系统显色剂的差异加以组合，以不同的颜色反应来代表不同的阳性定位和/或定量。激素分泌细胞的分布和激素种类等的鉴定，主要采用双重染色。近几年已有报道用三重或四重染色获得成功。各种免疫组化染色方法的敏感性和特异性直接影响着诊断的敏感度和特异度。SP 法（链霉菌抗生物素蛋白 - 过氧化物酶连结法）由于链霉菌抗生物素的等电点近中性，不与组织中的内源性物质发生非特异性结合，因此背景清晰，放大效果好，所需抗体量小，敏感性较 ABC（卵白素 - 生物素法）高 4~8 倍，比 PAP（辣根过氧化物酶 - 抗辣根过氧化物酶法）高 25~50 倍，其应用最为广泛。

二、免疫组织化学的应用

将病变组织制成切片，或将脱落细胞制成涂片，经不同的方法染色后用显微镜观察，从而千百倍地提高了肉眼观察的分辨能力，组织切片最常用伊红染色法（hernatoxylin - eosin staining，HE 染色）。迄今，这种传统的方法仍然是研究和诊断疾病最常用的基本方法。如仍不能诊断或需进行更深一步的研究，可以采用一些特殊染色和新技术（如电子显微镜）。一般认为特殊染色的目的是通过应用某些能与组织细胞化学成分特异性结合的显色试剂（即组织化学染色），显示病变组织细胞的化学成分（如蛋白质、酶类、核酸、糖类、脂类等）的改变，特别是对一些代谢性疾病的诊断有一定的参考价值。例如戈谢（Gaucher）病，是由于 β - 葡萄糖脑苷脂酶缺乏，致使大量葡萄糖脑苷脂酶在细胞内堆积，可用组织化学染色证实。在肿瘤的诊断和鉴别诊断中有的特殊染色方法十分简单实用，如过碘酸 Schiff 反应可用来区别骨内 Ewing 肉瘤和恶性淋巴瘤。前者含有糖原而呈阳性，而后者不含糖原呈阴性；又如磷钨酸苏木精染色在横纹肌肉瘤中可显示瘤细胞胞浆内有横纹；多巴反应可诊断黑色素瘤等。

通过特定抗体标记出细胞内相应抗原成分，以确定细胞类型。如角蛋白是上皮性标记，前列腺特异性抗原仅见于前列腺上皮，甲状腺球蛋白抗体是甲状腺滤泡型癌的敏感标记，而降钙素抗体是甲状腺髓样癌的特有标记。表皮内朗格汉斯细胞、黑色素细胞、淋巴结内指突状和树突状网织细胞等细胞在光镜下不易辨认，但免疫组化标记却能清楚显示其形态。

利用某些细胞产物为抗原制备的抗体，可作为相应产物的特殊标记，如内分泌细胞产生的各种激素，大多数可用免疫组化技术标记出来，据此可对内分泌肿瘤作功能分类，检测分泌异位激素的肿瘤等。一些来源不明的肿瘤长期争论不休，最后通过免疫组化标记取得共识。如颗粒性肌母细胞瘤，曾被认为是肌源性的，但该肿瘤肌源性标记阴性，而神经性标记阳性，证明为神经来源（可能来自神经鞘细胞）。免疫组织化学被广泛应用于病理学研究和诊断，而且发展迅猛，它除了可用于病因学诊断（如病毒）和免疫性疾病的诊断外，更多的是用于肿瘤病理诊断。其原理是利用抗原与抗体的特异性结合反应来检测组织中的未知抗原或抗体，借以判断肿瘤的组织来源或分化方向，从而进行病理诊断和鉴别诊断。

将抗原 - 抗体结合、受体 - 配体结合、激素 - 激素结合蛋白结合、DNA（RNA）单链 - 配对链结合的原理以及单克隆抗体和免疫 PCR（imrnuno polymerase chain reaction，IM－PCR）技术的原理应用于病理学诊断，迅速拓展了免疫组织化学的领域，也不断提高了免疫组化法的敏感性和特异性。过去对于肿瘤形态学有争议疑难病例，在应用免疫组化技术后大部分都可获得统一而正确的诊断。免疫组化还可用于肿瘤或其他疾病预后的判断与治疗指导。例如，雌激素受体阳性乳腺癌者的预后优于阴性者，阳性者对内分泌激素治疗有较好反应。类似的情况在所谓的"激素依赖性肿瘤"中屡见不鲜，如甲状腺癌、子宫内膜癌、乳腺癌、卵巢癌、前列腺癌、垂体瘤和睾丸肿瘤等。

三、病理学与 CT、MRI 以及核素显像的联合应用

MRI 和 CT 具有分辨力强、空间定位准确等优点，但在同组织密度条件下，难以分辨轻微和微小病变。由于内分泌腺体积小，且多与周围组织缺乏密度差，故难以发挥其优点。增强对比可提高对部分病变的分辨力，若采用放射示踪剂标记特异的内分泌细胞或组织，则明显提高其对疾病的诊断率。如用^{131}I联合 CT（或 MRI）可清晰地显示异位甲状腺、卵巢甲状腺肿组织，用^{111}In 造影剂可清晰显示胃、肠、胰的神经内分泌肿瘤。

将激素、激素结合蛋白、激素受体、癌基因蛋白等用核素标记做显像检查或定量分析，有助于内分泌肿瘤的分型、鉴别。甲状腺滤泡细胞癌对生长抑素受体有高的表达量，用^{111}In 造影剂显像可了解肿瘤所表达生长抑素受体的量，并对肿瘤病灶有放射治疗作用。

上皮细胞来源的癌肿与肿瘤细胞表达 EGF 受体和 TGF 受体有关，用放射核素标记的抗 EGF 受体抗体或抗 TGF 受体抗体与癌细胞结合，可达到靶向放疗的目的。同样，根据肿瘤细胞的表达特征，采用放射免疫靶向治疗可使许多患者的疗效明显提高。

四、超微病理

超微病理学是利用电镜研究细胞的超微结构及其病变，它不仅研究细胞超微结构的损伤和变化，而且还有助于临床对某些难以确诊的疾病作出诊断，其从亚细胞水平探讨疾病的发病机制、对未分化肿瘤的分类有协助作用。在确定瘤细胞的分化程度、鉴别肿瘤的类型和组织发生上，超微结构的研究常常起到重要作用。

虽然迅速发展的免疫组化病理在某些方面取代了电镜在病理学上的应用，但是，由于免疫病理有许多固有缺点（交叉免疫反应、假阳性和假阴性等），而电子显微镜较光学显微镜的分辨力高千倍以上，在观察亚细胞结构（如细胞器、细胞骨架等）或大分子水平的变化方面有明显优势。一般用电镜、免疫电镜来弥补单独免疫病理之不足。多数情况下可提供更多的诊断信息，如果常规病理检查怀疑的诊断需要超微结构特征来佐证，或缺乏特异的免疫组化标志物时，电镜可发挥独到的诊断作用。

（张　钢）

第四节　内分泌腺超声检查

超声显像检查自二十世纪四五十年代初开始应用于临床，由于超声显像技术具有实时动态、灵敏度高、无特殊禁忌证、可重复性强、无放射性损伤等优点。使得这一诊断技术成为现今内分泌疾病的检查、诊断和治疗中不可或缺的重要手段之一。随着电子技术和生物工程学的飞速发展，具有细微组织分辨力和高敏感血流检测能力的超声诊断仪研制成功，其功能越来越完善，提供的诊断信息也越来越丰富。超声显像检查与 CT、SPECT、MRI 和 PET 已成为内分泌疾病的五种重要的影像诊断技术，它们各有所长，大大地提高了临床诊断水平。而超声检查在体外操作，观察体内脏器的结构及其活动规律，是一种操作简便、安全无痛的检查方法。

一、超声诊断原理

超声诊断仪是利用人体不同类型组织之间、病理组织与正常组织之间的声学特性差异，或生理结构

在运动变化中的物理效应，经超声波扫描探查、接收、处理所得信息，并以图像、图形或数字形式为医学诊断提供依据的技术设备。

二、常用超声诊断法

（一）B 型超声诊断法

B 型超声诊断法又称 B 超诊断法，是将人体组织器官界面的反射回声变成强弱不同的光点，根据超声探头的不断移动扫查，使反射光点连续出现在示波屏上，显示出组织脏器及其病变的切面图像。它是一种非侵入性诊断技术，已用于多种脏器病变的探测，对于肝脏疾病的诊断有较高的临床价值。

（二）多普勒超声诊断法

常用的多普勒超声诊断有脉冲波多普勒和连续波多普勒两种。脉冲波多普勒能定点检测血流，但无检测 2m/s 以上高速血流的能力；连续波多普勒则能检测 10m/s 以内的高速异常血流，但不能提供距离信息，无定位检测能力。临床一般两者并用，各取所长。

（三）彩色多普勒血流显像

彩色多普勒血流显像（color doppler flow image，CDFI）是在二维切面声像图的基础上，采用自相关技术将所获得的血流信息转变成可视影像，不同方向的血流以不同的颜色表示。

三、超声诊断检查前的准备

大多数内分泌腺的超声检查无需特殊准备，但有时为了获得内分泌腺更清晰的图像，需做好检查前的准备工作。

（一）胰腺检查

检查前，要求患者空腹 8～12h，即晨起禁食，前一天要少吃油腻食物，检查前 8h（即检查前一天晚餐后）不应再进食，以减少胃内食物引起过多气体，干扰超声传入。对腹腔胀气或便秘的患者，睡前可服缓泻剂，晨起排便或灌肠后进行超声检查。如检查时胃内仍有较多的气体，胰腺显示不清楚时，可饮水 500～800ml，让胃内充满液体作为透声窗，便于显示胰腺。若患者同期还要接受胃肠或胆囊的 X 线造影，超声检查应安排在它们之前，或在胃肠钡餐三日之后、胆管造影两日之后进行。

（二）卵巢与子宫检查

为了避免肠道内气体的影响，检查前 2～3h 应停止排尿，必要时饮水 500～800ml，必须使膀胱有发胀的感觉。必要时口服或注射利尿药使膀胱快速充盈。适度充盈膀胱的标准以能显示子宫底部时为宜，过度充盈则可使子宫位置发生改变，不利于图像观察。如果是在怀孕初期，则不必饮水，以免膀胱过度充盈而压迫子宫。如果经腹壁扫查，卵巢显示不满意或肿块来源不明显时，可采用经阴道超声检查，此时则无需特别饮水。但对体积较大的盆腔肿块则不适于做经阴道超声检查，同时对未婚、月经期、阴道畸形、炎症等妇女的使用亦受限制。经阴道检查时，应严格注意消毒，防止交叉感染。

（三）睾丸检查

睾丸超声检查时，为了避免交叉感染，应在检查时将探头套一个极薄的塑料膜，在塑料膜与探头之间涂耦合剂，不影响图像质量。做睾丸检查时，可采用仰卧位或站立位。

（四）肾上腺检查

由于肾上腺位置较深，一般彩色多普勒血流图对深部组织的显示效果差，故对肾上腺的检查不必强调采用彩色超声仪。肾上腺的超声检查，也应在空腹 8h 后进行，腹部胀气患者需用轻泻剂、灌肠或消胀片才能得到较好的效果。

（五）甲状腺检查

甲状腺的超声检查，无需做特殊的准备，必要时可嘱患者做吞咽动作，以确定甲状腺与病变的关系。

四、超声检查的优点与适应证

（一）超声检查的优点

超声诊断作为形态学检查方法之一，具有以下优点：

（1）超声声像图是切面图，其图像直观，对内部结构显示良好，即使腺体丰富，病灶仍清晰显示。

（2）属于非侵入性检查，对患者无痛苦。

（3）穿透性强、指向性好、分辨率高，且无 X 线辐射，无需应用造影剂，一般无需特殊的检查前准备。

（4）操作时间短，诊断快速。

（5）实用、简便、无创伤并可重复检查反复用于追踪观察与疗效评价。

（6）容易鉴别囊性亦或实质性病变，对良恶性肿块的判断亦具有一定价值。

（7）可测量某些内分泌腺的大小，估测其体积，评价其功能并可以清晰地显示其病灶的轮廓和形态。

（8）可提供内分泌腺的血流信息。

（9）费用相对低廉，易于普及。

（二）超声检查主要适应证

（1）甲状腺：弥漫性甲状腺肿、非毒性甲状腺肿、结节性甲状腺肿、甲状腺功能低下、甲状腺炎、甲状腺肿块。

（2）甲状旁腺：甲状旁腺瘤、甲状旁腺增生、甲状旁腺癌。

（3）胰腺：胰岛素瘤、胰腺炎、胰腺囊肿、胰腺癌。

（4）肾上腺：皮质腺瘤和腺癌、肾上腺性征异常症、皮质功能不全、新生儿肾上腺血肿、嗜铬细胞瘤、髓样脂肪瘤、肾上腺囊肿。

（5）睾丸；睾丸肿瘤、睾丸萎缩、附睾炎、附睾结核。

（6）卵巢：多囊卵巢综合征、黄体囊肿、畸胎瘤、卵巢实质性肿块。

（7）异位甲状腺、肾上腺外嗜铬细胞瘤。

（8）甲状腺功能亢进性心脏病、糖尿病周围血管疾病和肾脏病变等。

（张　钢）

第五节　骨密度测量

骨质密度测量是用来检查是否患有骨质疏松症，骨质疏松症（osteoporosis，OP）是一种以骨量降低、骨折风险增加为特征的疾病。通过骨密度测定，分析骨骼中骨矿物质含量的多少，了解早期骨量减少，预测骨折发生的可能性和检测给予防治药物或措施后的骨量改变。可为诊断、治疗及疗效观察提供依据。

一、骨密度测量概况与基本原理

常用的骨密度（bone mineral density，BMD）即骨矿盐量/骨面积测量方法有：单光予吸收法（single photon absorptiometry，SPA）、双光子吸收法（dual photon absorptiornetry，DPA）、双能 X 线吸收法（dual energy X – ray absorptiometry，DEXA）和 QCT 等。骨量测定是目前准确性最高的骨折危险性的预测指标，测量任何部位的 BMD，对身体各部位骨折都是一项有效的预测指标。

BMD 测定仪主要有光子吸收法、定量超声法、X 线吸收法和定量 CT 测定法等类型，其原理是利用 γ 射线、超声波或 X 线穿过人体骨骼后发生衰减或吸收，来测量穿透后射线或声波的强度变化，经过数据处理，将软组织的影响扣除，得到人体骨骼中矿物质的含量和人体骨骼的疏松程度。放射学方法测定体内骨矿物质含量（bone mineral content，BMC）和 BMD 是目前评估骨质疏松的重要手段。

光子吸收法是利用核素产生的单光子或双光子能量——γ 射线作为放射源，通过放射源和探测器平行移动，探测晶体进行检测计数，计算机分析处理获得 BMC 和 BMD。

超声骨密度仪是利用超声波穿过机体不同组织时发生衰减量不同进行测定。此种仪器通过超声波传导速度和振幅衰减来定量，以检测骨矿含量、骨结构及强度。其特点是无创，无辐射和携带方便。

X 线吸收法的原理基于 X 线穿透人体骨组织时，对于不同骨矿含量组织 X 线吸收量的不同，经计算机将穿透骨组织的 X 线强度转换为骨矿含量数值。

定量 CT 测定法是利用常规 CT 机扫描，选择特定部位测量骨密度，放射剂量相对较大，价格高，临床上不常用。

二、DEXA 测量

DEXA 是一种能准确测量 BMD 的仪器，其根据 X 线的差别吸收特性（即 X 线穿过机体时，不同密度的组织对 X 线吸收量不同）进行 BMD 测量。其具有测量准确性高、校正性稳定及辐射剂量低等优点。

DEXA 是目前公认测量 BMD 的最佳方法，选择性测量部位也较多，其结果可代表 80% 的 BMD 变化。

三、DEXA 的临床应用

（一）妇产科

（1）监测绝经后的妇女是否出现骨质疏松。

（2）检查早期子宫切除术或卵巢切除术的妇女是否因术后雌激素水平降低而导致骨量减少。

（3）未生育的妇女雌激素水平降低，重新建立骨形成的能力降低，测量 BMD 可观察骨丢失的程度，可帮助选择相应的治疗方案。

（二）骨科

（1）观察人工关节置换术后，与人工假体接触的骨组织密度，以了解患者是否能适应人工假体的安置及对不适应者的治疗效果进行观察。

（2）可用于骨延长术后患者的观察，帮助医生选择撤掉钢板的最佳时间。

（3）在临床使用钢丝固定术之前，一定要测量局部骨组织的 BMD，为医生提供手术的适应证。

（4）测量股骨颈中轴长度，预测髋部骨折的危险。

（5）X 线片提示压缩性骨折、不明原因的骨折和骨量减少的患者，均需做 BMD 检查以判断骨疏松程度。

（三）内分泌科

过量使用糖皮质类固醇药物、性腺功能减退、脑垂体疾病、糖尿病、甲状腺毒症、甲状旁腺功能亢进的患者均有出现骨质疏松症的可能，利用骨密度测量仪可了解这类患者是否有骨质疏松症的发生。

（四）儿科

对患有某种可引起骨代谢疾病的病症或使用某些药物导致 BMD 降低时，需要使用骨密度测量仪定期观察骨量。

（五）内科

患有慢性肾脏疾病、慢性肺部疾病、肠道疾病、风湿性疾病的患者均有继发骨质疏松的可能，需要定期监测这些患者的骨量。DEXA 可早期发现关节炎受累关节的 BMD 改变，并可作为痛风性关节炎诊断与病情观察的评价指标。

DEXA 是 BMD 测定的金标准。BMD 检测对早期诊断骨质疏松症，预测骨折危险性和评估干预措施的效果有重要意义。

四、骨组织形态计量与微损伤分析

骨组织计量学是一种应用数学和几何的方法研究骨组织水平的质（骨结构）和量（骨量）等形态学静态特性测量技术。是对骨组织形态进行定量分析的研究领域，属体视学、生物医学组织形态计量学中的一个特殊分支，这种方法能将形态学观察到的骨组织结构改变，用定性、定量的计量方法获得细胞水平、组织水平以及器官水平上的活的信息。

骨形态计量学方法可测量骨小梁之间的距离、小梁的厚度以及破骨细胞穿孔所留下的窗孔数量，以判定在显微结构水平上的骨丢失情况。此方法目前主要用于骨质疏松的研究，它是唯一能将细胞活性与细胞数量变化区分开来的方法，其测定的结果能提供骨组织中骨基质、骨小梁及细胞活动的各种参数值，为骨质疏松症作出正确的判断。

骨组织形态计量主要用于下列研究：①骨骼病变，如骨质软化等的诊断和骨转换率的评价；②评价骨质疏松症的发病机制和病变过程；③评估药物治疗的效果，与骨密度（BMD）或骨矿物质含量（BMC）测量相比，具有早期诊断和敏感性高等优越性；④骨量的评估；⑤骨组织工程和替代材料的研制与性能评价。另外，应用骨组织形态计量可明确骨病变的特征，为进一步的病因研究提供方向和思路。例如，髋关节病患者髋关节囊内股骨颈骨折的发病率要明显低于一般患者，提示髋关节病对股骨颈骨折有某种保护作用。

骨的微损伤分析用于临床，对损伤是否采取早期干预以及预后有一定意义。骨具有应力－应变关系，骨的应力－应变特征取决于与负荷方向有关的骨微结构。皮质骨在纵向（骨单位的排列方向）的强度比横向要大，硬度也较强。负荷力与骨单位方向垂直时，易于发生骨损伤。疲劳性微损伤是一种正常现象，而且是促进骨重建的一种刺激因素，但如果负荷过大，负荷时间过长，或骨的微结构紊乱则可导致微损伤积蓄。无弹性的应力－应变曲线对于纵向排列的骨单位来说，可反映骨结构的不可逆性的微损伤。骨微损伤能启动骨重建，骨重建障碍而导致微损伤积蓄可引发骨折。长期应用二磷酸盐对骨的微结构和骨微损伤积蓄以及骨小梁的生物力学特性有明显影响，由于骨吸收功能的长期抑制，微损伤积蓄增加，但也因为 BMD 增加和骨微结构的改善而使增多的微损伤被代偿，故骨的脆性和骨折风险不一定增加。

（辛欢欢）

第三章

下丘脑－垂体疾病

第一节　下丘脑综合征

下丘脑综合征（hypothalamus syndrome）是由多种病因累及下丘脑所致的疾病，主要临床表现有内分泌代谢功能失调、自主神经功能紊乱，以及睡眠、体温调节和性功能障碍、尿崩症、多食肥胖或厌食消瘦、精神失常、癫痫等症群。

一、病因

有先天性和后天性，器质性和功能性等，可归纳如下：

（一）先天性或遗传因素

如 Kallman 综合征为一种家族性的单纯性促性腺激素缺乏症，伴有嗅觉丧失或减退，即性幼稚－嗅觉丧失症群；Laurence－Moon－Biedl 综合征，为一遗传性疾病，其特征为肥胖、视网膜色素变性、智力减退、性腺发育不良、多指（趾）或并指（趾）畸形，可伴有其他先天性异常。

（二）肿瘤

颅咽管瘤、星形细胞瘤、漏斗瘤、垂体瘤向鞍上生长、异位松果体瘤、脑室膜瘤、神经节细胞瘤、浆细胞瘤、神经纤维瘤、髓母细胞瘤、白血病、转移性肿瘤、外皮肉瘤、血管瘤、恶性血管内皮瘤、脉络丛囊肿、第三脑室囊肿、脂肪瘤、错构瘤、畸胎瘤、脑膜瘤等。

（三）肉芽肿

结核瘤、结节病、网状内皮细胞增生症、慢性多发性黄色瘤、嗜酸性肉芽肿。

（四）感染和炎症

结核性或化脓性脑膜炎、脑脓肿、病毒性脑炎、流行性脑炎、脑脊髓膜炎、天花、麻疹、水痘、狂犬病疫苗接种、组织胞质菌病。

（五）退行性变

结节性硬化、脑软化、神经胶质增生。

（六）血管损害

脑动脉硬化、脑动脉瘤、脑出血、脑栓塞、系统性红斑狼疮和其他原因引起的脉管炎等。

（七）物理因素

颅脑外伤、脑外科手术、放射治疗（脑、脑垂体区）。

（八）脑代谢病

急性间歇发作性血卟啉病、二氧化碳麻醉。

（九）药物

服氯丙嗪、利血平及避孕药等均可引起溢乳 – 闭经综合征。

（十）功能性障碍

因环境变迁、精神创伤等因素可发生闭经或阳痿伴甲状腺功能和（或）肾上腺皮质功能的低下，以及厌食消瘦等症。

有学者分析国内 70 例下丘脑综合征的病因，肿瘤最多见，共 53 例，其中以颅咽管瘤最多，计 25 例，其次为松果体瘤 11 例，丘脑肿瘤 6 例，第三脑室肿瘤 4 例，室管膜瘤 2 例，嗅沟脑膜瘤、灰结节肿瘤、异位松果体瘤、鞍上肿瘤及星形细胞瘤各 1 例，可疑肿瘤者 4 例；炎症 6 例，其中 1 例结核性脑膜炎，1 例颅底蛛网膜炎，余 4 例为颅内感染；脑外伤 2 例；精神因素 2 例；轻度交通性脑积水 1 例。性质未肯定 2 例。

二、临床表现

由于下丘脑体积小，功能复杂，而且损害常不限于一个核群而累及多个生理调节中枢，因而下丘脑损害多表现为复杂的临床综合征。

（一）内分泌功能障碍

可引起内分泌功能亢进或减退，可造成一种或数种激素分泌紊乱。

（1）全部下丘脑释放激素缺乏：可引起全部腺垂体功能降低，造成性腺、甲状腺和肾上腺皮质功能等减退。

（2）促性腺激素释放激素分泌失常

1）女性：亢进者性早熟，减退者神经源性闭经。

2）男性：亢进者性早熟，减退者肥胖、生殖无能、营养不良症、性发育不全和嗅觉丧失症群。

（3）泌乳素释放抑制因子（或释放因子）分泌失常

1）泌乳素过多发生溢乳症或溢乳 – 闭经综合征。

2）泌乳素缺乏症。

（4）促肾上腺皮质激素释放激素分泌失常、肾上腺皮质增生型皮质醇增多症。

（5）促甲状腺激素释放激素分泌失常

1）下丘脑性甲状腺功能亢进症。

2）下丘脑性甲状腺功能减退症。

（6）生长激素释放激素（或抑制激素）分泌失常

1）亢进者为肢端肥大症、巨人症。

2）减退者为侏儒症。

（7）抗利尿激素分泌失常

1）亢进者为抗利尿激素分泌过多症。

2）减退者为尿崩症。

（二）神经系统表现

下丘脑病变如为局限性，可出现一些提示下丘脑损害部位的征象。如下丘脑病变为弥漫性，则往往缺乏定位体征。常见下丘脑症状如下：

1. 嗜睡和失眠　下丘脑后部、下丘脑外侧核及腹内侧核等处病变时，大多数患者表现嗜睡，少数患者有失眠。常见的嗜睡类型有：①发作性睡病（narcolepsy）：患者不分场合，可随时睡眠，持续数分钟至数小时，为最常见的一种形式。②深睡眠症（parasomnia）：发作时可持续性睡眠数天至数周，但睡眠发作期常可喊醒吃饭、小便等，过后又睡。③发作性嗜睡强食症（Kleine – Levin 综合征）：患者不可控制地出现发作性睡眠，每次睡眠持续数小时至数天，醒后暴饮暴食，食量较常量增加数倍甚至十倍，极易饥饿，患者多肥胖。

2. 多食肥胖或顽固性厌食消瘦　病变累及腹内侧核或结节部附近（饱食中枢），患者因多食而肥胖，常伴生殖器官发育不良（称肥胖生殖无能营养不良症即 Frohlich 综合征）。为进行性肥胖，脂肪分布以面部、颈及躯干最显著，其次为肢体近端，皮肤细嫩，手指尖细，常伴骨骼过长现象，智力发育不全或减退，或为性早熟以及尿崩症。病变累及下丘脑外侧、腹外侧核（摄食中枢）时有厌食、体重下降、皮肤萎缩、毛发脱落、肌肉无力、怕冷、心率缓慢、基础代谢率降低等。当病变同时损害垂体时则出现垂体性恶病质，又称西蒙兹病（Simmonds disease），临床表现为腺垂体功能减退症。

（三）发热和体温过低

病变在下丘脑前部或后部时，可出现体温改变，体温变化表现如下：①低热：一般在 37.5℃ 左右；②体温过低：体温可降到 36℃ 以下；③高热：可呈弛张型或不规则型，一天内体温多变，但高热时肢体冰冷，躯干温暖，有些患者甚至心率与呼吸可保持正常，高热时对一般退热药无效。脑桥或中脑的病变，有时亦可表现为高热。

（四）精神障碍

当后腹外核及视前区有病变时常可产生精神症状，主要表现为过度兴奋，哭笑无常，定向力障碍，幻觉及激怒等症。

（五）其他

头痛是常见症状，患者常可出现多汗或汗闭，手足发绀，括约肌功能障碍、下丘脑性癫痫。当腹内侧部视交叉受损时可伴有视力减退、视野缺损或偏盲。血压忽高忽低，瞳孔散大、缩小或两侧不等。累及下丘脑前方及下行至延髓中的自主神经纤维时，可引起胃和十二指肠消化性溃疡或出血等表现。

其中以多饮多尿、嗜睡及肥胖等最多见，头痛与视力减退虽也常见，但并非下丘脑综合征的特异性表现，也可能与颅内占位性病变引起的脑膜刺激、颅内压增高及视神经交叉受压等有关。

三、功能定位

下丘脑病变或损害部位与临床表现之间的关系大致为：①视前区受损：自主神经功能障碍。②下丘脑前部视前区受损：高热。③下丘脑前部受损：摄食障碍。④下丘脑前部、视上核、室旁核受损：中枢性特发性高钠血症、尿崩症、抗利尿激素分泌不适当综合征。⑤下丘脑腹内侧正中隆起受损：性功能低下，促肾上腺皮质激素、生长激素和泌乳素分泌异常，尿崩症等。⑥下丘脑中部外侧区受损：厌食、体重下降。⑦下丘脑腹内侧区受损：贪食、肥胖、性格改变。⑧下丘脑后部受损：意识改变、嗜睡、运动功能减退、低体温。⑨乳头体，第三脑室壁受损：精神错乱，严重记忆障碍。

四、诊断

引起下丘脑综合征的病因很多，临床症状在不同的患者中可不同，有时诊断比较困难，必须详细询问病史，联系下丘脑的生理，结合各种检查所得，综合分析后作出诊断。除诊断本症外，尚需进一步查明病因。

X 线头颅平片可示蝶鞍扩大，鞍背、后床突吸收或破坏，鞍区病理性钙化等表现，头颅 CT 或磁共振检查，以明确颅内病变部位和性质。脑脊液检查除颅内占位病变有颅压增高、炎症有白细胞升高外，一般均属正常。

脑电图检查可见 14Hz/s 的单向正相棘波弥漫性异常，阵发性发放，左右交替的高波幅放电可有助于诊断。

垂体靶腺内分泌功能测定，以了解性腺、甲状腺和肾上腺皮质功能情况。下丘脑、垂体功能减退的病例，可作：① TRH 与 GnRH 兴奋试验：以观察试验前后 TSH 或 LH、FSH 的反应变化。如病变在腺垂体，则对 TRH 或 GnRH 不起反应；如病变在下丘脑，则可出现延迟反应。但对一次兴奋试验无反应者，不能立即除外下丘脑病变的可能性，而有必要再作试验。② CRH 兴奋试验：如病变在垂体，ACTH、皮质醇均无升高反应；如病变在下丘脑，则均呈延迟升高反应。③胰岛素耐量试验：通过低血糖反应，以刺激垂体 ACTH 与 GH 的释放，观察试验前后 ACTH 与 GH 的反应变化。对下丘脑、垂体功能亢进的病例，为确诊病变在下丘脑，可测定血中下丘脑释放激素的浓度。

五、治疗

（一）病因治疗

对肿瘤可采取手术切除或放射治疗。对炎症则选用适当的抗生素，以控制感染。由药物引起者则应立即停用有关药物。精神因素引起者需进行精神治疗。

（二）内分泌治疗

有腺垂体功能减退者，则应根据靶腺受累的程度，予以相应激素补充替代治疗。有溢乳者可用溴隐亭 2.5 ~ 7.5mg/d，或 L – 多巴 1 ~ 2g/d。

（三）对症治疗

发热者可用氯丙嗪、地西泮或苯巴比妥，中药以及物理降温。

（辛欢欢）

第二节　垂体瘤

一、概述

垂体瘤（pituitary tumors）是一组起源于腺垂体和神经垂体以及颅咽管残余鳞状上皮细胞的肿瘤。垂体瘤是中枢神经系统和内分泌系统常见的肿瘤，临床有明显症状的垂体腺瘤占所有颅内肿瘤的 10%，在尸解中，直径小于 10mm 的垂体意外瘤检出率高达四分之一，垂体影像学检查可在 10% 的正常个体中检出小的垂体病变。垂体瘤可发生于任何年龄，男性略多于女性。华山医院 1982—2006 年 3 375 例垂体瘤手术患者（华山组）年龄分布显示31 ~ 40 岁组占 26.3%，41 ~ 50 岁及 21 ~ 30 岁组分别为 24.2%、17.8%，>60 岁及 <10 岁组分别占 9.2%、0.5%。

垂体瘤绝大多数为良性肿瘤，垂体癌罕见。来源于腺垂体的垂体腺瘤占垂体瘤的绝大多数，是导致成人垂体激素分泌异常最常见的原因。

二、发病机制

迄今为止垂体瘤的确切发病机制尚未清楚。采用 X 染色体失活方法已证实垂体瘤系单克隆增殖，此提示垂体瘤是由于腺垂体单个细胞内的基因改变，从而导致细胞单克隆扩增所致。在生长激素（GH）瘤中大约 40% 的瘤组织存在刺激性 G 蛋白 α 亚基（Gsα）基因的突变，但对其他垂体瘤的发病机制了解甚少。一些研究发现，垂体瘤的发生主要与癌基因激活和抑癌基因缺失或失活有关。另外，垂体肿瘤转化基因（PTTG）及局部细胞生长因子异常也对垂体肿瘤的发生发展起重要作用。分别简述如下：

（一）癌基因

一些癌基因与垂体肿瘤发生有关，其中以 Gsp 癌基因家族的研究最多。生长激素腺瘤存在膜结合刺激因子 GTP 结合蛋白的 α 亚单位（Gsα）基因突变，认为 Gsα 基因突变后导致其内在的 GTPase 丧失，持续激活腺苷酸环化酶，促进 cAMP 合成，增加细胞内 Ca^{2+} 和 cAMP 依赖蛋白激酶活性，促使调节 cAMP 转录作用的 cAMP 反应元件结合蛋白（CREB）磷酸化，造成细胞生长分化异常而引发肿瘤。垂体癌和 PRL 腺瘤存在 H – ras 基因突变，但在垂体肿瘤 ras 激活是一种晚期事件，大多数垂体肿瘤没有 ras 基因突变，认为 ras 基因突变只能作为垂体肿瘤具有高度侵袭性的一种生物学标记。

（二）抑癌基因

多发性内分泌腺瘤 1 型（MEN$_1$）基因，命名为 memn 基因，认为 memn 基因缺失与单克隆发生的垂体肿瘤有密切关系。随后许多研究证实它是大多数单克隆起源的垂体腺瘤的始发因素。p53 基因突变或缺失在人类肿瘤中十分常见，但在垂体肿瘤组织中 p53 基因异常的发生率低。此外观察到 p21、p27 及 p57 抑制细胞周期素依赖激酶（CDK）；p16、p18、p15 及 p19 则特异性抑制 CDK4 及 CDK6。其中 p16 基因主要作用是与细胞周期素 D（cyclin D）竞争性结合抑制 CDK 活性，阻止视网膜母细胞瘤易感基因（Rb 基因）磷酸化，防止细胞异常增殖。Rb 基因敲除会导致小鼠垂体中间部肿瘤发生，但在人垂体瘤的研究中并未经常发现 Rb 基因突变。

（三）垂体肿瘤转化基因（PTTG）

是一种强有力的肿瘤转化基因，在大鼠垂体瘤细胞、人垂体各种腺瘤尤其是泌乳素瘤中呈高水平表达，在侵袭性功能性垂体瘤中表达最高。作为一种转录启动子，能在体内和体外起到促进细胞转化的作用，功能涉及抑制细胞周期中的姐妹染色单体分离、染色体不稳定、通过调节基本成纤维细胞生长因子（bFGF，FGF-2）的生成进而促进血管的形成和有丝分裂等。

（四）其他促进因子

下丘脑激素如 GHRH 分泌过高会导致垂体生长激素细胞增殖，进而导致腺瘤的发生。但垂体瘤分泌激素常常呈自主性，不受下丘脑调控，手术全切肿瘤后往往可以治愈该疾病，此提示并不是由促进多克隆垂体细胞增殖的下丘脑激素刺激发生，不过下丘脑部分激素能促进并保持已转化的垂体细胞的增殖。能调节垂体细胞分泌和增殖的生长因子有成纤维细胞生长因子（FGF-2 和 FGF-4），在人垂体腺瘤组织中表达，参与了 PRL 的分泌、新生血管发生和泌乳素瘤的发生。受 hPTTG 调控的 FGF-2 是强有力的血管形成因子，与肿瘤的增长有关。转化生长因子-α（TGF-α）转基因小鼠会发生泌乳素瘤，反义抑制 TGF-α 的表达则抑制泌乳素细胞增殖，其机制可能与介导雌激素引起的泌乳素细胞增殖有关。雌激素能刺激泌乳素细胞和促性腺素细胞有丝分裂，其在泌乳素瘤细胞上的受体主要为 ERβ 基因所编码，表达丰富。大剂量的雌激素可以导致大鼠泌乳素细胞的增生和腺瘤的形成。泌乳素瘤在女性多见，且在怀孕期间瘤体积增大可以此来解释。此外，雌激素还能激活 PTTG、FGF-2 及其受体和 TGF-α、TGF-β。但使用大剂量雌激素的患者很少发生泌乳素瘤，因而雌激素与垂体瘤的关系尚需进一步研究。新近发现在垂体瘤组织中还富含 PPAR-γ，体外试验发现 PPAR-γ 的配体罗格列酮抑制垂体瘤细胞增殖，并促进其凋亡提示 PPAR-γ 参与了垂体瘤的发生。

三、病理

垂体瘤大多数为良性腺瘤，少数为增生，腺癌罕见。肿瘤的体积大小不一，嗜酸细胞性或嗜碱细胞性腺瘤体积往往较小，而嫌色细胞性腺瘤则常较大。小肿瘤生长在鞍内，大者往往向鞍外发展。小肿瘤常呈球形，表面有光滑的包膜，大者多数呈不规则的结节状，包膜完整，可压迫和侵蚀视交叉、下丘脑、第三脑室和附近的脑组织。第三脑室受压后可引起侧脑室扩大和积水。肿瘤偶尔也可侵蚀蝶骨并破坏骨质而长入鼻咽部。若为恶性肿瘤，则癌肿组织可浸润和破坏蝶鞍周围的结构。瘤内可出血、变性而形成囊肿。光镜下，嫌色细胞性腺瘤细胞呈多角形或梭形，呈片状或条索状排列，细胞核较小和轻度不规则，呈圆形或椭圆形，胞质染色淡，可含有细颗粒或不含颗粒而呈透亮状。间质为丰富的薄壁血窦，瘤细胞可沿血窦排列成假乳头状。常可见到出血、囊性和钙化等变化。嗜酸细胞性腺瘤的瘤细胞呈圆形或多角形，边界清楚，呈片状或丛状分布，细胞体积普遍较嫌色细胞者为大，核圆，有核仁，胞质丰富，内含许多较粗的颗粒，间质中血管较嫌色细胞者少。嗜碱细胞性腺瘤的瘤细胞为多角形或圆形，体积较大，细胞核圆形居中，胞质丰富，含有许多嗜碱性粗颗粒。间质中血管丰富，常呈玻璃样变性，部分腺瘤组织中可含一种以上的瘤细胞称为混合型腺瘤，常见的是嫌色细胞与嗜酸细胞的混合型。垂体腺癌或垂体瘤恶变时，常见瘤细胞较丰富、异形和核分裂，并见瘤细胞呈浸润性生长入蝶鞍周围组织，或有远处转移。电镜下发现生长激素腺瘤及泌乳素瘤瘤细胞内颗粒较大，可分两种，一种为颗粒致密型，以泌乳素细胞内颗粒最大，平均直径大约 600nm，最大可达 1 200nm，伴错位胞溢，内质网明显，排列成同心轮（称 nebenkem）状。生长激素细胞内颗粒次之，直径多数为 350~450nm，两种细胞的粗面内质网与高尔基复合体均发达丰富。另一种为颗粒稀少型，颗粒小而稀，促肾上腺皮质激素腺瘤细胞呈球形或多角形，核圆形或卵圆形，胞质基质深，粗面内质网和核糖体皆丰富，高尔基复合体明显，内含致密型颗粒，圆形或不规则形，直径250～450nm。促甲状腺激素腺瘤及促性腺激素腺瘤极罕见。前者颗粒最小，直径为100～200nm，后者颗粒稀少，此两者以往均属嫌色细胞瘤。多形性腺瘤中以多种细胞同时存在为特征。用免疫组织化学法可识别不同细胞的分泌功能。

四、分类

Kovacs五层次的分类法实用、经济、有效，并能促进病理与临床之间的相关性。主要内容如下：

层次一：根据患者的临床表现和血中激素浓度分类，这对内分泌学家来说是最重要的依据。

垂体腺瘤的功能分类：

（1）内分泌功能亢进

1）肢端肥大症/巨人症，生长激素浓度增高。

2）高泌乳素血症。

3）库欣病，促肾上腺皮质激素和可的松血浓度增高。

4）甲状腺功能亢进，伴不适当促甲状腺素过度分泌。

5）促卵泡激素、黄体生成素和（或）α－亚单位的明显增高。

6）多种激素过度产生。

（2）临床无功能。

（3）功能状态不确定。

（4）异位性内分泌功能亢进

1）继发于异位的生长素释放因子过度产生的临床肢端肥大症（增生/腺瘤）。

2）继发于异位的促皮质素释放因子过度产生的库欣病（增生/腺瘤）。

层次二：根据来自神经影像学和手术中的信息，如肿瘤大小、扩展性和侵袭性等作分类。此类信息对估计预后和决定治疗相当重要。垂体腺瘤的影像，手术分类：

（1）根据部位

1）鞍内。

2）鞍外。

3）异位（罕见）。

（2）根据大小

1）微腺瘤（≤10mm）。

2）大腺瘤（＞10mm）。

（3）根据生长类型

1）扩张型。

2）肉眼可见硬膜、骨、神经和脑的侵犯。

3）转移（脑、脊髓或全身）。

层次三：根据肿瘤切片在光学显微镜下的形态作分类。病理学家最重要的任务是决定病变是否为腺瘤，因蝶鞍区有不少新生物和非新生物性病变可酷似垂体腺瘤。

垂体腺瘤的组织学分类：

（1）腺瘤

1）典型。

2）不典型（多形性、核分裂多、高MIB－1标记指数）。

（2）癌［转移和（或）侵犯脑］。

（3）非腺瘤

1）原发或继发于非腺垂体肿瘤。

2）类似腺瘤的垂体增生。

五、临床表现

垂体瘤（尤其是微小腺瘤）早期临床表现很少，出现症状时主要有下列三大症群。

（一）腺垂体本身受压症群

由于腺瘤体积增大，瘤以外的垂体组织受压而萎缩，造成其他垂体促激素的减少和相应周围靶腺体的萎缩。临床表现大多系复合性，有时以性腺功能低下为主；有时以继发性甲状腺功能减退为主；偶有继发性肾上腺皮质功能低下；有时肿瘤压迫神经垂体或下丘脑而产生尿崩症。

（二）垂体周围组织压迫症群

肿瘤较大压迫垂体周围组织时发生，除头痛外多属晚期表现。

1. 头痛　华山组69.1%患者诉头痛，以前额及双颞侧隐痛或胀痛伴阵发性剧痛为特征。头痛多由于硬脑膜受压紧张所致，或鞍内肿瘤向上生长时由于蝶鞍隔膜膨胀引起，如肿瘤生长到鞍外时，因颅底部脑膜及血管外膜如颈内动脉、大脑动脉、Willis 动脉环等均有痛觉纤维存在，垂体肿瘤可累及上述神经血管组织而引起头痛。

2. 视力减退、视野缺损和眼底改变　肿瘤向前上方生长，往往压迫视神经、视交叉，华山组66.7%患者产生不同程度的视力减退，59%患者视野缺损（偏盲）。视力减退可为单侧或双侧，甚至双目失明；视野改变可有单侧或双颞侧的偏盲。少数亦可产生鼻侧视野缺损，视野向心性缩小往往是功能性的，临床定位意义不大；眼底可见进行性视神经色泽变淡，视神经盘呈原发性程度不等的萎缩，少数有视盘水肿。

3. 下丘脑症群　肿瘤向上生长可影响下丘脑功能和结构，发生下丘脑综合征。

4. 海绵窦综合征　眼球运动障碍和突眼是肿瘤向侧方发展压迫和侵入海绵窦的后果。可使第 Ⅲ、Ⅳ 和 Ⅵ 对脑神经受损，产生相应症状。肿瘤向蝶鞍外侧生长累及麦氏囊使第 Ⅴ 脑神经受损，引起继发性三叉神经痛或面部麻木等功能障碍。

5. 脑脊液鼻漏　少数患者肿瘤向下生长破坏鞍底及蝶窦，引起脑脊液鼻漏，还可并发脑膜炎，后果严重。

（三）腺垂体功能亢进症群

1. 巨人症与肢端肥大症　由于垂体腺瘤分泌过多的生长激素所致。

2. 皮质醇增多症　系垂体腺瘤分泌过多的促肾上腺皮质激素引起。

3. 溢乳－闭经症　系垂体分泌过多的泌乳素所致，女性高达60%（华山组）。

4. 垂体性甲状腺功能亢进症　极少数垂体腺瘤分泌过多的促甲状腺激素而发生甲状腺功能亢进症，其特点为血 TT_3、TT_4、FT_3、FT_4 和血 TSH 均明显升高，且不受 TRH 兴奋，亦不被 T_3 所抑制。抗甲状腺自身抗体阴性。有甲状腺功能亢进症群，一般不伴眼征，有头痛、视野缺损等症。

5. Nelson 综合征　由于双侧肾上腺被全切除后，垂体失去了肾上腺皮质激素的反馈抑制，原已存在的垂体瘤进行性增大，分泌大量促肾上腺皮质激素和（或）黑色素细胞刺激素（为 ACTH 与 β-LPH 的片段）。全身皮肤往往呈进行性发黑，以及垂体瘤逐渐增大而产生垂体的压迫症群。血浆 ACTH 及 MSH 测定明显升高。

6. 促性腺激素腺瘤　并不少见，华山组72%的患者并有性欲减退，促性腺激素腺瘤者达7%。瘤细胞一般呈嫌色性，少数为嗜酸性。患者年龄发病高峰在 50~60 岁，男性显著多于女性。大多数患者因巨大腺瘤造成压迫症群。男性常表现阳痿、不育。FSH 虽升高但无活性，LH 高于正常者少见，α-亚单位、FSH 或 LH 亚单位升高，血睾酮正常或低于正常。

（四）垂体卒中

垂体卒中是指垂体突然出血或梗死而引起的综合征。多见于垂体瘤较大、生长迅速、放疗或服用溴隐亭后。临床表现为突发剧烈头痛、高热、眼肌麻痹、视力减退、视野缺损、恶心、呕吐、颈强直、神志模糊，甚至死亡。

六、影像学检查

影像学检查是诊断垂体瘤的重要方法之一，包括头颅平片、蝶鞍分层、磁共振、CT 扫描、正电子发射计算机体层扫描（PET）检查等。

（一）头颅平片及分层摄片

垂体瘤在鞍内生长，早期体积小者并不影响蝶鞍。此后，肿瘤继续增大，引起轻度局限性的骨质改变，于薄层分层片上可发现蝶鞍一小段骨壁轻微膨隆、吸收或破坏。

继之则呈典型鞍内占位性改变，蝶鞍前后径、深径、宽径和体积超过正常，蝶鞍扩大呈杯形、球形或扁平形。向鞍旁生长则呈鞍旁占位改变，鞍底呈双重轮廓，肿瘤巨大者可破坏鞍背和鞍底。垂体瘤出现病理钙化斑的占 1.2% ~6.0%。

（二）磁共振检查

MRI 敏感性较 CT 高，可发现 3mm 的微腺瘤。MRI 能提供肿瘤的确切形状、大小、生长方向、鞍上池、第三脑室受压及海绵窦侵犯情况。

（三）CT 扫描检查

平扫示一垂体瘤肿块的密度略高于脑质，周围脑池和脑室含低密度的脑脊液，均可被 CT 扫描所发现。肿瘤向上生长，突破鞍隔，则可见鞍上池变形乃至大部分闭塞，其中可见等密度或略高密度肿块，肿瘤中可见坏死或囊性低密度区；肿瘤可突入第三脑室前部和两侧脑室前角的下方，并有脑室积水表现；蝶鞍扩大，鞍背变薄、倾斜。肿瘤向下生长，膨入蝶窦内而于蝶窦内出现圆形软组织影。增强检查肿瘤呈均一或周边明显强化，边界更加清楚可见。

（四）正电子发射计算机体层扫描（PET）

PET 可以观察到垂体瘤的血流量、局部葡萄糖代谢、氨基酸代谢、蛋白质合成、受体密度和分布等生理和生化过程，能用于区别治疗中的肿瘤坏死和复发。[18]氟代葡萄糖（[18]F－FDG）PET 显像对垂体瘤的显示较 CT 好，与 MRI 相近，而 PET 与 CT 或 MRI 一起检查，可提高 15% ~20% 的阳性率。但昂贵的价格限制了 PET 用于垂体瘤的诊断。

七、鉴别诊断

（一）颅咽管瘤

各年龄组均可发生，但以儿童及青少年多见。儿童期肿瘤发生于鞍内常引起垂体功能低下、侏儒、性发育不全，向鞍上生长时可产生下丘脑症群（如 Frohlich 综合征、尿崩症、嗜睡等）及视神经交叉压迫症状，X 线示蝶鞍扩大。鞍上型的主要症状为第三脑室室间孔堵塞所产生的颅内压增高症；蝶鞍侧位片示蝶鞍压扁。颅平片侧位常示钙化点阴影。

（二）脑膜瘤

鞍结节脑膜瘤多见于成年女性，蝶鞍扩大，鞍结节或蝶骨平面部可有骨质增生，内分泌症状不明显，主要为头痛及视神经受压症状如视力减退及视野改变。嗅沟脑膜瘤如向后发展可压迫视交叉，而产生视力及视野改变，同时可有嗅觉障碍，有时可伴有颅内压增高症。脑血管造影可示大脑前动脉受压抬高、移位及肿瘤染色等典型改变。

（三）动脉瘤

颈内动脉瘤可压迫一侧视神经致视神经萎缩、视力减退及单侧鼻侧偏盲。同时可有动眼神经及三叉神经第一支受压的症状。一般无内分泌症状和蝶鞍改变，偶有蝶鞍扩大，需作脑血管造影明确诊断。

（四）颅压增高所致蝶鞍改变

蝶鞍可呈球形扩大，可伴鞍背破坏吸收，但交叉沟多平坦低下，前床突无变形，鞍背多不向后竖起，此外常伴有颅内压增高的其他征象。临床上有时可有轻度内分泌症状。

（五）颅底蛛网膜炎

常有颅内炎症、外伤、梅毒或结核等病史，临床上可有视力下降及视野缺损，但视野改变往往不典型，不对称，有时呈不规则的向心性缩小。一般无内分泌症状及蝶鞍改变。

（六）空泡蝶鞍

可有视交叉压迫症和轻度垂体功能低下，蝶鞍常扩大呈球形，尤其不易和球形扩大的垂体瘤鉴别。头颅 CT 扫描或磁共振检查有助于鉴别。

八、治疗

治疗应根据患者的具体病情而定，方法有：①手术治疗。②放射治疗。③药物治疗。

（一）手术治疗

1. 手术目的　通过切除肿瘤以解除腺瘤对视交叉及鞍区周围组织的压迫及破坏，减少或制止有功能性腺瘤分泌垂体促激素过多所产生的症状，并解除无功能性腺瘤压迫垂体所造成的垂体促激素不足，及相应周围腺体功能低下或萎缩所引起的临床症状。

2. 手术方法　目前有经蝶窦及经颅两种途径。

（1）经蝶窦手术：目前已是治疗垂体瘤的首选方法。手术指征：①腺瘤向鞍下生长至蝶窦内者最宜用此手术入路。②肿瘤向上轻度生长未影响下丘脑及第三脑室者。③垂体腺瘤伴有脑脊液鼻漏者。④有或无功能性垂体小腺瘤可用此入路作选择性肿瘤切除。⑤垂体卒中。⑥视交叉前固定，肿瘤向交叉后生长，临床常有旁中央暗点。⑦患者全身状况较差，不能耐受开颅手术者。⑧药物抵抗、不耐受药物瘤者。⑨患者个人选择、大腺瘤希望短期内怀孕。⑩需要组织学诊断等。

疗效：据报道术后视力与视野恢复或改善者占 70% 左右，对有功能的垂体腺瘤术后内分泌症状有明显好转甚至消失。华山组对小于 3.5cm 垂体瘤的全切除率高达 93%。常见的手术并发症有短期和远期并发症，短期并发症为尿崩症、脑脊液漏、SIADH、蛛网膜炎、脑膜炎、术后精神异常、局部血肿、动脉壁损伤、鼻出血、局部脓肿、肺栓塞、发作性睡眠等；远期并发症（不到 10%）有尿崩症、全或部分垂体功能减退、视力受损、SIADH、血管闭塞、CNS 损伤、鼻中隔穿孔等，手术死亡率不到 1%。术中越来越多采用内窥镜、神经导航系统（无框架立体定向设备）帮助提高肿瘤全切概率和手术安全性。

（2）经颅手术：方法中最常应用者为经额下入路（硬膜内或硬膜外），少数可用颞侧入路及经额经蝶窦入路。经颅手术优点是手术野显露清楚，尤适用于肿瘤明显向鞍上及鞍外生长者，缺点是手术并发症及病死率较高。手术指征：①肿瘤向鞍上生长引起视交叉受压，下丘脑及第三脑室受压引起脑积水等症状者。②肿瘤向鞍前生长达到颅前窝额底者。③垂体卒中。④放射治疗效果不满意或有恶化者。⑤有功能性或无功能性腺瘤产生临床垂体功能亢进或减退症状者。以上情况均应采用经额下入路。⑥肿瘤向鞍旁或鞍后生长者宜采用经颞侧入路（鞍后生长者可切开天幕手术）。⑦有人认为巨大肿瘤向上生长影响下丘脑者适用经额经蝶窦手术以增加全切除的机会及减少手术危险性。

疗效：国内 305 例经手术治疗后，视力恢复正常或进步者占 62.2%，视野恢复或进步者占 58.3%。术后内分泌症状有改善的则为数不多。

（二）放射治疗

可分为外照射和内照射。外照射是国内常用的方法。近年来高能射线发展，已取代了常规 X 线治疗。内照射有放射性核素 ^{90} 钇（^{90}Y）、^{198} 金（^{198}Au）。

放射治疗指征：①诊断肯定而尚无手术指征者。②手术后辅助治疗。③手术后复发，肿瘤不大，暂不宜再行手术者。④单纯放射性治疗后复发病例，相隔至少一年后再放疗。但多次放疗可引起脑部并发症［累积剂量最好不超过 100Gy（10 000rad）］。

1. 外照射　如下所述。

（1）高能射线治疗：国内外一般采用⁶⁰钴（⁶⁰Co）或加速器6MV－X外照射方法治疗垂体瘤。对小的肿瘤采用三野照射即两颞侧野加一前额野，大的肿瘤偶尔可用两颞侧野对穿照射。一般照射野5cm×5cm，较大肿瘤可适当放大。每周5次，每次200cGy，总剂量45~55Gy，4.5~5.5周完成。儿童照射总剂量40~45Gy/4~5周。照射可能发生的并发症有急性脑水肿、脑组织放射性损伤、肿瘤内出血、局部皮肤及骨骼损害、垂体恶变及空泡蝶鞍等。

（2）重粒子放射治疗：α粒子束、质子束、负π介子、快中子（fast neutron）等优点为发射出的照射剂量在射程过程中近于相同，而在达到末端时，照射剂量明显增高。①α粒子束照射：总剂量为35~80Gy（3 500~8 000rad），分4次照射，5d内完成。②质子束照射：总剂量35~100Gy（3 500~10 000rad），分12次照射，2周左右完成。

（3）立体定向放射神经外科治疗（γ－刀）：手术时先安装定位架行CT或MRI扫描，计算出靶点坐标，通过调整活动手术床位置，使靶点与射线聚焦点吻合，继而实施照射治疗。γ－刀有201个⁶⁰钴（⁶⁰Co）源，通过半球形头盔上的准直仪将射线集中到靶点上，使受照组织内达到较高剂量的射线，而周围组织射线剂量锐减，不至于产生损伤。通常照射剂量为20~50Gy，照射时间为10~20min，疗效为80%~90%。

2. 内照射　即通过开颅手术（额路）或经鼻腔穿过蝶窦途径将放射性物质植入蝶鞍当中进行放射。①¹⁹⁸Au：剂量需限制在15~20mCi。②⁹⁰Y：治疗剂量为5~10mCi（相当于50~100Gy）。

总体而言，放射治疗作为手术和药物治疗的辅助手段，针对手术无法全切或手术有禁忌的病例可以作为首选。伽马刀治疗的并发症主要有腺垂体功能减退，该情况多发生在放疗10年以后，故需要长期随访。放疗后可伴有持续性泌乳素升高，机制可能系放射线损伤下丘脑－垂体血管网络和部分损伤分泌多巴胺的神经元所致。照射剂量小于10Gy时极少对视神经产生影响，亦未见继发性脑瘤的发生。

（三）药物治疗

按腺垂体功能情况，治疗上可分为两组。

1. 腺垂体功能减退者　根据靶腺受损的情况，给以适当的替代补充治疗。

2. 腺垂体功能亢进者　如下所述。

（1）多巴胺激动剂：常见为溴隐亭（bromocriptine）、培高利特、喹尔利特（quinagolide）和卡麦角林。多巴胺激动剂不仅抑制PRL的合成，而且抑制PRL mRNA和DNA的合成以及细胞增殖、肿瘤的生长，同时减少胞浆体积、导致细胞空泡形成和细胞破碎以及细胞凋亡。可以治疗高泌乳素血症中泌乳素瘤。多巴胺兴奋剂对TSH腺瘤患者也有一定的疗效。溴隐亭虽能刺激正常垂体释放生长激素，但能抑制肢端肥大症中生长激素细胞分泌生长激素，可用于治疗，但剂量较大，约从7.5mg/d到60mg/d以上。近年来有多种新型的多巴胺兴奋剂如喹尔利特（诺果宁，quinagolide）及长效溴隐亭（parlodel LAR）用于临床，疗效较溴隐亭佳、作用时间长、副作用小。

（2）赛庚啶（cyproheptadine）：此药为血清素受体抑制剂，可抑制血清素刺激ACTH释放激素（CRH），对库欣病及Nelson病有效。一般每天24~32mg，有嗜睡、多食等副作用。

（3）生长抑素类似物：生长抑素（somatostatin，SS14）能抑制肢端肥大症GH分泌，但SS血中半衰期短，且有反跳现象，故无临床使用价值。近年来应用八肽类似物Sandostatin（SMS201－995，即SMS）又称奥曲肽（octreotide）及新长效型生长抑素类似物兰瑞肽治疗肢端肥大症获较好疗效。它对TSH腺瘤患者也有效，可使腺瘤缩小，视野缺损状况改善，TSH与T₄下降。一般用于腺瘤手术和（或）放疗后。

（4）其他：PPAR－γ配体罗格列酮能抑制垂体瘤细胞增殖并促进其凋亡，及显著抑制小鼠垂体瘤的生长。其机制为抑制细胞周期，阻止静止期细胞由G₀进入G₁期。因而罗格列酮可能成为治疗垂体瘤（尤其并发糖代谢紊乱）的一种新的方法。

（朱慧心）

第三节 空泡蝶鞍综合征

空泡蝶鞍综合征（empty sella syndrome，ESS）系因鞍隔缺损或垂体萎缩，蛛网膜下隙在脑脊液压力下疝入鞍内，其中为脑脊液填充，致蝶鞍扩大、变形，垂体受压变平而产生的一系列临床表现。临床表现主要包括头痛、高血压、肥胖、内分泌功能紊乱、视力减退和视野缺损。部分患者可有脑脊液鼻漏。可分两类：发生在鞍内或鞍旁手术或放射治疗后者为"继发性空泡蝶鞍综合征"；非手术或放射治疗引起而无明显病因可寻者为"原发性空泡蝶鞍综合征"。原发性 ESS 很常见，尸体解剖的发现率在 5% ~ 25%。

一、病因和发病机制

（一）原发性空泡蝶鞍综合征

病因至今尚未完全阐明，可有下列数种因素：

1. 鞍隔的先天性发育缺陷　Buoch 尸检 788 例中，发现仅有 41.5% 鞍隔完整，21.5% 鞍隔为 2mm 宽的环，5.1% 鞍隔完全缺如，而在该组中，因鞍隔缺损致原发性空泡蝶鞍的发病率为 5.5%。鞍隔不完整或缺如，在搏动性脑脊液压力持续作用下使蛛网膜下隙疝入鞍内，以致蝶鞍扩大，骨质吸收、脱钙，垂体受压萎缩而成扁平状贴于鞍底。

2. 慢性颅内压增高　即使颅内压正常，也可因鞍隔缺损，正常搏动性脑脊液压力可传入鞍内，引起蝶鞍骨质的改变。Foley 认为慢性颅内压增高造成空泡蝶鞍的可能性最大。

3. 鞍区的蛛网膜粘连　是本病发生的重要因素之一，可能因鞍区局部粘连使脑脊液引流不畅，即在正常的搏动性脑脊液压力作用下，冲击鞍隔，逐渐使其下陷、变薄、开放，待鞍隔开放（缺损）达一定程度后，蛛网膜下隙及第三脑室的前下部可疝入鞍内。

4. 妊娠期垂体增生肥大　在妊娠期垂体呈生理性肥大，可增大 2 ~ 3 倍，多胎妊娠时垂体继续增大，妊娠中垂体变化有可能把鞍隔孔及垂体窝撑大，于分娩后哺乳期垂体逐渐回缩，使鞍隔孔及垂体窝留下较大的空间，有利于蛛网膜下隙疝入鞍内。原发性空泡蝶鞍多见于多胎妊娠的中年妇女可能与此有关。有内分泌靶腺（性腺、甲状腺、肾上腺）功能减退或衰竭者垂体可增生肥大，用相应靶腺激素替代治疗后，可使增生的垂体回缩，从而产生空泡蝶鞍。

5. 垂体病变　因垂体供血不足而引起垂体梗死而致本病。垂体瘤或颅咽管瘤发生囊性变，此囊可破裂与蛛网膜下隙交通而致空泡蝶鞍。此外，垂体瘤自发变性坏死可致鞍旁粘连或引起蛛网膜下隙疝入鞍内。多数原发性 ESS 患者存在垂体抗体，提示淋巴细胞性垂体炎可使垂体萎缩而形成 ESS。

6. 鞍内非肿瘤性囊肿　可由垂体中间部位雷斯克袋（Rathke pouch）的残留部钙化而来。

（二）继发性空泡蝶鞍综合征

因鞍内或鞍旁肿瘤，经放射治疗或手术后发生。

二、临床表现

（一）头痛和视野缺损

多见于女性（约占 90%），尤以中年以上较胖的多胎产妇为多。头痛是最常见的症状，有时剧烈，但缺乏特征性，可有轻、中度高血压。少数患者有视力减退和视野缺损，可呈向心性缩小或颞侧偏盲。少数患者有良性颅内压增高（假性脑肿瘤），可伴有视盘水肿及脑脊液压力增高。部分患者有脑脊液鼻漏，发生原因可能是脑脊液压力短暂升高，引起蝶鞍和口腔之间胚胎期留下的通道开放。少数患者伴有垂体功能低下，可呈轻度性腺和甲状腺功能减退及高泌乳素血症。神经垂体功能一般正常，但在个别小儿中可出现尿崩症。儿童中可伴有骨骼发育不良综合征。国内报告的原发性空泡蝶鞍综合征中男性略多于女性，年龄在 15 ~ 63 岁，以 35 岁以上者居多，常见有头痛、肥胖、视力减退和视野缺损，伴颅压增高，少数患者有内分泌失调，以性功能减退为主。偶有出现下丘脑综合征者。

（二）垂体功能异常

由于 ESS 时垂体受压，可有不同程度的垂体功能受损。近年来报道在空泡蝶鞍综合征中进行全面的垂体激素测定及垂体储备功能试验发现在部分患者中显示一种或多种的分泌激素异常，其中有 ACTH、皮质醇、TSH、T_4、LH、FSH、T 或 CH（尤其在小孩中）的降低，而 PRL 升高。腺垂体储备功能试验可呈现多种腺垂体激素对下丘脑释放激素的刺激无反应。提示他们的腺垂体激素储备功能有缺陷。

（三）其他表现

肥胖、高血压在女性患者中多见，少数患者有甲状腺功能减退、性功能低下、精神异常如焦虑或抑郁伴行为异常等表现。

三、诊断和鉴别诊断

病史中注意询问有关造成空泡蝶鞍综合征的病因资料，结合临床表现和鞍区 CT、MRI 检查可明确诊断。

（1）头颅平片：显示蝶鞍扩大，呈球形或卵圆形。大部分患者的蝶鞍骨质示有吸收，蝶鞍背后床突可近于消失，颅骨其他结构可有轻度骨吸收，此与慢性颅内压增高有关。

（2）CT 扫描：可显示扩大的垂体窝，鞍内充满低密度的脑脊液，受压变扁的垂体呈新月状位于鞍窝后下部或消失不见，形成特征性的"漏斗征"（infundibulum）。

（3）磁共振检查：垂体组织受压变扁，紧贴于鞍底，鞍内充满水样信号之物质，垂体柄居中，鞍底明显下陷。

鉴别诊断需除外垂体肿瘤等引起的慢性颅内压增高症。空蝶鞍的 X 线平片表现很易与鞍内肿瘤或慢性颅内压增高引起的蝶鞍扩大相混淆。鞍内肿瘤蝶鞍扩大伴变形，呈杯形、球形或扁平形，鞍结节前移，鞍底下陷，鞍背后竖，故典型的鞍内肿瘤不难与本病区别，部分球形扩大的病例，则鉴别较难；慢性颅内压增高引起的蝶鞍扩大，常伴骨质吸收，亦难与本病区别，最后需经 CT 及磁共振等检查确诊。近年来，有人用放射免疫法测定血浆和脑脊液中的腺垂体激素和靶腺激素以助诊断，原发性空泡蝶鞍综合征患者的腺垂体功能多较正常，脑脊液中不能测出垂体激素。但垂体瘤不同，因其常向鞍上扩展，破坏血脑屏障，使腺垂体激素从血管进入脑脊液，因此脑脊液中垂体激素浓度升高。

（4）放射性核素造影：伴脑脊液鼻漏时，可行放射性核素脑池造影检查。

四、治疗

主要根据临床表现确定。一般认为如症状轻微勿需特殊处理，但如有视力明显障碍者应行手术探查，若系视神经周围粘连，行粘连松解术，可使视力有一定程度的改善。有人提议用人造鞍隔治疗。并发脑脊液鼻漏者，经蝶窦入路手术，用肌肉和移植骨片填塞垂体窝。对非肿瘤性囊肿，可将囊肿打开，部分切除囊肿包膜。如伴有内分泌功能低下，则酌情予以替代治疗。如腺垂体激素储备功能有缺陷者，尽管这些患者临床上无腺垂体功能减退的表现，亦应加强随访并及时进行激素的替代治疗。如 PRL 增高者，可用溴隐亭治疗。

（李合芹）

第四节　生长激素缺乏性侏儒症

生长激素缺乏（growth hormone deficiency，GHD）性侏儒症又称垂体性侏儒症（pituitary dwarfism）。为青春期前因生长激素释放激素（GHRH）不足、GHRH 受体灭活突变、GH 结构和 GH 受体缺陷、胰岛素样生长因子（IGF）受体不敏感等导致儿童期线性生长停滞，成年后最终高度不超过130cm 的矮小症，该病的发生率约在千分之一到万分之一。有单一的 SGHD 和伴有多种垂体激素不足的 MPHD。

一、生长激素与生长发育

GH 是腺垂体中含量最丰富的激素。GH 分泌细胞约占腺垂体细胞的 50%。GH 基因位于第 17 对常染色体的长臂上（17q），GH 有 5 个基因簇。垂体 GH 基因（hGH－N）产生两种 GH：占循环血中 75% 的 22kDa GH，是 191 个氨基酸的单链蛋白质，另一个是占循环血中 10%～15% 的 20kDa GH（生物活性、免疫活性较低）；胎盘滋养细胞有 GH 的变异型基因（hGH－v），又称绒毛膜促生长泌乳素（hCS）基因有 3 种（cs－A，cs－B，cs－L），其生长效力仅是 GH 的 1/1 000。

GH 的分泌受 GHRH、Ghrelin（胃衍化的八肽 GH 促泌剂）、生长抑素（SS）以及胰岛素样生长因子（IGF）的调节。GHRH 主要由下丘脑多肽核分泌，其次是腹正中核，下丘脑和垂体内有 Ghrelin 的表达，它能刺激 GHRH 释放，也能直接刺激 GH 的释放。SS 由下丘脑内侧视前区分泌，SS 结合于 5 个受体亚基（SSTR1～SSTR5），其中以 SSTR2 和 SSTR5 在抑制 GH 分泌中最重要。生理情况下 SS 仅起建立 GH 基础张力的作用，SS 也广泛分布于脑干、皮质、脊髓、胃肠道、胰等组织。循环血中的 IGF 主要由 GH 刺激肝脏合成分泌，它是人体内 GH 促生长作用的主要介导物质。IGF 在下丘脑、垂体水平对 GH 起负反馈作用，IGF 也产生于软骨细胞、肾、肌肉、垂体、胃肠道、胎盘等。

IGF－1 是 IGF 中主要起促生长的物质，是由 70 个氨基酸组成的单链多肽，循环血中 99% IGF－1 与其结合蛋白（IGF－BPs）结合，IGF－BPs 有 6 种，其中 IGF－BP3、IGF－BP5 同 IGF－1 一样受 GH 调节，以 IGFBP3 最为重要，结合后 IGF－1 的半衰期延长 3～5 倍。IGF－BPs 起储存、运载、调节 IGF 的作用。GH、IGF－1、IGF－BP3 均受年龄、营养状况、激素、细胞因子等的影响。胎儿及新生儿时期的生长不依赖 GH，GHD 母亲出生的 GHD 新生儿身高可在正常范围内。妊娠中胰岛素、hCS、IGF（主要是 IGF－1，IGF－2）调节胎儿的生长，母亲的 IGF 不能透过胎盘，胎儿的 IGF 来自胎儿组织及胎盘，受 hCS 的调节，因 IGF－1 50% 的基因结构与胰岛素相似，故它有胰岛素样促进糖原、蛋白质、脂肪合成的作用，又可通过自分泌、旁分泌促进细胞有丝分裂、组织分化、骨骼线性生长。出生后 IGF－1 低于成年人水平。儿童期逐渐上升（约 5 倍），青春期达高峰，50 岁后下降（约 4 倍），它与 GH 变化相平行。饥饿使 IGF－1 分泌减少，而 GH 分泌增加，神经性厌食、内脏疾病、炎症性肠病均使 IGF－1 水平降低，胰岛素刺激 GH 和 IGF－1 分泌，小剂量雄激素刺激 IGF 分泌，超生理剂量则抑制其分泌，雌激素刺激 GH 和 IGF 分泌，甲状腺激素也刺激 GH 和 IGF 分泌，糖皮质激素抑制 GH、IGF 分泌。严重应激，如灼伤、脑外伤等抑制 IGF 分泌，细胞因子信使 SOCS－1、SOCS－2，细胞因子诱导蛋白 SH2、TNFα、IL－1β、内毒素等也抑制 IGF 对 GH 的反应，这就能解释一些慢性消耗性疾病、心理障碍时生长停滞。近年来发现在性激素不足、甲状腺功能减退、未控制的 1 型糖尿病患者中均有 IGF－1、IGF－BP3、ALS（一种酸不稳定亚基）这三种蛋白质的减少。IGF－BP3 不是由肝细胞合成的，而是在肝内结缔组织和其他组织包括内皮细胞内合成的。

ALS（酸不稳定亚基）：2004 年 Domene 首次报道 3 例由 ALS 失活性突变（1338delG，E35fsx120）所致的出生 3 周后有轻微生长停滞的病例，其基础 GH 升高，IGF－1、IGF－BP3 降低，ALS 测不出，对外源性 GH 无反应。

二、病因和分类

生长激素缺乏症（GHD）按病因可分为先天性、获得性（继发性）和原因不明的（特发性）；按病变部位可分为下丘脑性、垂体性和周围性（GH 受体缺陷）；按受累激素的多少可分为单一性 GHD（SGHD）和多种垂体激素缺乏性 GHD（MPHD）；按病情轻重可分为部分性（轻型）、完全性（重型）两种；按病例分布情况又可分为散发性和家族性 GHD；按起病时期分儿童起病的 COGHD 和成年起病的 AOGHD。

（一）先天性生长激素缺乏性侏儒症

有半数 GHD 是原因不明的，而半数原因不明的 GHD 患者对长期脉冲式 GHRH 治疗有加速生长反应，示 GHD 可能是缺乏 GHRH，而不是垂体不能合成 GH。有些国家报道5%～30%原因不明的 GHD 病例有受累的 1 级亲属，提示此病与遗传有关。随着有血缘关系的联姻减少，其发生率也在减少。GH 基因簇中高度重复顺序与 GH 基因的丢失和重组倾向有关。引起 GHD 的下丘脑垂体病变包括了 GHRH 基因、GHRH 受体基因、GH 结构基因、GH 受体基因、IGF 基因、IGF – 1 受体基因突变等。因纯合子 GH – N 基因丢失或畸变所致的 GHD 病情最重，出生后即可见生长停滞，可伴低血糖、小阴茎。基础和刺激后 GH 低或测不出，hGH 治疗后大多数会产生高滴度 GH 抗体。人类的下丘脑 – 垂体轴发育是受阶梯式转录因子所调节，基因密码的畸变如 poulFI 也即 pit – 1，ProP – 1（pit – 1 的前体）和 HESX – 1 的突变可引起伴 SGHD 或 MPHD 的发育异常。遗传性疾病产生的 SGHD 和 MPHD 已越来越多地被识别。一项有 11 个国家参与的国际性合作研究（Genesis）对 74 例（男 47 例，女 27 例）严重 GHD 病例用单株峰同形多态分析（SSCP）筛选 DNA 顺序变化结果示 48 例（65%）有 SGHD，其中 2 例是 GHRH 受体突变；26 例（35%）MPHD，其中 7 例有 ProP – 1 突变，5 例伴 2 个碱基丢失（△GA301/302），2 例 1 个碱基丢失（△A150）。文献报道家族性 GHD 有 GHRH 受体 IVS1 + 1G > A 的突变，也有外显子 1 突变丢失 11bp。

先天性生长激素缺乏性侏儒症的特点：①生长迟缓，发病较早。②阳性家族史可能与血缘有关。③身材高度低于均值的 3SD。④激发试验和 GHRH 试验 GH 峰值很低，IGF – 1 和 IGF – BP3 水平也很低。而伴 SGHD 或 MPHD 的中线缺陷如唇裂、腭裂，及单一门齿综合征、Rieger 综合征、经蝶脊膜膨出、Rathke's 袋囊肿、前腭无裂畸形、小头畸形等迄今还未确认有基因缺陷。

（二）原发性 GH 不敏感综合征（Laron 综合征）

由 Laron 在 1996 年首次报道的严重的单一 GH 缺如所致的家族性矮小症。血清 GH 水平正常或升高，对外源性 GH 有抵抗，血清 IGF – 1 低，几乎无生长激素结合蛋白（GHBP）。较多见于地中海沿岸的东方人，呈家族性分布。

近年来，^{125}I 标记的 hGH 在肝细胞微粒体水平的特异性研究揭示了该综合征有 GH 受体缺陷，可能是 GHR 的细胞外与 GHBP 结合部位的缺陷。已知 GHR 基因位于常染色体 5，约有 87kb，有 8 个外显子（2～9），用聚合酶链反应（PCR）法直接扩增和编序 DNA 基因，发现本症是丢失了 GHR 基因的 2 个碱基，即外显子 4 中的 118～119 碱基，它刚好是 GHR 的细胞外反应部分。正常人 GH 受体细胞外片段产生可溶性的 GH 结合蛋白（GHBP，70kDa 的周围受体蛋白）与 GH 结合后，受体发生二聚化改变，信息经 JAK – 2/STA 通道转递，激活 STAT（转运蛋白）移位到细胞核的靶基因而发挥生物效应。

GHR 缺陷的 Laron 综合征表现为矮小、肥胖、头相对较大、前额凸出、鞍鼻、外生殖器不发育和睾丸细小等。Pygmy 侏儒症又称非洲侏儒，可能是与 GH 受体缺陷有关，见于非洲地区，成年身材在 132～146cm，幼年时 GHR 并不低，但不随年龄增加而升高，其他激素不受影响，GH 治疗无效。

（三）获得性的生长激素缺乏性侏儒症

可继发于下丘脑、垂体附近放疗后（总剂量超过 25Gy），放疗 2 年后发生 GHD 的危险性很高，约 1/3 是 SGHD，2/3 是 MPHD。所以放疗剂量超过 25Gy 的病例宜随访垂体功能。鞍区肿瘤（儿童以颅咽管瘤为最常见，其次有视神经胶质瘤、无性细胞瘤、错构瘤、垂体瘤、鞍上硬脑膜囊肿等），颅脑外伤（包括难产窒息，有 50%～60% 出现垂体功能减退），先天性畸形，颅内感染性或浸润性疾病（脑炎、脑膜炎、组织细胞增生症 X、嗜酸性肉芽肿、地中海性贫血等）及精神创伤。

三、临床表现

（一）躯体生长迟缓

因胎儿期生长并不依赖 GH，出生时身高正常，原因不明之 GHD 大多在 2～4 岁后才有明显的生长缓慢，如在儿童中期出现症状，则要考虑继发于肿瘤、颅脑外伤等可能。先天性垂体功能减退可有延长的新生儿高胆红素血症、低血糖、抽搐和小阴茎。患儿生长缓慢，身材比例停留于儿童期，上半身与下半身之比接近 1.7，正常人为 1.0（以耻骨联合部上缘中点为界）。头较大而圆，下颌骨短小，毛发少而质软，皮肤细腻，音容常比实际年龄幼稚（如小老人），手足大小形态仍像起病时的小孩，胸较窄，腹较圆，躯体脂肪较多，肌肉常不发达，血压偏低，心率较慢。

（二）骨骼发育不全

一般长骨较短小，身高大多不满 130cm（可作为侏儒的标准）。骨化中心生长发育迟缓，骺部不闭合，骨龄延迟（至少慢 3 年以上），停留于起病时水平。14～25 岁时可摄肘关节片，根据骨骺愈合时间测骨龄。如长骨骨骺完全愈合，则无应用 hGH 等促生长指征。患儿蝶鞍有时因垂体不发育而缩小，甚至不存在。

（三）性器官不发育及第二性征缺乏

因下丘脑垂体附近肿瘤引起者约 1/3 仅有 GHD，2/3 有部分或全垂体功能减退。患者常表现为性器官不发育：男性外生殖器小，睾丸小如黄豆或绿豆，隐睾症颇多见，前列腺小，无精子，无性欲，无胡须、腋毛、阴毛，声调如小孩。女性表现为原发性闭经，乳房、臀部等不发达，无成年女性的体态，子宫小，无性毛。单独生长激素不足者，性发育可正常或迟缓。

（四）智力与年龄相称

学习成绩与同年龄组无区别，年长患者因矮小而精神抑郁、寡欢、悲观、产生自卑感，甚至有时产生消极厌世之念。故不同于幼年型黏液性水肿或呆小症，后者智力明显障碍。

如因蝶鞍区肿瘤如颅咽管瘤、垂体瘤所致者，可有局部受压及颅内压增高表现如头痛、视力减退、视野缺失等。

四、诊断与鉴别诊断

凡遇身高年龄延迟 2 年以上的矮小儿童，宜用标准身高测量仪准确地测量，并记录患儿的身高及生长速度，至少有规律地连续测量半年到一年，绘制生长曲线或生长速度曲线，再与正常曲线比较，如 6 个月内生长速度明显降低，<4cm/年，身高小于同种族、地区、性别、年龄儿童平均值的 2SD（表 3－1、表 3－2），或身高较正常儿童平均低 30%，或在第 3 百位数以下时，宜测血清 GH 和行激发试验。骨龄一般与身高年龄接近。只有当患者就诊时已超过成熟年龄（20～23 岁），需了解骨骺端是否已经完全愈合，也即对促生长药物是否还有反应时，才需测骨龄。

表 3－1　2000 年我国男童身高体重表

年龄	-2SD		-1SD		$\bar{X}$		+1SD		+2SD	
（岁）	身高 cm	体重 kg	身高 cm	体重 kg	身高 cm	体重 kg	身高 cm	体重 kg	身高 cm	体重 kg
3	89.76	11.78	94.83	13.79	99.9	15.8	104.97	17.81	110.04	19.82
4	96.02	12.8	101.01	15.2	106	17.6	110.99	20	115.98	22.4
5	100.76	13.1	106.43	16.35	112.1	19.6	117.77	22.85	123.44	26.1
6	104.74	14.28	110.62	17.74	116.5	21.2	122.38	24.66	128.26	28.12
7	112.58	13.28	118.44	18.94	124.3	24.6	130.16	30.26	136.02	35.92
8	117.9	15.88	123.85	21.64	129.8	27.4	135.75	33.16	141.7	38.92
9	121.84	16.58	128.17	23.39	134.5	30.2	140.83	37.01	147.16	43.82
10	126.76	18.12	133.33	26.16	139.9	34.2	146.47	42.24	153.04	50.28
11	130.76	19.98	137.98	28.89	145.2	37.8	152.42	46.71	159.64	55.62
12	134.1	21.1	142.7	31.6	151.3	42.1	159.9	52.6	168.5	63.1
13	141.9	25.46	150.65	36.63	159.4	47.8	168.15	58.97	176 9	70.14
14	149.32	29.9	157.06	41.15	164.8	52.4	172.54	63.65	180.28	74.9
15	155.16	34.62	161.88	45.61	168.6	56.6	175.32	67.59	182.04	78.58
16	158.14	38.06	164.42	48.58	170.7	59.1	176.98	69.62	183.26	80.14
17	159.28	40.16	165.39	50.53	171.5	60.9	177.61	71.27	183.72	81.64
18	158.94	41.4	165.17	51.5	171.4	61.6	177.63	71.7	183.86	81.8
19	159.36	42.94	165.33	52.02	171.3	61.1	177.27	70.18	183.24	79.26

表 3－2　2000 年我国女童身高体重表

年龄（岁）	-2SD		-1SD		$\bar{X}$		+1SD		+2SD	
	身高 cm	体重 kg	身高 cm	体重 kg	身高 cm	体重 kg	身高 cm	体重 kg	身高 cm	体重 kg
3	88.6	11.32	93.65	13.26	98.7	15.2	103.75	17.14	108.8	19.08
4	94.5	12.24	99.55	14.52	104.6	16.8	109.65	19.08	114.7	21.36
5	99.94	13.32	105.32	15.96	110.7	18.6	116.08	21.24	121.46	23.88
6	103.56	13.72	109.33	16.86	115.1	20	120.87	23.14	126.64	26.28
7	111.56	14.92	117.38	19.01	123.2	23.1	129.02	27.19	134.84	31.28
8	116.38	15.78	122.49	20.74	128.6	25.7	134.71	30.66	140.82	35.62
9	121.28	17.22	127.84	23.06	134.4	28.9	140.96	34.74	147.52	40.58
10	126.24	18.2	133.42	25.5	140.6	32.8	147.78	40.1	154.96	47.4
11	131.86	20.56	139.38	28.93	146.9	37.3	154.42	45.67	161.94	54.04
12	138.84	23.82	145.22	32.66	151.6	41.5	157.98	50.34	164.36	59.18
13	143.8	28.78	149.85	36.94	155.9	45.1	161.95	53.26	168	61.42
14	146.5	31.22	152.2	39.56	157.9	47.9	163.6	56.24	169.3	64.58
15	147.92	33.98	153.36	41.94	158.8	49.9	164.24	57.86	169.68	65.82
16	148.2	36.22	153.8	43.66	159.4	51.1	165	58.54	170.6	65.98
17	147.92	36.28	153.71	43.84	159.5	51.4	165.29	58.96	171.08	66.52
18	148.04	36.98	153.62	44.29	159.2	51.6	164.78	58.91	170.36	66.22
19	148.48	38.02	153.99	44.76	159.5	51.5	165.01	58.24	170.52	64.98

（一）实验室检查

1. 生长激素测定　生长激素分泌呈脉冲式，24 小时可有 6 个脉冲，大部分分泌峰值在慢波睡眠的第 3～4 相，且不同年龄、性别，性激素水平的差异很大，故随机抽取一次血清 GH 无诊断价值。新生儿出生后头 1 天 GH 基值应高于 20μg/L，早产儿更高，此时 GH 基值 <20μg/L 高度提示 GHD。清晨空腹测定 GH 基值可靠性也不大，因为正常儿童 GH 基值也可低于标准 GH 测定法的可测范围，故仅能起筛选作用，对于基值较低者尚需做激发试验。而每隔 20min 采血一次，连续 12～24h 来测定 GH 的自主分泌功能，虽符合生理情况，但因费用昂贵、费时，不能用作常规诊断手段。

24h 尿 GH 测定能反映 GH 分泌功能，但尿中 GH 浓度极低（仅是血中的千分之一），需高亲和力的 GH 抗体，目前尚未推广使用。

2. 激发试验　如下所述。

（1）生理性激发试验有睡眠、饥饿和运动，如踏车、登梯，中度运动 15 分钟，重度运动 5min，GH 峰值在运动后 20～40min 出现，其阳性率仅 50%。睡眠（深睡，睡眠第 3、4 相，EEG 慢波相）后 1h 采血。

（2）药理性激发试验有：①胰岛素低血糖试验：基础状态下给予胰岛素 0.05～0.1U/kg 静注，血糖下降 50%，GH 峰值在 20～30min 出现。②精氨酸激发试验：精氨酸 0.5g/kg（最大剂量不超过 30g）加入生理盐水，静滴 30 分钟，可有嗜睡、血压下降等反应，试验时宜平卧，GH 峰值在 60～120 分钟内出现。③左旋多巴激发试验：左旋多巴 0.5g/1.73m² 口服，GH 峰值约在 45～120min 出现。④可乐定激发试验：可乐定 4μg/kg 口服，GH 峰值在 60～120min 出现，有低血压、嗜睡等不良反应。

因各种激发试验的一致性较差，宜用两个以上激发试验方可有助于 GHD 的诊断。GH 峰值的评定标准各家不一，较多采用峰值 >10μg/L 为正常儿童；<10μg/L，>5μg/L 可能为部分性 GHD；<5μg/L 为完全性 GHD。激发试验需连续多次采血才能测得 GH 峰值；胰岛素低血糖激发试验敏感性较高，视为金标准，有一定的危险性，试验期间必须严格观察，如发生低血糖症，必须及时处理并终止试验。有

癫痫、心功能不全者禁用。左旋多巴有恶心、呕吐反应；精氨酸有嗜睡、低血压反应，且正常儿童也仅70%对激发试验有良好反应。

3. IGF-1、IGF-BP3 和 ALS 测定　IGF-1、IGF-BP3 和 ALS 是 GH 促生长作用极其重要的蛋白质，虽然它们也受年龄、营养等诸多因素的影响，但昼夜脉冲变化不如 GH 明显，故有助于弥补单次 GH 测定的不足和 GH 激发试验的烦琐。如以低于平均值 2SD 为 GHD 的切割点，IGF-1 测定的敏感性为 62%~96%，特异性为 52%~81%。IGF-BP3 的敏感性为 61%~97%，特异性为 72%~98%。ALS 在鉴别原因不明的矮小与 GHD 中尚未发现有更高的价值。国内曾有报道应用美国 DSL 药盒进行酶联免疫分析，60 例发育正常儿童的 IGF-1 为（176.1 ± 26.40）μg/L，IGF-BP3 为（70.67 ± 15.62）μg/L。国内研究提出单次采血检测血清 IGF-1 和 IGF-BP3 水平在诊断完全性 GHD 患者方面可提供可靠的实验室依据，可取代激发试验。对于部分性 GHD 患者，虽然血清 IGF-1、IGF-BP3 显著低于正常，仍难以与原因不明的矮小症（ISS）相鉴别，对于这部分患儿，GH 激发试验仍属必要。

4. 基因改变测试　目前仅限于实验室研究阶段。

（二）影像学检查

X 线骨龄测定法始于 1907 年，1975 年 Tanne 与 White house 的骨成熟度估计及成年身高预测，即 TW^2 法应用比较广泛，根据国人的特点现较多使用 1993 年上海医科大学顾光宁等和日本人标准骨龄补正表，12 岁以下儿童常用左手腕骨（包括尺、桡骨干骺端）测骨龄，原理是根据骨形态及骨化中心、骨骺成熟程度评估。

头颅平片、蝶鞍正侧位片可测量蝶鞍大小，鞍底、后床突的形态，鞍上有无钙化点，有助于了解垂体发育不良所致的蝶鞍缩小以及空泡蝶鞍，鞍内、鞍区肿瘤的鉴别。

MRI 和高分辨率的 CT（1mm 层面，不需增强）有助于发现下丘脑、垂体发育缺陷或继发性疾病。正常新生儿垂体 T$_1$ 加权时呈明显高信号，上界凸起呈球形，以后随年龄增长信号渐渐降低。大多数神经垂体呈高信号，儿童时期腺垂体线性增高高度为 2~6mm，女孩到青春期可增高到 10mm，垂体柄直径不超过基底动脉直径。

（三）鉴别诊断

GHD 约占矮小儿童的 5%，GHD 的特异性治疗中 hGH 价格昂贵，且需长时间应用，故 GHD 的诊断要慎重，需除外其他原因的矮小症。

1. 体质性矮小及生长迟缓　不伴内分泌异常，男孩多见，往往有家族史，出生 4~5 年后生长缓慢，骨龄延迟 2~3 年，性发育及生育能力正常。到 20 岁左右身高仍在正常的低范围内，不需治疗。

2. 骨软骨发育不全　不伴内分泌异常的先天性长骨干骺端软骨发育不全，躯干发育正常，四肢矮小，头大，上半身较下半身长，智力发育好。性发育及生育能力正常。

3. 先天性甲状腺功能减退症　甲状腺发育不良或缺如，出生后生长缓慢，智力减退，舌大，皮肤粗而干，重者呈黏液性水肿状，四肢矮小，上半身较下半身长。测定甲状腺功能示 TSH 高，而 TT$_3$、TT$_4$ 低，不难鉴别。

4. Turner 综合征　性染色体异常 45XO，患儿有翼颈，低发际，盾状胸，关节过伸，猿手，弱智，卵巢不发育等。

5. Down 综合征　常染色体异常，第 21 对染色体为三倍体。患儿鞍鼻，内眦赘皮，眼角上斜，伸舌，弱智，手短而粗，猿手，关节过伸等。

6. 家族性低磷血症　又称维生素 D 抵抗型佝偻病，为 X 连锁遗传病。患者有高磷酸盐尿，低磷血症，肾小管性酸中毒，肾性骨病，伴继发性甲状旁腺功能亢进症。骨化三醇、磷制剂治疗有效。

7. 维生素 D 缺乏性佝偻病　多见于早产、多胎的婴幼儿，因阳光直接照射时间少，维生素 D 摄入不足所致。早期表现为多汗、夜惊、烦躁不安、颅骨软化、前囟大、出牙迟。后期见肋骨外翻有串珠、鸡胸、漏斗胸、"X"型或"O"型腿，脊柱弯曲或骨盆畸形。

8. 全身性疾病引起的矮小症　严重的心、肝、肾及血液系统疾病，吸收不良综合征，结核病、血吸虫病均可影响骨骼的线性生长，因有明显系统症状不难鉴别。

五、治疗

因颅脑外伤、放疗、肿瘤引起的获得性 GHD，除内分泌治疗外，尚需针对病因进行治疗。

（一）生长激素

有种属特异性，动物 GH 对人类无效。人类生长激素（hGH）价格昂贵，故应严格掌握指征，适用于骨骺尚未愈合，对 GH 有反应的 GHD 者。

1958 年 Raben 应用人垂体提取的 GH 治疗垂体性侏儒获得疗效，1984 年发现应用人垂体提取的生长激素治疗长达十余年的患者出现 Creutzfeldt－Jakob 病（CJD），一种朊蛋白所致的脑病，表现为痴呆、肌阵挛、抽搐等，一般在数月内死亡，此类制剂已不再使用。

自 1979 年应用 DNA 生物技术成功合成第二代重组人 GH（r－hGH）后，迄今第 4 代 r－hGH 已经广泛地应用于临床。r－hGH 结构与天然 hGH 完全相同，有纯度高、生物活性强等优点。继瑞典的健高宁（genotropin），瑞士的恩增（saizen），丹麦的诺德人体生长激素（norditropin）及美国的优猛苗（humatrope）后，国内有金磊生长素、安苏萌、思增、珍怡等产品。

患儿治疗时年龄越小疗效越好，故宜早期诊断，早期应用。完全性 GHD 较部分性 GHD 疗效更显著，治疗中生长速度的增加呈追赶性，头 3 个月比头 6 个月好，头 6 个月比头 1 年好，头 1 年较第 2 年好。生长激素的推荐剂量为每次 0.1U/kg，皮下注射，每周 3 次；也有每次 0.05U/kg，每天 1 次。于晚间注射更符合生理性，如 6 个月内生长速度不到 5cm，剂量可加倍，一般第一年疗效最显著，年生长速度可从少于 3cm 增加到 10～15cm，但仍具有一定抗原性，30%～40% 可出现抗体，5% 影响生长反应，疗程取决于最终高度是否接近正常，以及骨骺是否已愈合。如年生长速度不到 5cm 应停药。有文献提出青春发育期应加大剂量到 1.4U/（kg·w），如有亚临床甲状腺功能减退在治疗过程中可使 TT_3、TT_4 下降，低于正常范围时宜及时补充甲状腺激素。20% COGHD 在成年后 GH 不再缺乏。成年人获得性 GHD（AOGHD）多表现为衰弱、疲劳、纳差等非特异性症状，很难被发现，胰岛素激发试验 60min 左右血糖降低到 2.2mmol/L（40mg/dl），出现神经性低血糖症状（视物模糊、头昏、耳鸣、无力等）时，GH 如大于 5μg/L 可除外 AOGHD；如小于 3μg/L 要考虑 AOGHD。GH 治疗中随访血清 IGF－1，IGF－BP3 水平（1 个月后，6 个月后），尤其是 IGF－1 在 AOGHD 中对防止不良反应十分有用，因为成年人所需的 GH 量较小。不良反应与剂量相关，是可逆性的，有水潴留、关节痛、腕管综合征、肌肉痛、感觉异常、胰岛素抵抗，而头痛、颅内压增高、高血压、心房颤动、耳鸣较罕见。肿瘤患者应用 r－hGH 的安全性尚有争议。

（二）生长瑞林（somatorelin：GHRH）

治疗原发性生长激素缺乏性侏儒症约半数有加速生长的反应。采用微型泵每 3h 皮内注射，共 4 次，于夜间 9 点半起，头 3 个月每次 1μg/kg，后 3 个月加至每次 2μg/kg，生长速度由每年长高 3.7cm 增加到 7.2cm，或每天 20～40μg/kg，皮下注射 1 至数次，疗效并不比 r－hGH 好，长期应用本品的疗效尚待进一步研究。

近年来报道人工合成的有释放 GH 活性的肽（生长激素释放蛋白，Growth Hormone Releasing Peptide，GHRPs），GHRP6（6 肽）或其衍生物 Hexarelin 有升高 GH 及 IGF－1 水平的作用，在体质性矮小症中连续鼻内给药（Hexarelin）60μg/kg，每天 3 次，3 月后生长速度由每年长高 4cm 增加到 8cm，也可用于 GHD。

（三）雄性激素

在 hGH 治疗中除非同时合并男性性腺功能低下，需加雄激素治疗外，一般雄激素不宜过早应用或同时应用，以防骨骺早期融合，影响线性生长。生长激素无效或无条件应用时，可采用雄性作用比较弱的蛋白质同化激素，如苯丙酸诺龙等。一般对诊断可疑者可从 14 周岁开始治疗，对诊断肯定者可从 12 岁开始治疗。按上海华山医院的经验，一般患者每周剂量为 12.5mg，体重过轻（<20kg）和女性患者

可自每周 6.25mg 开始，以后按效果增加，但每周剂量不宜超过 25mg。不良反应女性可有音调低沉，阴蒂增大，男性阴茎勃起等。总疗程以 1 年为宜，女性可适当缩短。一般可使患者身高增长 10cm 左右，体重也有明显增加，肌肉发达，特别在初用半年到一年内，效果显著。疗程过长（2~3 年以上）生长速率减慢，甚至因骨骺愈合过早而停止生长，形成"横胖"，其机制还不清楚，可能是通过体内氮、钙、磷等滞留与碱性磷酸酶活力增高，促进骨骺及软组织的生长。

（四）绒毛膜促性腺激素

生长激素缺乏性矮小症常伴有不同程度性腺功能的减退，该激素有助于性腺间质细胞的发育，提高性激素水平，有助于骨骼生长发育。一般认为接近发育年龄开始应用较好。每2~3 天肌内注射 1 000~1 500U（国外剂量大，每次 2 000~3 000U，肌内注射，每周 3 次），3 个月为一疗程，也可反复应用 6 个月至 1 年以上，对性腺及第二性征的发育有刺激作用，对男性效果较好。

（五）甲状腺激素

小剂量左旋甲状腺激素或甲状腺干制剂与蛋白质同化激素、绒毛膜促性腺激素一起合用，有促进骨骼发育的功效，尤其是甲状腺功能偏低者效果较好。

（六）微量元素

参与骨代谢的钙和维生素 D 也宜适当补充，尤其是开始促生长治疗时。1988 年中国营养学会参照美国 NIH 标准推荐刚出生到 6 个月婴儿每天需钙400mg，10 岁以下儿童 800~1 200mg，青春期到 24 岁以下 1 200~1 500mg。现有钙制剂中大多含适量维生素 D，有第一代无机钙如凯思立、钙尔奇，第二代有机钙如美信钙，第三代水溶性氨基酸钙如乐力胶囊等，其优点是吸收性能好，胃刺激小，便秘、尿路结石等不良反应小。补钙时宜多喝水，及时随访血钙、磷水平。近年来发现微量元素锌缺乏可影响身高、体重及性腺的发育。锌是许多蛋白质、核酸合成酶的成分，它能提高 DNA 复制能力，加速 DNA、RNA 的生物合成，促进细胞更新，它与垂体，性腺、胰腺的正常功能有关。常用制剂有硫酸锌，15mg，每天 2 次；葡萄糖酸锌，25mg，每天 2 次，不宜空腹服用（因有胃部不适，如恶心、呕吐等不良反应）。儿童剂量以锌计，参见表3-3。

表3-3 儿童口服补锌剂量

年龄（岁）	标准体重（kg）	锌用量（mg）	用法
1~3	10~14	10	每日 2 次
4~6	16~20	15	每日 2 次
7~9	22~26	20	每日 2 次
10~11	28~32	20	每日 2 次

（周光清）

第五节 巨人症和肢端肥大症

巨人症（gigantism）和肢端肥大症（acromegaly）系腺垂体生长激素细胞腺瘤或增生，分泌生长激素过多，引起软组织、骨骼及内脏的增生肥大及内分泌代谢紊乱。临床上以面貌粗陋、手足厚大、皮肤粗厚、头痛眩晕、蝶鞍增大、显著之力等为特征。发病在青春期前，骺部未闭合者为巨人症；发病在青春期后，骺部已闭合者为肢端肥大症。巨人症患者有时在骨骺闭合后继续受生长激素过度刺激可发展为肢端肥大性巨人症。本病并不罕见，华山医院 1982—2006 年 3 375 例垂体瘤手术患者 GH 瘤占 6%。男女之比为1.1∶1。发病年龄在肢端肥大症中以 31~40 岁组最多，21~30 岁、41~50 岁组次之。

一、病因和病理

巨人症患者垂体大多为生长激素细胞增生，少数为腺瘤；肢端肥大症患者垂体内大多为生长激素细胞腺瘤，少数为增生，腺癌罕见。近年发现，在约40%GH腺瘤细胞中，介导跨膜信息传递的兴奋性三磷酸鸟苷（GTP）结合蛋白α亚单位（Gsα）发生突变，使GH的合成和分泌增加，导致GH细胞的增生，久之形成肿瘤，发生Gsα突变的基因被称为生长刺激蛋白（gsp）癌基因。也有人认为肢端肥大症可能系下丘脑生长激素释放抑制激素不足或生长激素释放激素过多，使垂体生长激素细胞受到持久的刺激，形成肿瘤。垂体常肿大，引起蝶鞍扩大变形，鞍壁及前后床突受压迫与侵蚀；毗邻组织亦受压迫，尤其是垂体本身、视交叉及第三脑室底部下丘脑更为显著。腺瘤直径一般在2cm左右，大者可达4~5cm，甚而引起颅内压增高。晚期肿瘤内有出血及囊样变化，使腺功能由亢进转为减退。

内分泌系统中，肾上腺、甲状腺、甲状旁腺都有增生和腺瘤，生殖腺早期增生，继以萎缩，晚期病例肾上腺和甲状腺亦萎缩，胸腺呈持久性增大。

内脏方面，心、肝、肺、胰、肾、脾皆巨大，肠增长，淋巴组织增生。

骨骼系统病变常颇明显，有下列特征：巨人症的长骨增长和增大，肢端肥大症的长骨骨骺部加宽，外生骨疣。颅骨方面的变化除两侧鼻窦皆增大外，巨人症患者仅见全面性增大；肢端肥大症患者头颅增大，骨板增厚，以板障为著，颧骨厚大，枕骨粗隆增粗突出，下颌骨向前下伸长，指（趾）端增粗而肥大。脊柱骨有多量软骨增生，骨膜骨化，骨质常明显疏松，引起脊柱骨楔状畸形，腰椎前凸与胸椎后凸而发生佝偻病。

二、分类

根据临床表现及病理学特征可将垂体GH腺瘤分为两类：一类表现为瘤体小、生长慢、细胞分化好、细胞内颗粒多、临床过程隐匿，而对生长抑素的反应好，gsp癌基因检测阳性率高；第二类表现为瘤体大、进展快、分化差、仅有散在颗粒及较易复发，GH水平较高。

三、病理生理

本病主要病理由于生长激素分泌过多所致，正常成人血浆生长激素浓度基值为3~5μg/L，而本病患者可高达100~1 000μg/L。治疗后可下降至正常水平。过多的生长激素可促进机体蛋白质等合成性代谢，有氮、磷、钾的正平衡，钙的吸收增加，钠亦趋正平衡。表现为全身软组织、脏器及骨骼的增生肥大，其骨与软骨的改变主要由于GH诱导的类胰岛素生长因子－1（IGF－1）所介导。血中的IGF－1主要来源于肝脏，GH本身对各种组织的细胞分化也有刺激作用；糖代谢方面有致糖尿病倾向，降低胰岛素降血糖的敏感性，脂肪代谢方面有促进脂肪动员及分解作用以致血浆游离脂肪酸增高，生酮作用加强。此外，本症中尚有泌乳激素，促性腺激素等影响。早期垂体功能显著亢进，晚期部分激素分泌功能衰退，尤其是促性腺激素等衰退较明显，形成了本病的复杂症群。

四、临床表现

（一）巨人症

单纯的巨人症较少见，成年后半数以上继发肢端肥大症，临床表现可分两期。

1. 早期（形成期）　发病多在青少年期，可早至初生幼婴，本病特征为过度的生长发育，全身成比例地变得异常高大魁梧，远超过同年龄的身高与体重。躯干、内脏生长过速，发展至10岁左右已有成人样高大，且可继续生长达30岁左右，身高可达210cm，肌肉发达、臂力过人，性器官发育较早，性欲强烈，此期基础代谢率较高，血糖偏高，糖耐量减低，少数患者有继发性糖尿病。

2. 晚期（衰退期）　当患者生长至最高峰后，逐渐开始衰退，表现精神不振，四肢无力，肌肉松弛，背部渐成佝偻，毛发渐渐脱落，性欲减退，外生殖器萎缩；患者常不生育，智力迟钝，体温下降，代谢率减低，心率缓慢，血糖降低，耐量增加。衰退期历时4~5年，患者一般早年夭折，平均寿限约20岁。由于抵抗力降低，易死于继发感染。

（二）肢端肥大症

起病大多数缓慢，病程长。上海华山医院曾对144例本病患者进行临床分析，其中98例入院前病程平均 5.68 年，最长者 27 年，症状亦分两期：

1. 形成期 一般始自 20~30 岁，最早表现大多为手足厚大，面貌粗陋，头痛疲乏，腰背酸痛等症状，患者常诉鞋帽手套变小，必须时常更换。当症状发展明显时，有典型面貌。由于头面部软组织增生，头皮及脸部皮肤增粗增厚，额部多皱折，嘴唇增厚，耳鼻长大，舌大而厚，言语常模糊，音调较低沉。加以头部骨骼变化，有脸部增长，下颌增大，眼眶上嵴、前额骨、颧骨及颧骨弓均增大、突出，牙齿稀疏，有时下切牙处于上切牙前，容貌趋丑陋。四肢长骨虽不能增长，但见加粗，手指足趾粗而短，手背足背厚而宽。脊柱骨增宽，且因骨质疏松发生楔形而引起背部佝偻后凸、腰部前凸的畸形，患者易感背痛。皮肤粗糙增厚，多色素沉着，多皮脂溢出，多汗，毛发增多，呈现男性分布。男性患者性欲旺盛，睾丸胀大；女性经少或经闭、乳房较发达，泌乳期可延长至停止哺乳后数年之久，有时虽无妊娠亦现持续性自发泌乳，甚至见于男性患者。神经肌肉系统方面有不能安静、易怒、暴躁、头痛、失眠、神经紧张、肌肉酸痛等表现。头痛以前额部及双侧颞部为主。嗜睡，睡眠时间延长。约 30% 患者因软组织肿胀，压迫正中神经，引起腕管综合征。常伴有多发性神经炎病变。心血管疾病是肢端肥大症致死的主要原因之一，可有高血压、心脏肥大、左心室功能不全、心力衰竭、冠状动脉硬化性心脏病及心律不齐等。由于患者气管受阻，临床上可表现呼吸睡眠暂停综合征。内脏普遍肥大，胃肠道息肉和癌症发生率增加。糖尿病症群为本症中重要表现，称为继发性糖尿病，144 例中有糖尿病者占 24%，其中少数病例对胰岛素有抵抗性。甲状腺呈弥漫性或结节性增大，基础代谢率可增高达 +20%~+40%，但甲状腺功能大多正常，基础代谢率增高可能与生长激素分泌旺盛促进代谢有关。血胆固醇、游离脂肪酸常较高，血磷于活动期偏高，大多在 1.45~1.78mmol/L，可能是生长激素加强肾小管对磷的重吸收所致，血钙与碱性磷酸酶常属正常。X 线检查示颅骨蝶鞍扩大及指端丛毛状等病变，磁共振示垂体瘤。病程较长，大多迁延十余年或二三十年之久。

2. 衰退期 当病理发展至衰退期时，患者表现精神萎靡，易感疲乏，早期多健忘，终期多精神变态。皮肤、毛发、肌肉均发生衰变。腺瘤增大可产生腺垂体本身受压症群，如性腺、甲状腺或肾上腺皮质功能低下；垂体周围组织受压症群，如头痛、视野缺损、视力减退和眼底改变、下丘脑综合征、海绵窦综合征、脑脊液鼻漏、颅内压增高症等。

一般病例晚期因周围靶腺功能减退，代谢紊乱，抵抗力低，大多死于继发感染以及糖尿病并发症、心力衰竭及颅内肿瘤之发展。

五、诊断和鉴别诊断

（一）诊断

根据特殊的外貌，随机 GH 水平 >0.4μg/L 或口服葡萄糖抑制试验 GH 谷值 >1.0μg/L，影像学检查发现垂体占位，诊断本症并不困难。

1. 体征 典型面貌，肢端肥大等全身征象。

2. 内分泌检查 如下所述。

（1）血 GH 测定：明显升高，随机 GH >0.4μg/L。由于 GH 呈脉冲式分泌，波动范围大，可以低至测不出，或升高大于 30μg/L，单次血 GH 测定对本症诊断价值有限。24 小时血 GH 谱测定能很好地反映机体 GH 分泌情况，但测定复杂且患者难以接受，一般用于科研。

（2）血 IGF-1 测定：高于年龄和性别匹配的正常值范围。空腹血 IGF-1 与疾病活动度和 24 小时血 GH 整合值有很好的相关性，并较血 GH 测定更为稳定。临床怀疑肢端肥大症或巨人症的患者应首先测定血 IGF-1。血 IGF-1 是目前肢端肥大症与巨人症诊断、疾病活动度及疗效观察的重要指标。

（3）血 IGF 结合蛋白（IGF-BP）测定：主要是 IGF-BP3，明显升高，但诊断价值有限。

（4）口服葡萄糖抑制试验：目前临床最常用诊断 GH 瘤的试验。一般采用口服 75g 葡萄糖，分别于 0、30、60、90、120、180min 采血测定血 GH 水平。口服葡萄糖后，血清 GH 谷值在 1μg/L 以下，本症患者口服葡萄糖不能抑制 GH，GH 水平可以升高，无变化，或约有 1/3 的患者可有轻度下降。

（5）GHRH 兴奋实验和 TRH 兴奋试验：国外资料报道仅约 50% 患者有反应，临床很少使用。

（6）血 GHRH 测定：有助于诊断异位 GHRH 过度分泌导致的肢端肥大症和巨人症，准确性高。血浆 GHRH 水平在外周 GHRH 分泌肿瘤中升高，垂体瘤患者中则正常或偏低，下丘脑 GHRH 肿瘤患者血浆 GHRH 水平并不升高。此病因罕见，临床极少应用。

（7）钙磷测定：高血磷高尿钙提示疾病活动，高血钙低血磷须除外 MEN_1。

（8）其他垂体激素测定：肿瘤压迫发生腺垂体功能减退时可有相应垂体激素及其靶腺激素的降低。肿瘤压迫垂体柄或自身分泌 PRL 时可有 PRL 升高。

3. 影像学检查　如下所述。

（1）颅骨 X 线检查：肿瘤较大者可有蝶鞍扩大、鞍床被侵蚀的表现。由于 CT 和 MRI 的普及，目前已较少使用。

（2）CT 检查：垂体大腺瘤一般头颅 CT 平扫即可有阳性发现，微腺瘤须作冠状位薄层平扫及增强。CT 对垂体微腺瘤诊断价值有限，阴性结果亦不能完全排除垂体微腺瘤。但 CT 对骨质破坏及钙化灶的显示优于 MRI。

（3）MRI 检查：对垂体的分辨率优于 CT，有助于微腺瘤的诊断，并有助于了解垂体邻近结构受累情况或与其他病变相鉴别。一般采用冠状面或矢状面薄层成像。

（4）生长抑素受体显像：不仅可以用于 GH 瘤的诊断，还可以预测患者对生长抑素的治疗反应。

（5）其他部位 CT 检查：有助于诊断或除外垂体外肿瘤。

（二）鉴别诊断

1. 类肢端肥大症　体质性或家族性，本病从幼婴时开始，有面貌改变，体形高大类似肢端肥大症，但程度较轻，蝶鞍不扩大，血中 GH 水平正常。

2. 手足皮肤骨膜肥厚症　以手、足、颈、脸皮肤肥厚而多皱纹为特征，脸部多皮脂溢出、多汗，胫骨与桡骨等远端骨膜增厚引起踝、腕关节部显著肥大症，但无内分泌代谢紊乱，血中 GH 水平正常。蝶鞍不扩大，颅骨等骨骼变化不显著为重要鉴别依据。

此外，如空泡蝶鞍、类无睾症及异位生长素瘤亦需加以鉴别。

六、治疗

治疗目标是要降低疾病相关的致残率，使死亡率恢复到正常人群水平。即通过安全的治疗手段，减轻肿瘤造成的不良影响或消除肿瘤，GH 和 IGF-1 恢复至正常，并避免垂体功能减退。目前公认的治愈标准为：①口服葡萄糖抑制试验 GH 谷值 $<1.0\mu g/L$；② IGF-1 恢复到与年龄和性别相匹配的正常范围内；③影像学检查肿瘤消失，无复发。目前主要治疗手段包括手术治疗、药物治疗和放疗。手术治疗是首选治疗，药物治疗与放疗一般作为辅助治疗。

（一）手术治疗

外科切除分泌 GH 的腺瘤是多数患者的首选治疗。主要包括经蝶垂体瘤摘除术和经额垂体瘤摘除术。微腺瘤的治愈率约 70%，大腺瘤的治愈率不到 50%。软组织肿胀在肿瘤切除后迅速得到改善。GH 水平在术后 1 小时内即降到正常水平，IGF-1 水平在 3~4 天内恢复正常。约 10% 的肢端肥大症患者在接受了成功的手术后数年后复发；垂体功能低下发生率高达 15%。术者的经验与手术的疗效和并发症的发生直接相关。手术并发症包括尿崩、脑脊液漏、出血、脑膜炎以及垂体功能减退。

（二）药物治疗

1. 生长抑素（SST）类似物　常用药物包括奥曲肽及其长效制剂以及兰瑞肽、SOM230 等。作用机制为结合 SST 受体（SSTR，以 SSTR2 和 SSTR5 为主），抑制细胞内腺苷酸环化酶，减少 cAMP 的产生，从而抑制 GH 的分泌和细胞增殖。其临床疗效包括抑制 GH 和 IGF-1 水平，改善头痛和肢端肥大症状及缩小瘤体等。对这种类似物无效的患者不到 10%。疗效不佳（SST 抵抗）的原因可能是 SSTR 突变，有人发现在基因组和肿瘤 DNA 的 SSTR5 基因存在两处 C→T 突变，使 SST 无法发挥正常作用。

（1）奥曲肽长效制剂（Octreotide LAR）：Octreotide LAR 作用时间较长，约 4 周。每次肌内注射

20mg，注射间隔一般为 28 天，6 个月后 GH 水平由 27.6μg/L 降到（5.03 ± 5.38）μg/L，IGF - 1 由（889.55 ± 167.29）μg/L 降到（483.00 ± 239.71）μg/L（n = 9），66% 的患者肿瘤体积缩小。

（2）兰瑞肽：兰瑞肽作用时间稍短，约为 10d。每次 60mg，每月注射 3 次，如疗效不明显，可将注射间期缩短至 1 周。报道 92 例肢端肥大症患者应用兰瑞肽平均治疗 24 个月后，有 88% 患者的 GH、65% 患者的 IGF - 1 降至正常范围，且 IGF - 1 恢复正常的患者比例从第 1 年的 49% 逐渐增至第 3 年的 77%，近半数患者的瘤体积缩小。

（3）SOM230：SOM230 是一种新的 SST 类似物，半衰期 23 小时。其对 SSTR1、SSTR3、SSTR5 的结合力分别是奥曲肽的 30、5、40 倍，较奥曲肽对 GH/PRL 瘤和 PRL 细胞的抑制作用（主要通过 SSTR5 介导）更强。

生长抑素类似物在大多数患者耐受性良好。不良反应多是短期的，且多数与生长抑素抑制胃肠活动和分泌相关。恶心、腹部不适、脂肪吸收不良、腹泻和肠胃胀气发生于三分之一的患者，虽然这些症状多在 2 周内缓解。奥曲肽抑制餐后胆囊的收缩，延缓胆囊的排空，高达 30% 的患者长期治疗后发生胆囊泥沙样回声或无症状的胆囊胆固醇结石。

2. GH 受体拮抗剂　培维索孟（pegvisomant）是第一个用于临床的 GH 受体拮抗剂，它能阻断 GH 受体二聚体的形成，从而阻止 GH 的外周作用。还可使 IGF - 1 水平降至正常，显著缓解症状和体征，纠正代谢紊乱，且副作用轻微。但对肿瘤体积没有减少作用，应使用 IGF - 1 作为疗效衡量指标。该药适用于对 SST 类似物抵抗或不耐受的患者。

3. 多巴胺激动剂　多巴胺激动剂一般用于伴高分泌 PRL 的垂体瘤，但对于 GH 的分泌也有一定抑制作用，溴隐亭可以抑制部分肢端肥大症患者的 GH 过度分泌，但剂量大（≥20mg/d），每日分 3 ~ 4 次服用。约 20% 的患者 GH 水平抑制到 5μg/L 以下，仅有 10% 的患者 IGF - 1 水平恢复正常。卡麦角林（0.5mg/d）也抑制 GH 分泌，缩小肿瘤体积。多巴胺激动剂与 SST 类似物联合使用效果较佳。

（三）放射治疗

包括常规放疗、质子刀、X 刀和 γ 刀，表 3 - 4 概括了不同方法的优缺点。放射治疗常作为辅助治疗手段。放射治疗起效慢，50% 的患者需要至少 8 年才能使 GH 水平降到 5μg/L 以下；18 年后有 90% 的患者能够抑制到此水平，但是 GH 抑制欠佳。在放疗效果达到最大之前，患者可能需要数年的药物治疗。多数患者还可发生下丘脑 - 垂体损害，在治疗后 10 年内发生促性腺激素，ACTH 和（或）TSH 不足。有生育要求的患者不适用放射治疗。放射治疗的并发症主要包括脱发、脑神经麻痹、肿瘤坏死出血，垂体功能减退，偶尔可发生失明、垂体卒中和继发性肿瘤。

表 3 - 4　几种不同的垂体放射治疗的比较

放射治疗名称	优点	缺点
	可用于邻近视交叉的肿瘤	治疗次数多，需 20 ~ 30 次
常规放疗	达到缓解的时间长，10 ~ 20 年	
	单次或分次	
质子刀	肿瘤距视交叉必须大于 5mm	配备的单位不多
	单次或分次	
X 刀	单次，起效较快，1 ~ 3 年	肿瘤距视交叉必须大于 5mm
γ 刀	肿瘤距视交叉必须大于 5mm	配备的单位不多

本症患者须长期随访。手术治疗后，患者应每 3 个月一次接受随访直到生化水平得到控制。其后，每半年进行一次激素评估。达到治愈标准的患者，每 1 ~ 2 年进行一次 MRI 检查。对于未能达到治愈标准的患者或需要激素替代的患者，应每半年进行一次视野检查和垂体储备功能检查，每年进行一次 MRI 检查，并对临床表现、内分泌代谢表现进行评估。对年龄超过 50 岁的患者和患有息肉病的患者应进行乳房检查和结肠镜检查。

垂体生长激素瘤治疗流程见图 3 - 1。

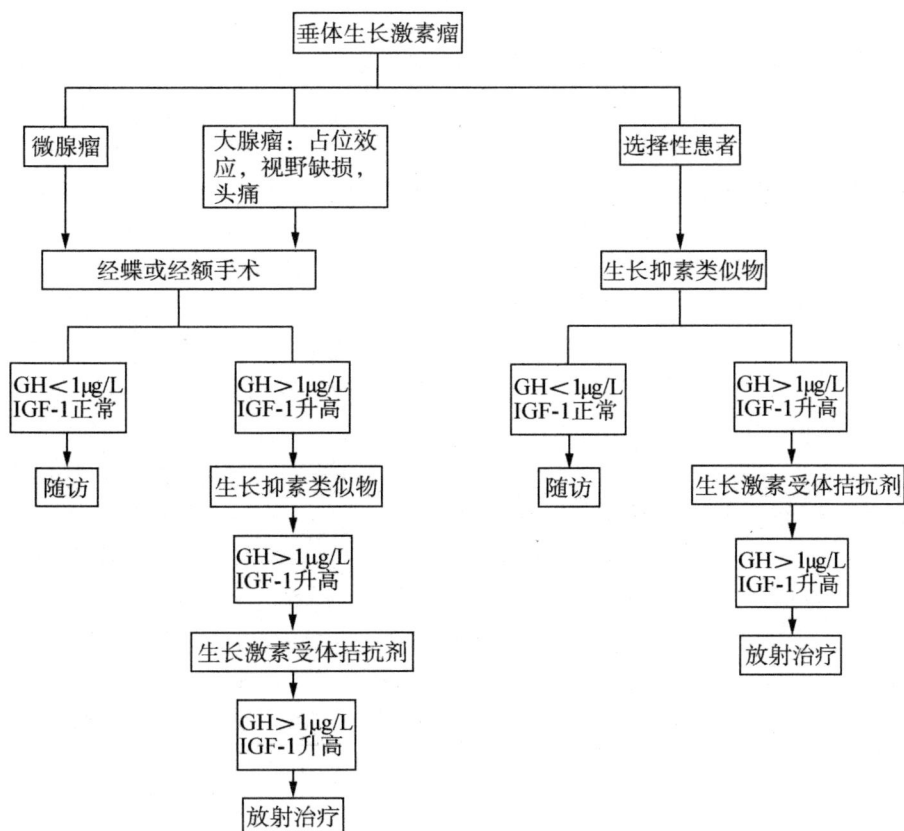

图3－1 垂体生长激素瘤治疗流程

（孙雅军）

第六节 高泌乳素血症和泌乳素瘤

一、高泌乳素血症

高泌乳素血症（hyperprolactinemia，HPRL）系指各种原因引起血清泌乳素（prolactin，PRL）水平持续显著高于正常值，并出现以性腺功能减退、泌乳与不育为主要临床表现的综合征。自1971年首次报道使用放射免疫方法检测人血清PRL以来，标记免疫检测技术的发展以及分子生物学技术的应用，有关HPRL的研究有了很大的提高。HPRL是临床上最常见的一种下丘脑－垂体轴紊乱的内分泌系统疾病，明显多见于女性，育龄妇女HPRL的发生率高达5%~17%。PRL是应激激素，正常人血中PRL水平不恒定，其血清水平在各种生理情况及各种应激时变化甚大，可以说是腺垂体激素中影响因素最多、血清水平波动最大的激素。PRL受下丘脑产生的多巴胺（DA）的张力性抑制，故其释放呈脉冲性。与其他腺垂体激素一样，呈现昼夜节律，随睡眠觉醒而周期性改变，入睡后逐渐升高，觉醒前1小时左右达高峰，醒后渐渐下降，下午2点降至一天中谷值，所以白天分泌低于夜间。

应用标记免疫分析测定PRL，正常值：女性为1~25μg/L，男性1~20μg/L，不同的实验室略有差别。

（一）病因与发病机制

1. 病因 PRL分泌受下丘脑PRL释放因子（PRF）和PRL释放抑制因子（PIF）调节，正常时以下丘脑弓状核结节漏斗部肽能神经元DA释放为代表的PIF张力性抑制性调节占优势。任何干扰下丘脑DA合成与DA由垂体门脉系统向垂体输送，以及DA与PRL细胞DA受体（D₂）的结合（此种特异结合可抑制PRL的分泌与释放）的种种因素均可减弱抑制性调节而引起高PRL血症。其原因可归纳为生理性、病理性、药理性和特发性四类。

（1）生理性：很多生理因素可以引起 PRL 短暂升高：排卵期和妊娠时升高的雌激素水平抑制 DA 对 PRL 细胞的效应，妊娠后期再度增高的雌激素水平促使 PRL 细胞分泌大量泌乳素（可高于正常 10 倍以上），从而催乳；乳头神经受刺激（包括哺乳期）直接促使垂体 PRL 细胞分泌；此外，过度体力运动、低血糖、睡眠后期、精神创伤、新生儿期（出生后 2~3 月）等均可引起 PRL 生理性升高，大多数 PRL 轻度升高（≤100μg/L），并可恢复正常。

（2）药理性：增强 PRF 或拮抗 PIF 的物质可减弱 DA 的张力抑制，如雌激素（包括口服避孕药）（尤长期使用）、TRH 与血管活性肠肽（VIP）；各种多巴胺拮抗剂如吩噻嗪类（如氯丙嗪、奋乃静）；丁酰苯类（如氟哌啶醇）等抗精神药；三环类（如丙米嗪、氯米帕明、阿米替林、阿莫沙平）与单胺氧化酶抑制剂（如苯乙肼）等抗抑郁药；西咪替丁等 H_2 受体阻断制剂静脉用药；维拉帕米（异搏停）、甲基多巴、利舍平（利血平）等心血管药，甘草、甲氧氯普胺（胃复安）与舒必利（sulpiride，即"止吐灵"）、阿片制剂以及某些影响 PRL 分泌尚不为人熟知的新药均可通过拮抗 PIF 与增强 PRF 或在 DA 受体水平加强 DA 类作用而促进 PRL 分泌。

（3）病理性：主要是各种引起下丘脑 - 垂体轴功能紊乱的疾病，包括下丘脑病变，各种垂体疾病如泌乳素瘤、GH 瘤（肢端肥大症）、ATCH 瘤（库欣氏病）、空蝶鞍综合征、垂体柄病变等，颅咽管瘤，脑脊髓辐射，原发性甲状腺功能减退，以及一些非内分泌疾病，如足以引起传入神经兴奋的胸壁病变与脊索疾病，慢性肾衰竭，严重肝病等。临床上在做出病理性高 PRL 血症诊断时必须除外引起 PRL 增高的其他原因。部分患者伴月经紊乱而 PRL 常高于 100μg/L，有的病程较长而临床症状不明显的患者，需警惕"潜隐性 PRL 微瘤"可能，经过随访可发现 PRL 渐升高，影像学复查出现阳性变化而得以明确诊断。

（4）特发性与巨 PRL 血症：不属于上述四类而原因未明者。有的患者经数年长期随访并无临床症状和影像学证据有可能为"特发性 HPRL"，PRL 多可下降。部分病例可能为巨 PRL 血症（macroprolactinemia）。人体血清中 PRL 存在多种形式，大量存在的是"小 PRL"（little PRL），其分子量为 23kDa，并有少量"大 PRL"（big PRL）存在，分子量 50~60kDa，而 10%~26% HPRL 可为"大大PRL"或"巨 PRL"（big big or macroprolactin），其分子量为 150~170kDa。巨 PRL 是由 PRL 单体与自身抗体形成的一种高分子量"PRL - IgG 免疫复合物"，其肾清除减少而在血中积聚形成巨泌乳素血症。这种复合物无 PRL 的生理活性，所以实际上是一种"假 HPRL"，其形成机制尚未完全明确。在临床上往往造成误诊和处理不当。当测定 PRL 水平增高而临床症状缺如（或不典型），怀疑巨泌乳素血症时，可同时测定聚乙醇处理前后的患者血清 PRL 水平，巨 PRL 血症标本经此处理后 PRL 水平下降达 40%。患者并无其他自身免疫表现，ANA、TPOAb、TGAb 等自身抗体在正常范围，但 CD5$^+$ 淋巴细胞明显增高。日本学者报告用凝胶亲和层析和 SDS - PAGE 发现一种抗 PRL 的 IgG，后者可以和小 PRL 结合形成巨 PRL。

2. 发病机制　除上述药理部分已有阐述外，病理性 HPRL 发病机制可有下述数种：①下丘脑 PIF 不足或下达至垂体受阻，使垂体 PRL 细胞所受的正常性抑制性调节解除，见于下丘脑或垂体病变，常伴全腺垂体功能减退或垂体柄由于外伤或手术而受损。TRH 作为 PRF 在原发性甲状腺功能减退时可显著增高而消除多巴胺对 PRL 的抑制。②获得自主性高功能的 PRL 分泌细胞单克隆株，见于 PRL 瘤以及癌肿之异源 PRL 分泌，其分泌无脉冲性，正常的睡眠 - 觉醒周期、雌激素诱导等周期模式消失。③传入神经通过增强的刺激可加强 PRF 作用，见于各类胸壁炎症性、创伤性及肿瘤性疾病，以及脊索病变。④ PRL 肾脏降解受损（见于肾衰），或肝性脑病时，假神经递质形成，从而 PIF 作用减弱（见于严重肝病）。

（二）临床表现

（1）溢乳、闭经、性腺功能减退与不育：HPRL 不管其病因如何，其典型的表现在育龄女性为溢乳、闭经（或少经）与不育。据统计，约 1/3 闭经病例是 HPRL 患者，闭经伴溢乳的患者中，HPRL 高达 70%，无排卵妇女 15% 为 HPRL，伴溢乳的无排卵者 43% 为 HPRL。高水平 PRL 可抑制卵巢颗粒细胞产生孕激素，同时也可促使下丘脑 DA 合成代偿性增加（特别是 PRL 瘤患者）而抑制 LRH 和 LH，从而抑制排卵。临床上轻度非持续性高 PRL 水平（PRL 常≤100μg/L）患者可因 LRH 的不同程度受抑制，虽有正常月经周期但无排卵；也可因黄体发育不良（黄体期短）而月经频繁（常无排卵，但偶有排卵）。随着 PRL 水平的显著升高，出现月经稀少与闭经。HPRL 除了能抑制 LH 和排卵，并竞争性抑制促性腺激素对卵巢 GnH 受体的作用，以致月经紊乱而闭经。PRL 瘤患者 90% 有溢乳，多为挤压性溢乳，可为暂时地或间歇地溢乳，少数为多量而自发溢出，可为双侧或单侧，乳汁呈白色或黄色。溢乳与闭经常是本症的主要表现和女性患者就诊的原因。溢乳需与乳腺管内乳头状瘤或癌所产生的乳头溢液鉴别。血 PRL 升高伴闭经但无溢乳者，则需考虑全腺垂体功能减退或长期缺乏 E_2。垂体 PRL 瘤引起的 PRL 高度升高本身即可引起血清 E_2 低下，并可有相应症状（如阴道干燥、性交疼痛等）。少数（5%～7%）的 PRL 瘤患者表现为原发性闭经伴有血清去氢异雄酮（DHEA）增高的患者可有多毛症，水滞留，体重增加，焦虑与抑郁。其中 60% 患者有性欲减退或消失。

男性患者常有血清睾酮降低，精子数减低或消失而致不育，常有性欲减退或消失，可有不同程度的勃起功能障碍，常为患者与医生所忽略。1/3 男性患者可有少量挤压性溢乳。

青少年起病者可青春期延迟，如为大腺瘤则可影响生长。

（2）骨质疏松：不论男性或女性，HPRL 可使骨密度进行性减少，因而引起痛性骨质疏松，可随 PRL 与性激素水平正常而好转。

（3）占位征群：垂体大腺瘤引起的占位征群。

（4）相关的原发病症状与体征。

（三）诊断

1. 病史和体检　注意有关的特殊症状，如育龄女性出现闭经、溢乳、不育三联症，青壮年男性出现性腺功能减退、勃起功能障碍和溢乳等，并需详细了解患者的月经史、生育史、哺乳史、药物服用史，以及神经系统症状（有无头痛、视力和视野改变）和疾病史；亦要注意除外生理性、药理性因素，以及其他现患病与 HPRL 的关系。体检要重点注意视野、视力、乳腺（是否有白色乳汁溢出，乳汁介于初乳与哺乳时乳汁之间，有时需挤压后才有乳汁溢出，少数患者可为单侧性）、胸壁、男性性腺等变化。

2. 内分泌学检查　如下所述。

（1）血清 PRL 测定及 PRL 动态试验：非泌乳素瘤所致的 HPRL，PRL 很少 >100μg/L，PRL > 100μg/L 者 PRL 瘤可能性很大，PRL 瘤越大，则 PRL 水平越高，>200μg/L 者，常为大腺瘤（>10mm）。轻度 PRL 增高（<60μg/L）可能为应激或脉冲分泌峰值，为避免应激，可连续 3 天采血或同一天连续 3 次采血，每次相隔 1 小时，如此 3 次血清测定值可除外脉冲峰值，有利于 HPRL 的判断。兴奋 PRL 分泌的药物，如 TRH、甲氧氯普胺、氯丙嗪、西咪替丁、精氨酸或抑制 PRL 分泌的药物，如左旋多巴、溴隐亭等。可选择性地用以观察 PRL 的动态变化，PRL 瘤对上述兴奋剂与抑制剂无明显反应或反应减弱，有助于鉴别特发性 HPRL、生长激素瘤、ACTH 瘤与 PRL 瘤，但对特发性 HPRL 引起的 HPRL，其鉴别价值较小。

（2）其他内分泌功能检查：甲状腺功能测定、促性腺激素与 E_2 和睾酮测定、GH 与 ACTH 测定、DHEA 测定等，在不同情况应选择进行，以助病因与病情判断。

3. 影像学检查　MRI 或 CT 检查以了解下丘脑或垂体的病变。

（四）治疗

针对不同病因制定不同治疗措施：

（1）原发性甲状腺功能减退者需用 L－甲状腺素替代治疗；异源 HPRL 应针对原发癌肿。

（2）药源性者停用相关药物。

（3）HPRL 且性腺功能已减退达 1～2 年，而影像学检查未能做出肯定垂体病变诊断者可应用溴隐亭等治疗以抑制 PRL 分泌与恢复性腺功能。

（4）垂体肿瘤与 PRL 瘤治疗参见相关内容，垂体大腺瘤患者常可引起腺垂体功能减退，需相应激素类制剂作替代治疗。

（5）其他女性患者怀疑 PRL 瘤者，禁用雌激素以免 PRL 瘤长大；口服避孕药后出现的 HPRL 如停药后仍然有临床症状，可使用促性腺素或氯米芬治疗，促使下丘脑－垂体－卵巢轴生理功能的完全恢复；产后泌乳伴闭经，而 PRL 有所增高者，可应用口服避孕药（按避孕用量，但不宜久服，以免口服避孕药本身的 PRL 释放作用）与维生素 B$_6$ 口服（200～600mg/d）（后者为多巴胺脱羧酶的辅酶，可使下丘脑肽能神经元多巴转化为 DA 增加）治疗；部分 HPRL 患者伴有 PCOS，经溴隐亭治疗 PRL 水平下降至正常后，可恢复排卵，3%～10% 仍无排卵者，可使用氯米芬（克罗米芬）治疗。"巨 PRL 血症"无须治疗。

二、泌乳素瘤

泌乳素瘤（prolactinoma）即 PRL 瘤，是最常见的功能性垂体瘤（约占半数），也是病理性高 PRL 血症最主要的原因。美国 NIH 一项研究表明美国人口 1/4 有垂体微腺瘤，其中 40% 为 PRL 瘤。伴有临床症状的垂体瘤约为 14/10 万人，如以其 1/2 估计，PRL 瘤患病率约 7/10 万人。PRL 瘤的大小与 PRL 分泌有关，通常肿瘤越大，PRL 水平越高。PRL 水平仅中等量增高（50～100ng/ml）的垂体瘤可能为 PRL 混合瘤，其内分泌症状不同于单克隆 PRL 瘤。随着血清 PRL 的标记免疫法测定以及 CT、MRI 等高分辨率影像学检查的广泛使用，临床上微 PRL 瘤确诊率已大为提高。

PRL 瘤的发病机制至今仍未完全阐明，除了 PRF 与 PIF 调节紊乱外，PRL 分泌细胞本身尚有何种功能缺陷，其影响因素如何等尚待明确。临床和动物实验均已证实雌激素可促进 PRL 细胞增生及 PRL 的合成与分泌。正常女性妊娠后，随着雌激素水平升高，PRL 细胞可增大、增生、垂体变大，PRL 分泌增加，妊娠不仅使原有 PRL 瘤增大，而且也是 PRL 瘤形成的一个促发因素（据统计约 10% PRL 瘤发生于妊娠后）。至于口服避孕药（CCP），因其具有一定雌激素活性，可以引起高 PRL 血症。但研究表明口服避孕药，特别是低雌激素活性的 CCP，与 PRL 瘤的发生并无关联；此外，PRL 瘤细胞内在的缺陷也被证实：①鼠 PRL 瘤与人微 PRL 瘤分泌对溴隐亭及多巴胺的抑制作用有抵抗性；②大部分 PRL 瘤患者在手术后重复多巴胺促效剂或拮抗剂或非特异的胰岛素低血糖刺激，其 PRL 分泌功能可以恢复正常，说明大部分 PRL 瘤患者的自主分泌源自内在缺陷，下丘脑调节功能紊乱呈继发性；③溴隐亭疗效与 PRL 瘤大小及原有 PRL 水平无关，一部分患者虽剂量加倍疗效仍不满意，说明这些患者对溴隐亭有抵抗性；④20 世纪 90 年代对 PRL 瘤 DNA 克隆分析表明，PRL 瘤细胞起源于单克隆，瘤体周边细胞完好无增生。肿瘤切除后，PRL 即可降至正常。PRL 瘤根据大小可分为微腺瘤（<10mm）与大腺瘤（≥10mm），两者的生物学行为有明显差别。

本病多见于 20～40 岁青壮年，女性显著多于男性。女性患者以微腺瘤常见，占 2/3，大腺瘤为 1/3，但绝经后女性患者以大腺瘤为主，男性患者几乎都是大腺瘤。PRL 瘤经长期药物治疗可明显钙化。PRL 瘤绝大多数为良性，PRL 细胞癌十分罕见，文献仅有数例报道。

（一）临床表现

可从毫无症状，偶然发现到垂体功能减退，甚至垂体卒中、失明等轻重不一。

1. 溢乳与性腺功能减退　育龄女性典型症状为闭经、溢乳、不育三联症，在男性则为性欲减退、阳痿与不育三联症。

2. 垂体瘤占位性症状　大 PRL 瘤可产生占位性神经症状与垂体功能减退症状。占位性神经症状主要为：①头痛：系肿瘤压迫鞍隔和血管所致。如持续头痛并伴恶心、呕吐，则表示有颅内压增高。②视野缺损、眼外肌麻痹、急性视力减退等，由于肿瘤自鞍隔孔向上扩展，压迫视交叉所致。③肿瘤从蝶鞍向两侧海绵窦方向扩展，可压迫第Ⅲ、Ⅳ、Ⅴ、Ⅵ脑神经，并产生上睑下垂、复视、面部疼痛、眼球运动障碍等相应症状。④瘤体偶有向大脑颞叶内侧扩展，引发癫痫。垂体功能减退系继发性，是肿瘤压迫垂体正常部分而引起，受累之靶腺功能减退症状较轻。

男性垂体 PRL 腺瘤患者，虽有 HPRL 相应症状，但常常被忽视，未能及时确诊，直至肿瘤体积增大，出现上述肿瘤压迫症状始获确诊者不在少数。

3. 其他症状　如下所述。

（1）急性垂体卒中：0.6%～10%垂体瘤可自发出血，一般见于大腺瘤，偶见于微腺瘤。主要表现为严重出血所致的脑膜刺激症状，以及周围组织的受压迫症状，以视力、视野损害及头痛为主，症状多不典型，头颅 CT、MRI 扫描有助于明确诊断。

（2）PRL 混合瘤的其他内分泌症状：PRL 瘤可与其他垂体激素腺瘤混合与同时发生，最常见为 GH 与 PRL 混合瘤，20%～40% 肢端肥大病例血清 PRL 水平升高，可有闭经与溢乳（多为挤压性）。PRL 瘤与无功能性垂体瘤混合时，瘤体大而 PRL 仅轻微升高，溴隐亭治疗血清 PRL 很快下降而肿瘤无显著缩小。

（3）骨质疏松：慢性高 PRL 水平可促进骨质丢失，尤其 E_2 浓度极度降低的患者，其骨密度常低于绝经期妇女平均水平。

（4）青春期前 PRL 瘤：多为大腺瘤，患者发育停滞，身材矮小，溢乳，原发闭经。

（二）诊断

（1）除外生理性和药理性 HPRL。

（2）PRL 测定、PRL 动态试验、其他内分泌功能检查：怀疑混合瘤时常须作相应内分泌功能检查。

（3）影像学检查：蝶鞍 X 线平片或断层摄片，因其本身的低分辨和间接的影像效果，目前已不常规应用于 PRL 瘤的诊断。但因费用低廉，可用以观察蝶鞍有否扩大，可选择性地应用于临床上有占位性神经症状者。CT 与 MRI 因其高分辨与直接的肿瘤影像效果可发现 3～4mm 的微小腺瘤，特别对于治疗后复查随访有其优越性。但 CT 对于微腺瘤仍有一定的假阳性和假阴性率，MRI 因其对软组织分辨力高、解剖结构显示清楚，并能够反映垂体肿瘤组织向各个方向的生长情况，提供垂体腺瘤全面的影像学特征，判断海绵窦有无受侵犯，为手术方式的制定、防止和减少术中大出血等并发症具有重要意义，已成为诊断垂体瘤常用有效的检查方法。术前 MRI 检查可用于评估垂体腺瘤生长范围与方式以及估计肿瘤的质地，对手术方案的制订具有指导意义。但 MRI 不能区别骨及钙化组织，对肿瘤侵蚀鞍壁与扩展到鞍外的显示效果不及 CT，此外 MRI 也有其应用禁忌。对于垂体微腺瘤的诊断要注意与鞍内小囊肿，以及青春期女性经期和妊娠期间表现的生理性垂体轻度增大和信号不均匀等鉴别，避免误诊，可结合 PRL 测定作出鉴别，必要时可作动态 MRI 增强扫描。鞍内的其他常见病变如鞍内蛛网膜囊肿和 Rathke's 囊肿、空泡蝶鞍综合征（患者除闭经外，泌乳素可正常或稍高，常伴有头痛）等也需注意鉴别。

（三）治疗

针对 PRL 瘤的高 PRL 分泌和占位性神经症状与腺垂体功能减退，可视病情使用多巴胺激动剂治疗，并同时或择期进行手术切除或放射治疗，以改善临床症状，缩小乃至消除肿瘤，求得最佳效果。与大腺瘤不同，95% 微腺瘤不会进行性生长，故抑制肿瘤生长不是治疗指征，微腺瘤治疗两大要点是针对不育和恢复月经、消除溢乳。对于不育应首选溴隐亭；对于抑制大腺瘤的生长，各种多巴胺激动剂并无多大差异。

1. 药物治疗　如下所述。

（1）多巴胺促效剂治疗

1）溴隐亭：是一种麦角类衍生物，作用为特异性多巴胺受体促效剂。溴隐亭抑制 PRL 分泌的作用是由于：直接兴奋垂体 PRL 细胞 D－2 受体而抑制 PRL 分泌，并间接兴奋下丘脑的 D－2 受体而增加 PIF 的释放。溴隐亭可特异性地抑制 PRL mRNA 和 PRL 的合成，导致胞质减少、细胞空泡形成、细胞破碎和凋亡，抑制 PRL 瘤生长，不损伤其他垂体细胞。并能抑制溢乳，恢复性腺功能和生育力。对于男性 PRL 大腺瘤患者，除肿瘤及其分泌受抑制外，血清睾酮水平与精子数可恢复正常。溴隐亭口服后迅速从肠中吸收，但吸收并不完全。半衰期为 3～4 小时，故每天剂量分 2～3 次服用。单一剂量摄入后，在 2～3 小时达血浆峰值。溴隐亭经肝代谢，90% 自粪便排出，10% 从尿中排泄。由于其非亲水性脑浓度明显高于血清浓度。有效剂量个体差异很大，自 2.5～60mg/d 不等，为确定有效剂量，可在开始治疗时作一敏感试验，服溴隐亭 2.5mg，多数患者 6~8h 后血清 PRL 水平可下降 50% 以上，表示只需较小剂量（3.75~7.5mg/d）即可奏效；少数患者下降 <50%，需剂量加倍但也有无效者。此种剂量差异可能取决于垂体 PRL 细胞 DA 受体对药物的反应性。起始剂量可为 0.625mg/d，晚餐后服，以后每周递增 1.25mg/d，分早晚两次服用。对于耐受良好者每日剂量一次给予，疗效相同。药物治疗期间，每 1~2 个月测定 PRL 和随访，及时调整剂量。有效剂量（恢复月经和 PRL 水平）通常为 5.0~7.5mg/d，大腺瘤可用到 7.5~10mg/d。80% 大腺瘤治疗后可缩小，可早在治疗 4~6 周后，或数月后见瘤体有所缩小。治疗 24 个月以上再停药，25% 患者可在停药后一直维持正常。长期药物治疗后大腺瘤可明显钙化。

经验表明，溴隐亭治疗 82% 患者 PRL 恢复正常，90% 以上患者可恢复月经和生育力。故对于需要恢复排卵功能的患者溴隐亭为首选药物。希望怀孕的微腺瘤患者治疗开始初，应机械避孕 2~3 个月经周期，后停止避孕措施待出现停经时即停用溴隐亭，如经确定妊娠者应继续停止服药。如此可避免溴隐亭相关的流产、异位妊娠和婴儿生殖器官畸形。产后泌乳并不与微腺瘤生长相关，哺乳期需继续停药，一定时期哺乳后可作复查，如有必要应予溴隐亭继续治疗。女性大腺瘤患者妊娠期间瘤体长大概率为 15%~35%，所以需在妊娠前进行手术，术后乃至妊娠期间需服用溴隐亭以防止瘤体长大。男性患者根据有无症状而选择不同方案，对于无症状的微腺瘤，可不予处理，定期随访。溴隐亭治疗 PRL 瘤疗效好、并发症少、垂体功能恢复较佳，故主张对于垂体 PRL 微腺瘤或大腺瘤而无鞍上发展或无视野缺损者首选药物治疗。

溴隐亭的不良反应与其对于 D-1 和 D-3 受体、肾上腺素能受体及血清素受体的活性作用有关，常见为对胃肠黏膜的刺激，出现恶心、呕吐、腹痛等。较大剂量可因内脏平滑肌松弛及交感神经活动受抑制而出现眩晕、头痛、嗜睡、便秘、直立性低血压等反应。大剂量治疗者偶有严重不良反应，需予警惕。小剂量溴隐亭的副作用常短暂，餐后服用常可减轻。

耐药问题：有 5%~18% 患者对 DA 激动剂的治疗无反应，称为多巴胺抵抗，这与 PRL 瘤 DA 受体的异质性有关而与 PRL 水平或肿瘤大小无关。对溴隐亭耐药的腺瘤患者可试用喹高利特（诺果亭），因该药对 D-2 受体的亲和性更高。

2）卡麦角林（cabergoline）：是长效的麦角衍生物，最初用于治疗帕金森病。是 PRL 分泌细胞 D-2 受体高度选择性促效剂，因而比溴隐亭耐受性好。可降低 PRL 水平、恢复性功能和使肿瘤缩小。因其半衰期长达 62~115 小时，故可每周一次给药 0.5mg。也是治疗 PRL 瘤的二线药物，可用于对溴隐亭不耐受或抵抗者。严重心血管病、雷诺氏病、溃疡病、低血压等病患者须慎用，有报道报卡麦角林与病态赌博相关联的，此为其罕见不良反应。

3）喹高利特（quinagolides）：商品名有"诺果亭"（norprolac）等。这是一种新型非麦角类长效 D-2 受体选择性促效剂，其结构为八氢苯喹啉，对 PRL 的抑制作用是溴隐亭的 35 倍，消化道副作用则较少。剂量为 75~400μg/d（维持量为 75~150μg），可使 58%~91% 的患者 PRL 降低，半数以上患者的腺瘤可缩小 25% 以上。本类药物是治疗 PRL 瘤的二线药，常用于对溴隐亭有抵抗或不耐受者。治疗开始可能由于多巴胺兴奋作用，会引起直立性低血压。因此，要根据 PRL 降低的效果和患者的耐受性选择起始剂量。有精神病史者需慎用。

（2）PPARγ 促效剂：PPARγ（过氧化物酶体增殖激活受体 γ）可在所有垂体瘤细胞表达，细胞生物学研究证实 PPARγ 配体——罗格列酮能抑制垂体瘤细胞增殖并促进其凋亡，其机制为阻止静止期细胞由 G_0 进入 G_1 期，减少进入 S 期的细胞数量，并抑制瘤细胞激素的分泌。动物实验也发现罗格列酮能显著抑制小鼠垂体 GH、PRL 和 LH 瘤的生长。罗格列酮作为高选择性 PPARγ 激动剂已在临床广泛应用于胰岛素抵抗，其抑制 PRL 瘤的作用可能成为治疗 PRL 瘤的一种新的选择。

2. 手术治疗　对于药物治疗不敏感（大瘤体缩减和 PRL 下降不明显），或不能坚持药物治疗者（如考虑妊娠等因素）可以选择手术治疗。已有鞍上累及者可以药物和手术治疗同时进行。除传统的经额垂体瘤大部分切除视交叉减压术（适用于已向鞍上、鞍旁扩展的大腺瘤伴有视交叉或其他脑神经受压者）外，目前较多开展创伤较小的经蝶窦选择性垂体瘤切除术，除适于微腺瘤外，也应用于鞍上扩展视交叉受压不严重的病例。术后如有残余瘤存在，需继续药物治疗或辅以放射治疗。经蝶窦切除垂体瘤，肿瘤切除程度与肿瘤的质地关系密切。对于质地软的肿瘤，即使伴有鞍上、鞍旁发展，在切除鞍内肿瘤后，鞍上、鞍旁的肿瘤组织可以随脑血管搏动而逐渐降入鞍内，获得较满意的切除；但质地韧的肿瘤，鞍上、鞍旁部分难以降入鞍内。研究表明 MRI 可以粗略预测肿瘤的质地。外科手术术后可有感染、脑脊液漏和短暂的尿崩症等并发症。对微腺瘤的治愈率可达70%～75%，死亡率为0～1%。

3. 放射治疗　常用在手术治疗后 PRL 水平未能降至正常水平，瘤组织有残余时。也可以对应用药物治疗已妊娠的患者予以放射治疗，以抑制垂体瘤在妊娠时的进展，并减少药物长期应用的剂量。单纯放射治疗或辅助手术治疗的放射治疗，GnH 缺乏的发生率各为47%和70%，普通放疗因其反应迟缓及继发垂体功能低下的潜在倾向，故已放弃。^{60}Co 的立体辐射即 γ 刀，优点为定位准确，对下丘脑与颅脑损伤少、疗程短。可选择性地用于边界清楚而不侵犯邻近结构的微腺瘤而不能耐受长期药物治疗者，以及手术有残留瘤组织或复发，或年老、有夹杂症等不能经受手术者均可考虑 γ 刀治疗。

治疗的选择：对于各种治疗方法的选择，应该根据患者病情、生育史和特殊的要求，依照循证医学原则作出计划，并充分尊重患者的意愿，作最后抉择。

女性泌乳素瘤治疗选择可参考表3－5。

表3－5　女性泌乳素瘤的处理纲要

高 PRL 血症——除外生理性和药理性后做 MRI 检查，区分微腺瘤与大腺瘤，根据不同情况予以不同处理
微腺瘤　1. 闭经多巴胺促效剂或雌激素加黄体酮治疗 2. 不育溴隐亭治疗 3. 正常月经不予治疗，随访观察（Schlechte J A 等报告经3～7年随访，此组患者 PRL 不增高，病情无进展）
大腺瘤　1. 鞍内 A. 闭经：予以多巴胺促效剂 B. 不育：首选溴隐亭治疗 2. 鞍上 A. 闭经：多巴胺促效剂，并结合手术 B. 不育：药物治疗（首选溴隐亭），并结合手术

（张　杰）

第四章

甲状腺疾病

第一节　单纯性甲状腺肿

单纯性甲状腺肿具有甲状腺肿大和无毒性症状两个主要特征，故又称无毒性甲状腺肿，多系缺碘引起的代偿性甲状腺肿大。按其流行特点，可分为地方性和散发性两种。近年来陆续有高碘引起甲状腺肿的报道，故一并介绍于后。

一、地方性甲状腺肿

地方性甲状腺肿，又称缺碘性甲状腺肿或胶性甲状腺肿，主要由于人群长期生活在缺碘的环境中所致。根据有关规定，凡该地居民的甲状腺肿患病率超过3%或其中7～14岁儿童的甲状腺肿患病率超过20%者应视为地方性甲状腺肿流行区。

本病除海洋岛国之外，在世界各地均有流行，大部分在山区、丘陵地带。流行区大多远离河海的地方，如瑞士、挪威、印度、新西兰、阿根廷等山丘地带都是闻名的流行区，但在平原地区如美国大湖区和非洲的刚果盆地也有本病的流行。该病的发病率占世界人口的7%。我国地方性甲状腺肿的流行范围比较广泛，如云南、贵州、广西、四川、山西、河北、陕西、青海、甘肃，甚至山东、浙江、福建等省的山区都有流行。

（一）病因

碘是合成甲状腺激素的主要原料。在正常情况下每天需摄入碘量成人为70～100μg，青年为160～200μg，儿童为50μg，婴儿为20μg；而妊娠期和哺乳期的妇女所需摄碘量更多。已知本病流行区的土壤、饮水和食物中碘含量以及居民的尿碘量均较非流行区明显为低。居民长期处于缺碘环境，碘摄入量少，甲状腺中碘含量减少，不能分泌足够的甲状腺激素，其血中浓度降低，对脑垂体的反馈性抑制作用减弱，因而脑垂体前叶促甲状腺激素（TSH）分泌增加，甲状腺组织因之代偿性增生，以加强其摄碘功能，使甲状腺能在低碘状态下从血液摄取足够的碘。甲状腺通过优先分泌需碘量较少而活性较强的 T_3 来维持其正常的功能，这样既节约了碘，又使机体在 T_4 降低的情况下不致发生明显的甲状腺功能低下症状。这种代偿是由垂体-甲状腺轴系统的自身调节来实现的。当环境缺碘和血中无机碘浓度降低时，甲状腺对 TSH 的敏感度增高。在轻度缺碘时，甲状腺开始增生，摄碘功能增强，得以保证合成足够的甲状腺激素。当严重缺碘时，上述代偿不足以维持正常的甲状腺功能，T_4 合成减少，但 T_3 合成增多。T_4 是抑制垂体分泌 TSH 的主要因素，血中 T_4 浓度降低则使垂体增加 TSH 分泌，甲状腺又进一步增生。

在轻度缺碘时，患者的甲状腺呈弥漫性肿大，此时若能供应充分的碘，刺激因素消失，甲状腺肿逐渐消退，甲状腺滤泡复原。若长期缺碘或经反复多次的增生和复原，甲状腺不同部位的摄碘功能及其分泌速率出现差异，而且各滤泡的增生和复原也有不均衡而出现结节。此时已标志甲状腺肿进入难以逆转的阶段。

缺碘是引起甲状腺肿的一个主要原因。但并非所有流行区居民都有甲状腺肿，可能有个体差异，某些居民的甲状腺具有较强的摄碘能力，不需依靠甲状腺增生仍能获得所需的碘量。地方性甲状腺肿不一定完全由于缺碘所致，当长期摄入致甲状腺肿物质，也可造成甲状腺肿，或与缺碘因素起协同作用，甚至摄入碘量过多也可产生地方性甲状腺肿。

过多进服致甲状腺肿的食物如萝卜、木薯、卷心菜等，长期服用硫尿嘧啶、硫氰酸盐、对氨基水杨酸钠、硫胺、保泰松、过氯酸钾等也可能是发生甲状腺肿的原因。

某些元素对甲状腺肿的发生有一定的影响。饮水中锰、钙、镁、氟含量增高或钴含量缺乏时可引起甲状腺肿。硬水地区患大脖子多，生水中含有很多碳酸钙，钙和镁可以抑制碘的吸收；氟和碘在人体中有拮抗作用，锰可抑制碘在甲状腺中的蓄积，故上述元素均能促发甲状腺肿大。铜、铁、铝和锂也是致甲状腺肿物质，其机制很复杂，可能与抑制甲状腺激素分泌有关。

（二）病理

地方性甲状腺肿的病理变化可分为两种基本类型，即弥漫型和结节型。这两种类型实际上是甲状腺发病过程中的两个不同阶段。前者属于发病早期阶段的病理形态变化，而后者乃是前者进一步发展的结果。

1. 弥漫型甲状腺肿　呈均匀性肿大，左右两叶对称，有时右叶肿大较左叶更为明显，但质软，表面光滑。组织学上见甲状腺上皮细胞肥大增生，细胞由扁平变为立方形，部分呈柱状，有时呈高柱状，形成许多小乳头突入滤泡腔，腔内胶质少。滤泡间及小叶间的血管明显增多，管腔扩大、充血，小叶间纤维组织稍见增多，使小叶轮廓更加清晰可辨。如果病变进一步发展，甲状腺弥漫性肿大更加明显，其表面不像早期那样平滑，可有轻度隆起和粘连，切面可见纤维间隔中充满棕黄色或棕褐色半透明胶质，这是胶性甲状腺肿名称的由来。病变加重者则呈细小的蜂房样，但不见明显的结节形成。

2. 结节型甲状腺肿　多由弥漫型甲状腺肿演变而成，结节是复原反应不均衡的产物。结节可表现为多种形态，这与病变的性质、时间的长短以及继发性改变有关。按病理的性质，可将结节分为潴性和增生性（腺瘤样）结节两种，前者是由胶质潴使滤泡高度胀大所致，后者因压迫周围组织而形成不完整的包膜，有时与腺瘤难以区别。结节进一步发展，压迫结节间血管，使结节血供不足而发生变性、坏死、出血等病变，其组织进一步液化，潴的胶质变性，在结节中形成大小不等、形状不一的囊腔，这就是囊性变，如进一步互相融合，就形成囊肿。出血和坏死组织可逐渐纤维化，形成不规则瘢痕，其中可发生钙盐沉着，甚至可发生骨化，此时结节成为坚硬的结石样组织。

结节型甲状腺肿，大体标本可有单个结节、多个结节、腺瘤或囊肿等型。单个或多个结节型可为胎儿性或增生性，或两种混合存在。组织学上，增生结节又可分为胚胎型、胎儿型、滤泡型、透明细胞型和嗜酸细胞型结节等。增生性结节和甲状腺腺瘤的主要区别如下（表4-1）。

表4-1　增生性结节与甲状腺腺瘤的鉴别

病种	包膜	结节周围的甲状腺组织	形态特征
增生性结节	不完整	呈弥漫性甲状腺肿表现	多为多个，组织学表现单一
腺瘤	完整，厚	萎缩	多为单个，组织学表现多样化

（三）临床表现

除生理性肿大外，正常人的甲状腺是看不见和摸不着的。地方性甲状腺肿只表现为甲状腺肿大而无全身症状，常在健康检查或到青春期、妊娠及哺乳期才被发现，这是由于需碘量增加易于造成相对缺碘状态的缘故。在严重流行地区，男女间的患病率大致相等，高的可达60%左右；在较轻流行地区，男女患病率之比一般为1：2～1：3。早期甲状腺为弥漫性肿大，久之可出现结节。肿块随吞咽动作活动，质软，表面光滑，局部无血管杂音及震颤在甲状腺结节增大而压迫周围器官组织时，可出现下列症状：①呼吸困难：患者有明显的行动性气促症状，长期压迫可使气管弯曲、软化、狭窄、移位，有时伴有刺激性咳嗽，胸骨后甲状腺肿更易导致压迫，在颈过伸或仰卧时往往加重呼吸困难。②吞咽困难。③颈静脉、上腔静脉受压时，出现头面部及上肢淤血水肿。④神经受压：如压迫喉返神经引起声音嘶哑，颈交感神经受压引起霍纳综合征（horper syndrome）等。

根据食盐加碘防治地方性甲状腺肿专业会议所制定的分度标准，将甲状腺肿的程度分为四度：Ⅰ度是可看到甲状腺肿大；Ⅱ度是脖根粗；Ⅲ度是颈变形，并伴结节形成；Ⅳ度是甲状腺大于本人一拳头，多带有大小不等的结节。

甲状腺肿组织囊性变时，局部可有波动感，囊内容物可为淡黄色清液、酱样物质、胆汁样黏稠液体、黄褐色混浊液体，或呈胶冻状。穿刺抽出的液体有时可见油滴飘浮其中。

（四）诊断

具有地方性流行和甲状腺肿大的特点，诊断比较容易，可以没有症状，后期可出现邻近器官组织受压的现象。甲状腺质软，表面光滑，伴发的结节呈多个性，大小超过本人拇指末节。当甲状腺肿结节广泛钙化时，质地坚硬，但活动仍良好，这点有助于区别甲状腺癌。在诊断时除与其他甲状腺疾病相鉴别外，还要注意与颈部脂肪过多、黏液性水肿、颈淋巴结肿大和鳃裂囊肿等鉴别。

甲状腺功能检查在早期多属正常，可有 T_4 降低，但 T_3 值正常或相对较高，TSH 升高。失代偿时，T_3、T_4 和 TSH 值都降低。核素扫描示甲状腺增大或变形，放射性图像分布不均匀。甲状腺摄碘率较高，峰值多在 24 ~ 48h 出现，即所谓的"饥饿曲线"，但可被 T_3、T_4 所抑制。尿碘排出量低于 $50\mu g/g$ 肌酐。以上辅助检查对诊断有参考价值。X 线检查有助于了解有无气管狭窄和软化的病变。

（五）防治

地方性甲状腺肿主要由于缺碘引起，因此坚持长期补充碘，就能预防本病的发生。多年的实践证明，碘盐和碘化油基本上能起防治的作用，符合有效、经济安全、使用方便和不伤口味等要求：①碘化食盐：此法大大降低了地方性甲状腺肿的发病率。我国在这方面也积累了不少经验，建议碘盐中碘和盐的比例以 1 : 20 000 ~ 1 : 50 000 为宜。②碘化油：该法由 Mc Cullau 在 1957 年首次应用于新几内亚，取得了明显的效果。碘油吸收缓慢，在体内形成一个碘库，可以长期供碘，方法简便而有效，适用于交通不便以及不能长期供应碘盐的地区。我国于 1965 年制成乙基碘油，每 3 ~ 5 年肌内注射 1ml，7 岁以下小儿每次 0.5ml。注射时防止碘油注入血管内。凡有碘过敏以及心、肝、肾疾病和结核病患者不宜采用。口服碘油比注射更为简单有效，但口服剂量较注射量大。③碘管法：一般在盛三担水的缸中，放入一个装有 3g 碘片的碘管，按每天饮用一缸水计算，可以维持有效期 3 年。海带、海鱼等海产品，含有大量碘，能为人体提供碘的来源。

一旦发生甲状腺肿，就要进行确实有效的治疗。

1. 碘化物口服法　适用于青少年甲状腺肿、成人的弥漫性甲状腺肿。此法对结节型甲状腺肿的效果不一定满意。其用法为每日服碘化钾 1 片，每片含碘 1mg，或每周服 2 ~ 3 次，直至甲状腺肿消退；或每周口服 1% 碘化钾溶液（约含碘 $230\mu g$）6 滴，连续 3 个月；或每天服复方碘溶液（含 5% 碘和 10% 碘化钾）1 ~ 2 滴，连服 2 ~ 3 周，停 30 ~ 40d 后再服用 2 ~ 3 周，可达半年；或每天服碘糖丸 1 ~ 6 丸，每丸含碘化钾 2mg，这对儿童尤为合适。以上治疗是一般剂量，作用慢，时间长。如欲增加碘摄入量，每天超过 5mg，甲状腺无法接受，不能明显提高疗效。

2. 碘化物注射法　0.6% ~ 1.0% 碘化钾肌内注射，每间隔 2d 注射 1 ~ 2ml，以 2 个月为一疗程，休息 10d 后重复另一疗程；碘化油注射，成人每次 1ml，每 3 年注射 1 次；0.66% 碘酊甲状腺结节内注射，每次 0.5 ~ 2ml，每周 1 次，以 5 ~ 10 次为一疗程，如未治愈，休息 1 个月后开始第二个疗程。

3. 甲状腺制剂疗法　甲状腺片，每天 60 ~ 180mg，连服 20d 为一疗程，休息 20d 后开始另一疗程，可连续重复半年至 1 年左右；左旋甲状腺素钠（L - T_4），每天口服 100 ~ 300μg；三碘甲状腺原谷氨酸钠（T_3），每天口服 25 ~ 100μg，其作用相当于 60 ~ 240mg 甲状腺片。

4. 中草药　有一定的疗效，柳叶制剂、柳海片、五海丸（海带、海藻、海昆布、海螵蛸、海浮石、夏枯草等）。也有用针刺治疗的报道。

5. 手术疗法　对药物治疗无效的甲状腺肿并伴压迫症状者，特别是结节型甲状腺肿出现严重病理组织学改变甚或恶变者，应采用手术治疗。异位甲状腺肿压迫肺组织造成肺不张或压迫气管引起哮鸣以及甲状腺肿伴有甲亢者，均需手术治疗。如甲状腺肿影响患者的生活、劳动和美观而患者迫切要求手术者，也可予考虑。但下列情况不宜手术：

（1）弥漫型甲状腺肿，无明显并发症者。

（2）儿童和青年期甲状腺肿，包括结节型和混合型在内。

（3）伴有严重慢性病如动脉硬化、高血压、糖尿病等。

（4）妊娠期。

（5）继发甲亢症状而未能控制者。

（6）年龄过大的结节型或混合型甲状腺肿，并无明显压迫症状者。

对于手术患者，术前要充分准备，手术时要充分止血，保护甲状旁腺和喉返神经。若术后由于环境缺碘因素未予纠正而致甲状腺肿复发者，应坚持补充碘盐。

二、散发性甲状腺肿

不呈地方性流行，而散发于个别人或个别家族的单纯性甲状腺肿称散发性甲状腺肿。

（一）病因

主要有三方面，其一是由于青春发育、妊娠、哺乳期或因寒冷、外伤等因素，机体对甲状腺激素的生理需要量增加，造成甲状腺激素相对不足，使甲状腺出现代偿性增生；其二是有些药物阻碍甲状腺激素的合成，如硫氰酸盐、硫脲类及碘化物、过氯酸盐、对氨水杨酸、钴盐等。长期服用这些药物会使甲状腺激素合成减少，TSH 分泌增加，刺激甲状腺增生肥大；其三是甲状腺激素先天性缺陷，缺乏必需的甲状腺激素合成酶，甲状腺激素或甲状腺球蛋白的生成发生障碍，因之发生甲状腺代偿性增生。

（二）临床表现

散发性甲状腺肿多发生在青春期、妊娠、哺乳期的妇女。国内资料表明：在 14 ~ 18 岁的女性中，有 42% 患有青春期甲状腺肿。多为轻度弥漫性肿大，很少有结节形成。甲状腺组织质软，无压痛，也很少发生压迫症状。甲状腺功能正常，但少数病例有甲状腺功能减退的倾向。

（三）诊断

在非地方性甲状腺肿流行地区，偶有无明显症状的弥漫性甲状腺肿患者，应考虑本病的可能。在病程早期，患者的血浆蛋白结合碘值降低，但由于对促甲状腺激素敏感性增加，不会出现甲状腺功能低下的表现；在病程晚期，T_3 分泌增多，严重病例可出现 T_3 增高的毒性症状，如怕热、多汗、心慌等。如为先天性碘摄取功能障碍者，甲状腺摄[131]碘率很低；过氧化酶功能不足者，甲状腺内往往有过多的碘离子，过氯酸钾排泄试验阳性。

在临床上，本病有时很难与自身免疫性甲状腺炎相鉴别，尤对绝经期前后的妇女需作甲状腺自身抗体测定，必要时做活组织检查，以助诊断。

（四）治疗

不论何种原因引起的散发性甲状腺肿，都是机体内 TSH 过高造成的。因此，补充一定量的甲状腺素就可以抑制 TSH 的分泌，使甲状腺缩小。成人每天口服甲状腺片 60 ~ 180mg 或 T_3 25 ~ 100μg。青春期、妊娠、哺乳期发生的甲状腺肿，可补充足量的碘，待上述特殊生理期过后，就不必继续补碘，甲状腺也会复原。凡属先天性甲状腺素合成缺陷者，除补充适量的甲状腺激素外，具有摄碘功能障碍和脱碘酶功能不足时还需补碘，如每日口服复方碘溶液（卢戈碘液）1 ~ 2 滴，以增加血中碘浓度而起代偿作用。药物引起甲状腺肿者，停用这些药物，甲状腺即自行缩小。

三、高碘性甲状腺肿

近年来陆续有高碘性甲状腺肿的报道。该病多发生在近海地区，主要为饮用含高量碘的水和食物所造成的，如沿海居民每日进食大量海带者患病率很高。深井水含碘量是浅井水的 20 多倍，饮用深井水居民的高碘性甲状腺肿患病率是饮用浅井水者的 3~4 倍。这说明碘过多可能抑制甲状腺内碘的有机化，使甲状腺激素的合成和释放反见减少，垂体分泌 TSH 增加，甲状腺因之增生肿大，从而甲状腺功能得以代偿。可见，高碘性甲状腺肿的病因虽与缺碘性者不同，两者的发生机制是相似的，其临床表现也大致相同。治疗应针对其病因进行处理。

（丁　明）

第二节　毒性弥漫性甲状腺肿

甲状腺毒症（thyrotoxicosis）是指循环血中甲状腺激素过多，引起以神经、循环、消化等系统兴奋性增高和代谢亢进为主要表现的一组临床综合征。由于甲状腺被炎症（例如亚急性甲状腺炎、产后甲状腺炎等）破坏，滤泡内储存的甲状腺激素过量进入循环引起的甲状腺毒症称为破坏性甲状腺毒症（destructive thyrotoxicosis），该症的甲状腺本身的功能并不亢进。而由于甲状腺本身功能亢进，合成和分泌甲状腺激素增加所导致的甲状腺毒症称为甲状腺功能亢进症（hyperthyroidism，简称甲亢）。引起甲状腺功能亢进症的病因包括：毒性弥漫性甲状腺肿（Grave's 病）、多结节性甲状腺肿伴甲亢（毒性多结节性甲状腺肿）、甲状腺自主性高功能腺瘤、桥本甲状腺毒症、碘甲亢、垂体性甲亢、绒毛膜促性腺激素（HCG）相关性甲亢、滤泡状甲状腺癌。其中以 Grave's 病最为常见。

一、概述

Grave's 病，也称 Basedow 病、Parry 病，是引起甲状腺功能亢进的最常见病因，占全部甲亢的 80%~85%。本病有性别和年龄的差异，女性比男性多 4~6 倍，半数以上患者年龄在 20~40 岁，但儿童和老年人均可能发病。本病有显著的遗传倾向，遗传方式尚不清楚，可能为多基因遗传。目前发现本病的发生与自身免疫有关，为自身免疫性甲状腺病（AITD），可以与其他自身免疫病伴发。环境因素可能也参与了 Grave's 病的发生，如细菌感染、性激素、应激和锂剂等对本病的发生发展有重要影响。

二、诊断步骤

（一）病史采集要点

1. 主要临床表现　多数起病缓慢，少数患者可在精神创伤、感染等应激后急性起病。主要由循环中甲状腺激素过多引起，其主要症状和体征的严重程度与病史长短、激素升高的程度和患者的年龄有关。主要症状有：怕热多汗，多食易饥，体重显著下降，紧张焦躁，失眠不安，手和眼睑震颤，自觉心悸，气促，食欲亢进，多食易饥，大便次数增多或者腹泻，大便多含未消化食物。女性月经稀少，男性可阳痿或乳房发育。

2. 部分患者的症状比较轻微，仅有单个或极少系统受累的表现　在任何年龄的患者中出现了以下症状，均应考虑是否存在甲亢，包括：骨质疏松、高钙血症、心衰、心律不齐、气促，在已诊断的糖尿病患者突然出现血糖控制不佳等。

3. 特殊的临床表现

（1）甲状腺危象。

（2）甲状腺功能亢进性心脏病：占甲亢的 10%~20%。甲状腺功能亢进对心脏有三个作用：增强心脏 β 受体对儿茶酚胺的敏感性；直接作用于心肌收缩蛋白，增强心肌的正性肌力作用；继发于甲状腺激素的外周血管扩张，阻力下降，心脏输出量代偿性增加。主要表现为心动过速、心房纤颤和心力衰竭。甲状腺毒症 10%~15% 可发生心房纤颤，部分老年性甲亢患者可以心房颤动为首发临床表现。心力衰竭分为两种类型。一类是心动过速和心脏排出量增加导致的心力衰竭，主要发生在年轻甲亢患者，称为"高心脏排出量型心力衰竭"，随甲亢控制，心力衰竭恢复。另一类是诱发和加重已有的或潜在的缺血性心脏病发生的心力衰竭，多发生在老年患者，此类心力衰竭是心脏泵衰竭。

除了甲亢一般常见的典型的临床表现外，明显心悸、憋气、气促，这些是甲亢心脏病常见主诉，因为早搏，阵发性或持续性房颤而就诊也不少见。很多年龄较大患者，常常以心律失常为主诉就诊。早期心功能正常，严重者可发生心力衰竭，以右心衰多见，表现为水肿、肝颈征阳性。少数患者可发生心绞痛、心肌梗死。

（3）淡漠型甲状腺功能亢进症：多见于老年患者。起病隐袭，高代谢症状、眼征和甲状腺肿均不明显，相反表现为神情淡漠、精神抑郁，乏力少动，厌食，甚至呕吐、腹泻，体重明显减少，心率不快或稍快，可伴有心房颤动、震颤和肌病，称之为"淡漠型甲亢"。所以老年人原因不明的突然消瘦、新发生的心房颤动应考虑本病，易与冠心病及抑郁症相混淆。

（4）甲亢性周期性瘫痪：伴发于 Grave's 病和多结节性毒性甲状腺肿等，20～40 岁亚洲男性多发，诱因包括剧烈运动、高碳水化合物饮食、大汗、注射胰岛素等。常在夜间发作，主要为双上、下肢及躯体发作性软瘫，以下肢瘫痪更为常见，严重者可发生呼吸肌麻痹，发作可持续十几分钟、数小时至数日，发作时有低钾血症，但尿钾不多。

（5）甲亢性肌病：少数患者以肢体的肌力减退为首发症状。大多数肌无力出现在上肢和/或下肢的近段，少数患者则表现为肢体的远段无力，仅个别患者表现有吞咽困难。肌电图异常，均有运动电位时限缩短，少数有电压降低。肌无力与血中 FT_4 浓度高低有关，而与血清肌酸激酶无关。在甲亢控制后，肌病逐渐治愈，在甲亢治疗后 3～5 个月，肌病可全部恢复正常。

（6）甲亢伴重症肌无力：Grave's 病有 1% 伴发重症肌无力。两者同属自身免疫病。表现为骨骼肌受累，活动后加重，晨轻暮重，还有面部表情肌、舌肌受累，表现为眼睑下垂、眼肌活动障碍，面肌无力，咀嚼、吞咽、说话等功能障碍。部分人采用抗甲亢药物治疗已足够，有的患者随甲亢病情好转，可减轻重症肌无力症状，有的还需用治疗重症肌无力的药物，如新斯的明及免疫抑制剂。

（7）胫前黏液性水肿：也称局限性黏液性水肿，约 5% 的 Grave's 病患者伴发本症，白种人多见。常见于甲亢经手术或 ^{131}I 治疗后 5 年左右患者。局部可用糖皮质类固醇激素软膏封包，口服治疗多无效；对于药物无效、皮损局限并很严重的患者，可考虑手术切除。

（8）Grave's 眼病。

（二）体格检查要点

1. 一般情况　消瘦，可有低热，皮肤温暖、湿润。

2. 甲状腺检查　Grave's 病大多数患者有不同程度的甲状腺大，为弥漫性、对称性，质地中等（病史较长可坚韧），无压痛，甲状腺上下极可触及振颤，可闻及血管杂音，也有少数病例甲状腺不肿大。甲状腺肿大的程度与甲亢病情轻重无明显平行关系。

3. 心血管系统表现　可有心率增快、心脏扩大、心律失常、心房纤颤、收缩压升高、舒张压降低、脉压差增大等。可出现周围血管征。甲亢心伴有右心衰时还有体循环淤血表现。

4. 眼部表现　甲亢的眼部表现分为两类，一类为单纯性突眼，病因与甲状腺毒症所导致的交感神经兴奋性增高有关，另一类为浸润性突眼，也称为 Grave's 眼病（Grave's ophthalmopathy，GO）。近年来称为 Grave's 眶病（Grave's orbitopathy，GO）。病因与眶周组织的自身免疫炎症反应有关。单纯性突眼包括下述表现：①轻度突眼：突眼度不超过 18mm；② Stellwag 征：瞬目减少，炯炯发亮；③上睑挛缩，睑裂增宽；④ Von Graefe 征：双眼向下看时，由于上眼睑不能随眼球下落，出现白色巩膜；⑤ Joffroy 征：眼球向上看时，前额皮肤不能皱起；⑥ Mobius 征：双眼看近物时，眼球辐辏不良。

5. 其他　少数患者下肢胫前皮肤可见黏液性水肿，表现为胫前局部皮肤增厚、变硬，早期发红，以后呈皮革或橘皮样，有褐色色素沉着，此病变也可见于踝关节、足背、手背等处。不少患者有手足甚至全身颤抖，肌腱反射亢进。可有皮肤紫癜。

（三）门诊资料分析

1. 血常规　因甲亢本身可导致白细胞减少，抗甲状腺药物也有导致白细胞减少的不良反应，故甲亢治疗前必须检查血常规，以鉴别白细胞减少的原因是由于甲亢本身，还是抗甲状腺药物治疗引起的。有的 Grave's 病者除白细胞总数减低，还可有周围血淋巴细胞比例增加，单核细胞增加，可伴发血小板减少性紫癜。服用抗甲亢药物可引起粒细胞减少，甚至粒细胞缺乏。

2. 甲状腺功能检查

（1）TSH：血清 TSH 测定方法已经历 4 个阶段改进，第一代以放射免疫分析法（RIA）为代表，灵敏度 1 ~ 2mU/L，TSH 正常范围为 0 ~ 10mU/L，故不能单凭 TSH 测定鉴别甲亢和正常人，需要进行 TRH 兴奋试验和 T_3 抑制试验进行鉴别。第二代以免疫放射分析和 ELISA 法为代表，灵敏度 0.1 ~ 0.2mU/L，但仍不能诊断部分亚临床甲亢。第三代以免疫化学发光法（ICMA）和时间分辨荧光为代表，灵敏度 0.01 ~ 0.02mU/L，测定的是敏感 TSH，这种测定已基本可以取代 TRH 兴奋试验和 T_3 抑制试验。在甲亢诊断中，第三代成人正常值 0.3 ~ 4.8mIU/L，一般甲亢患者 TSH < 0.1mIU/L。第四代为改进的免疫化学发光法，如化学发光与酶免疫分析联合，灵敏度超过 0.004，又称超敏 TSH。目前我国大多数实验室使用的是第二代和第三代测定方法，建议选择第三代及以上的测定方法。超敏和敏感 TSH 检测已是评价甲状腺功能的最佳单个检查指标。

（2）血清 TT_4、TT_3、FT_3、FT_4：总 T_4（TT_4）、总 T_3（TT_3）是反映甲状腺功能状态最佳的指标，在甲亢时，TT_3 的升高较 TT_4 的升高出现更早，对轻型甲亢、早期甲亢及甲亢治疗后复发更敏感。凡是能影响甲状腺结合球蛋白（TBG）的因素均可影响测定结果，如妊娠、肝炎、雌激素、口服避孕药等均可使 TBG 升高导致 TT_3 和 TT_4 假性升高，而低蛋白血症、雄激素、糖皮质激素等可引起 TBG 下降而使 TT_3、TT_4 假性降低。血清游离 T_4（FT_4）和游离 T_3（FT_3）水平不受甲状腺激素结合蛋白的影响，较总 T_4、总 T_3 测定能更准确地反映甲状腺的功能状态，但现在临床上实验室常用的 RIA、ICMA 等方法，测定 FT_3 和 FT_4 均不是直接测定游离激素水平，故其稳定性不如 TT_4 及 TT_3。在甲亢患者中，血清 TT_4、FT_4、TT_3、FT_3 增高，TSH 下降。

3. 甲状腺自身抗体　有两种主要的自身免疫性甲状腺病（AITD）——Grave's 病（GD）和自身免疫甲状腺炎（AIT）。甲状腺过氧化物酶抗体（TPOAb）和甲状腺球蛋白抗体（TgAb）是 AIT 的标志性抗体和重要诊断指标。GD 患者的血清中存在 TSH 受体的特异性自身抗体，即 TSH 受体抗体（TRAb）。TRAb 分为三种类型，即 TSH 受体刺激性抗体（TSAb）、TSH 刺激阻断性抗体（TSBAb）和甲状腺生长免疫球蛋白（TGI）。

TSAb 具有刺激 TSH 受体、引起甲亢的功能，是 Grave's 病的直接致病原因，该抗体阳性说明甲亢病因是 Grave's 病。但是因为 TSAb 和 TSBAb 的测定是生物分析法，条件复杂，未能广泛应用。TRAb 测定的商业试剂盒可以在临床应用，但是不能反映 TRAb 的功能。85% ~ 100% Grave's 病新诊断患者 TSAb 阳性，75% ~ 96% TRAb 阳性。由于检测方法的灵敏性限制，TRAb 和 TSAb 不能作为 GD 诊断的必须指标。TSAb 是判断 Grave's 病预后和 ATD 停药的指标。TRAb 阳性对预测复发的特异性和敏感性在 50% 以上。

4. 甲状腺超声检查　彩色多普勒可以测量甲状腺的体积及组织的回声。特别对于发现结节和结节的性质有很大帮助。可见 Grave's 病的甲状腺腺体呈弥漫性或局灶性回声低减，在回声减低处，血流信号明显增加，甲状腺上动脉和腺体内动脉流速明显加快，阻力低减。对于回声弥漫性减低者，表现为整个腺体内布满搏动性彩色血流信号，呈五彩缤纷状，即"火海征"，火海征具有特征性；对于回声局灶性减低者，其减低区的血流丰富，即"火岛征"。

（四）进一步检查项目

1. 甲状腺摄 ^{131}I 功能试验　由于甲状腺激素测定的普遍开展及 TSH 检测敏感度的提高，甲状腺碘摄取率已不作为甲亢诊断的常规指标。正常值（盖革技术管测定）为 3 小时 5% ~ 25%，24 小时 20% ~ 45%，高峰于 24 小时出现。该检查可用于鉴别甲状腺毒症的原因，Grave's 病时，碘摄取率增高，摄取高峰前移；而非毒性甲状腺肿患者甲状腺摄碘率因缺碘也可升高，但高峰不前移；破坏性甲状腺毒症患者甲状腺摄碘能力明显降低。患者检查前需停食含碘丰富的食物，如海带、紫菜等 2 ~ 4 周，停用含碘药物 2 ~ 8 周，停用影响甲状腺功能的药物（如抗甲亢药物、左甲状腺素、甲状腺片等）2 ~ 4 周。妊娠及哺乳期妇女禁忌本项检查。

2. 眼眶计算机 X 线断层摄影（CT）和磁共振显像（MRI）　　可清晰显示 Grave's 眼病患者球后组织，尤其是眼外肌肿胀情况，对于非对称性突眼（单侧突眼）的患者，本项检查有助于排除眶后肿瘤。

3. 促甲状腺激素释放激素（TRH）兴奋试验　　TRH 400～600μg 静脉注射，分别于注射前、注射后 15、30、60、90、120 分钟采血测 TSH，正常人 TSH 水平较注射前升高 3～5 倍，高峰出现在 30 分钟，并且持续 2～3 小时；甲亢时，在注射后 TSH 无反应或者反应降低。

4. T_3 抑制试验　　主要用于单纯性甲状腺肿与甲亢的鉴别诊断。试验前和用药后（用甲状腺片 60mg tid×7 日或 L–T_3 20μg tid 6 日）分别测甲状腺摄碘率，Grave's 病患者用药后不被抑制，或抑制率小于 50%。在老年患者最好不作甲状腺抑制试验。

5. 甲状腺核素扫描　　以了解甲状腺形态、大小，有无结节及结节性质。Grave's 病的放射性核素扫描可见核素均质的分布增强。

6. 心电图　　可显示窦性心动过速，阵发性室上性心动过速，传导阻滞，早搏，阵发性或持续性心房纤颤等。

7. 辅助检查　　如胸部 X 光片、肝肾功能生化检查，心脏彩超，糖耐量，必要时头颅垂体 MRI，以利于了解是否存在相关合并征及并发症，并为下一步治疗作准备。

三、诊断对策

（一）诊断要点

（1）凡临床上有高代谢及循环、神经、消化等系统功能亢进的表现，尤其有甲状腺肿大或突眼者，要考虑本病存在。

（2）诊断时，要警惕症状轻，甲状腺肿大不明显或无肿大、无突眼，仅以个别系统或症状表现的不典型的甲亢。

（3）除了有完整详细的病史采集外，需要辅助相应的实验室检查。对少数轻型或临床表现不典型的病例，应尽早查甲状腺功能检查。必要时做 TRH 兴奋试验和甲状腺抑制试验；对于已经有明显甲亢表现患者，还应测定血中抗甲状腺抗体，肝功能及血常规；甲状腺有结节者，可做甲状腺 B 超和（或）核素显像；有气管受压表现者，应作颈部正侧位 X 线，怀疑有胸骨后甲状腺肿者，可作食管吞钡检查，必要时行 CT 检查；怀疑有亚急性甲状腺炎引起的甲亢者，应及早做血沉测定，并需作甲状腺摄碘率。

（4）甲状腺功能亢进的诊断

1）临床高代谢的症状及体征。

2）甲状腺体征：甲状腺肿和（或）甲状腺结节。少数病例无甲状腺体征。

3）血清激素：TT_4、FT_4、TT_3、FT_3 增高，TSH 下降，一般 <0.1mIU/L，垂体性甲亢者，TSH 不降低或升高。

（5）Grave's 病诊断标准

1）甲亢诊断成立。

2）甲状腺弥漫性肿大（触诊和 B 超证实），少数病例可无甲状腺肿大。

3）伴其他浸润性眼征。

4）胫前黏液性水肿。

5）甲状腺 TSH 受体抗体（TRAb 或 TSAb）阳性。

6）其他甲状腺自身抗体阳性。

以上标准中，具备（1）、（2）项者诊断即可成立，其他四项进一步支持诊断。

（6）甲亢性心脏病诊断要点

1）甲亢明确诊断。

2）心脏增大（全心，左心或右心增大），心律失常（心房纤颤多见），充血性心力衰竭（全心衰或右心衰）。心绞痛或心肌梗死少见。

3）必须排除同时存在有其他原因引起的心脏改变：对于原来有心脏病而在对心脏病治疗效果不明

显时，应当想到甲亢心脏病的可能。

4）甲亢病情好转以后，心脏的异常改变随之好转，或消失。

（二）鉴别诊断要点

1. 单纯性甲状腺肿　无甲亢症状，甲状腺摄碘率升高，但无高峰前移。T_3 抑制试验抑制率大于 50%，血清 T_3、T_4 正常，TSH 正常或偏高，TRH 兴奋试验呈正常反应。

2. 神经官能症　常表现为心悸、脉速、失眠焦虑，但甲状腺功能正常。

3. 其他　有消瘦、低热、腹泻、心律失常者，应与结核、风湿热、癌肿、慢性肠炎、心肌炎、冠心病鉴别。

4. 老年甲亢患者　容易患甲亢心脏病，而老年患其他原因心脏病的机会也会比年轻人要多，所以，对年龄大的甲亢患者有心脏病征象时，必须明确是由甲亢引起的心脏改变，还是其他原因，或者是两者同时存在。

5. 甲状腺功能亢进所致的甲状腺毒症与多种原因甲状腺炎导致甲状腺激素漏出所致的甲状腺毒症的鉴别　两者均有临床甲状腺毒症表现、甲状腺肿和血清甲状腺激素水平升高。前者摄碘率升高，摄碘高峰前移，后者摄碘率降低，并呈动态变化。

6. 甲亢所致的甲状腺毒症的原因鉴别　Grave's 病、结节性毒性甲状腺肿和甲状腺自主高功能腺瘤分别占病因的 80%、10% 和 5% 左右。鉴别手段主要甲状腺放射性核素扫描和甲状腺 B 超。

7. 单纯血清 TT_3、TT_4 升高或血清 TSH 降低的鉴别诊断　使用雌激素或妊娠可使血中甲状腺激素结合球蛋白升高从而使 TT_3、TT_4 水平升高，但其 FT_3、FT_4 及 TSH 水平不受影响；甲状腺激素抵抗综合征患者 TT_3、TT_4 水平升高，但 TSH 水平不降低；使用糖皮质激素、严重全身性疾病及垂体病变可引起 TSH 降低。

（三）临床类型

1. 亚临床甲状腺功能亢进　简称亚甲亢，是指血清中 TSH 水平低于正常值下限，而血清 T_3、T_4 正常，不伴或伴有轻微的甲亢症状。诊断时首先必须排除其他引起 TSH 降低的因素，例如糖皮质激素、严重全身性疾病，并且应在 2~4 个月内再次复查，以确定 TSH 降低为持续性而非一过性。

根据 TSH 减低的程度，分为 TSH 部分抑制（血清 TSH 0.1~0.4mIU/L）。TSH 完全抑制（血清 TSH < 0.1mIU/L），病因包括 Grave's 病、外源性甲状腺激素替代、甲状腺自主高功能腺瘤、结节性甲状腺肿，也可能是许多引起甲亢疾病在早期或恢复期的表现。我国报告的患病率 3.2%。本病未接受治疗可发展临床甲亢，可维持亚临床甲亢，也可甲状腺功能转为正常。本症可导致心率加快、心排血量增加、心房纤颤等，加重骨质疏松和促进骨折发生，此外，亚临床甲亢患老年痴呆的危险性增加。

2. T_3 型甲状腺毒症　仅有血清中 T_3 增高的甲状腺毒症称为 T_3 型，发生机制尚不清楚。病因包括 GD、毒性结节性甲状腺肿和自主性高功能性腺瘤。碘缺乏地区甲亢的 12% 为 T_3 型甲亢。老年人多见。实验室检查 TT_4、FT_4 正常，TT_3、FT_3 升高，TSH 减低，^{131}I 摄取率增加。文献报告，T_3 型甲亢停用抗甲状腺药物后，缓解率高于典型甲亢患者。

3. T_4 型甲状腺毒症　仅有血清 T_4 升高的甲状腺毒症称为 T_4 型甲状腺毒症，主要发生在碘甲亢，在甲亢患者伴有严重全身性疾病时，由于外周组织，脱碘酶活性减低或者缺乏，T_4 转化为 T_3 减少，故 T_3 没有升高。本类型需与甲状腺功能正常的病态综合征引起的 T_4 升高和 T_3 降低相鉴别，T_4 型甲亢患者的血中 TSH 减低，而甲状腺功能正常的病态综合征者 TSH 正常。

4. 妊娠期甲亢　一般认为甲亢合并妊娠的发生率为 0.2%，其中 95% 由 Grave's 病引起。原有甲亢的妇女在妊娠早期症状常加重恶化，至中、晚期常自行缓解，而产后又易复发或加重。妊娠甲亢时，血 TSH < 0.3mIU/L，同时 FT_3 及 FT_4 升高。妊娠期妇女有高代谢症候群和生理性甲状腺肿，这些均与 Grave's 病相似，由于孕妇 TBG 升高，血 TT_3、TT_4 均升高，所以妊娠期甲亢诊断应依赖血清 FT_3 及 FT_4 和 TSH。

如果体重不随妊娠月数相应增加、四肢近端肌肉消瘦、休息时心率在 100 次/分以上应考虑甲亢，

血清 FT_3 及 FT_4 升高和 TSH 降低可诊断甲亢，如果同时伴有浸润性突眼、弥漫性甲状腺肿、甲状腺区震颤或血管杂音、血清 TRAb 或 TSAb 阳性，可诊断为 Grave's 病。产后由于免疫抑制的解除，Grave's 病易于复发。

妊娠一过性甲状腺毒症：亦称妊娠剧吐一过性甲状腺功能亢进症，本病发生与人绒毛膜促性腺激素（HCG）的浓度增高有关。本症血清 TSH 水平减低，FT_4 及 FT_3 增高，临床表现为甲亢症状，病情的程度与血清 HCG 水平增高程度有关，但是无突眼，甲状腺自身抗体阴性，严重病例出现剧烈恶心、呕吐，甚至出现脱水及酮症。多数病例仅需对症治疗，严重病例需短时抗甲状腺药物治疗。

四、治疗对策

（一）治疗原则

目前不能对 Grave's 病进行病因治疗。3 种被普遍采用的疗法：①抗甲亢药物；②^{131}I 治疗；③甲状腺次全切除手术。3 种疗法各有利弊，应根据患者年龄、甲状腺情况、病情、经济、当地医疗水平选择最适合的方法。

（二）治疗计划

1. 一般治疗　注意休息，补充足够营养和热量，包括糖、蛋白质和 B 族维生素。可适当应用镇静剂和交感神经阻断药，减轻患者紧张、烦躁和失眠症状。

2. 戒碘饮食　应当食用无碘盐，忌用含碘药物。含碘高的食物包括：海带、紫菜、贻贝（淡菜）、虾皮、海藻等。

3. 抗甲状腺药物（ATD）　硫脲类：包括甲基硫氧嘧啶（MTU）和丙基硫氧嘧啶（PTU）；咪唑类：包括甲巯基咪唑（MMI，他巴唑），和卡比马唑（CM，甲亢平）。ATD 的主要作用是抑制甲状腺合成甲状腺激素，也有免疫抑制作用，使血循环中的 TRAb 或 TSI 下降。ATD 治疗 Grave's 病缓解率 30% ~70% 不等，平均 50%。适用于甲状腺轻、中度肿大患者，妊娠甲亢、年老体弱或合并严重心、肝、肾疾病不能耐受手术者，甲状腺手术前或放射碘治疗前的准备，手术后复发且不适宜放射碘治疗者。PTU 和 MTU 的药效较 MM 及 CM 约小 10 倍，使用时剂量应大 10 倍。此外，PTU 影响脱碘酶，还减弱周围组织中 T_4 转变为 T_3，故可使严重的甲状腺毒症较快的减轻并可用于甲状腺危象。一般情况下治疗方法分为控制症状、减量调节及巩固维持三阶段：MMI 30 ~45mg/d 或 PTU 300 ~450mg/d，分 3 次口服，MMI 半衰期长，可以每天单次服用，患者依从性好。ATD 开始发挥作用多在 4 周以后，此时神经症状、心悸、乏力减轻和体重增加。每 4 周复查血清甲状腺素水平一次。当症状消失，血中甲状腺激素接近正常后逐渐减量。减量时每 2 ~4 周减量一次，每次 MMI 5 ~10mg/d（PTU 50 ~100mg/d），减至最低有效剂量时维持治疗，MMI 5 ~10mg/d，PTU 50 ~100mg/d，总疗程一般为 1 ~1.5 年。治疗时不能用 TSH 作为治疗目标，因为 TSH 变化滞后于甲状腺素水平 4 ~6 周。治疗期间，甲状腺的大小有 30% ~50% 的患者是缩小的，其余的可以保持不变或者增大。如果大剂量长时间用 ATD，可引起甲减，发生这种情况时，患者常述体重增加、迟钝、怕冷，女性患者可能出现月经频繁，有轻度甲减的体征，甲状腺腺体增大和血管杂音加重，此时可减少 ATD 剂量或酌情加用左甲状腺素。起始剂量、减量速度、维持剂量和总疗程有个体差异，需根据临床实际掌握。

近年来有人提倡 MMI 小量服法，即 MMI 15 ~30mg/天，PTU 150mg/d，认为增加剂量不一定能增加疗效，但对严重的甲亢患者，小剂量药物治疗效果不理想，仍以传统剂量为好。阻断 – 替代服药法是指启动治疗时即采用足量 ATD 和左甲状腺素并用，其优点是左甲状腺素维持循环中甲状腺素足够浓度，同时使足量 ATD 发挥其免疫抑制作用。该疗法是否可以提高 ATD 治疗的缓解率还有争议，故该服药法未被推荐使用。

停药主要依据临床症状和体征，目前认为 ATD 维持治疗 18 个月可以考虑停药。停药时甲状腺明显缩小及 TSAb 阴性者，停药后复发率低，甚至可预示甲亢治愈；停药时甲状腺仍肿大或 TSAb 阳性者停药后复发率高。复发多发生在停药后 3 ~6 个月内，疗程越短，复发越早，复发一般指的是停药 1 年内。

抗甲状腺药物的主要不良反应：MMI 的不良反应是剂量依赖性的，PTU 的不良反应是非剂量依赖性的。粒细胞减少：ATD 可引起白细胞减少，发生率为 10% 左右，严重者可发生粒细胞缺乏症，老年患者粒细胞减少发生率增加。若发生轻度白细胞减少时，通常不需要停药，可减少抗甲亢药物剂量，并加用生白药物，如鲨肝醇、维生素 B_4、生血宁等。粒细胞缺乏多发生在 ATD 最初治疗的 2～3 个月内，或再次用药的 1～2 个月内，但也可以发生在服药的任何时间，通常发病较突然，经常检测白细胞及粒细胞计数也不能预测某些粒细胞缺乏症的发生，并且费用增高。患者主要表现为发热、咽痛等，严重者出现败血症。此时应立即停用 ATD，选用适当的抗生素，并用粒细胞集落刺激因子（G-CSF）。在一些情况下，糖皮质激素也可以使用。碳酸锂也有升高白细胞的作用。服用 MMI 和 PTU 发生粒细胞缺乏的发生率相等，约 0.3%，两药有交叉反应，故一种药物引起本症，一般不换用另外一种药物治疗，如果换用另外一种药物治疗时，要密切监测血象。由于出现粒细胞缺乏之前，常先伴有发热和咽痛，在治疗开始时即应当告诉患者，如遇到上诉情况，应立即就诊，要立即检查白细胞，及时发现粒细胞缺乏，并及时停药。甲亢在病情未控制时也可引起白细胞减少，所以在 ATD 治疗前应常规检查血常规，以治疗前白细胞数目作为对照。如果在 ATD 治疗前白细胞已减少，应用 ATD 后，应当连续监测白细胞计数，如果显示减少，甚至是进行性减少及中性粒细胞比例下降，应停用 ATD。如在连续检测中白细胞计数保持恒定或回到正常，治疗不需中断。

ATD 致中毒性肝炎的发生率为 0.1%～0.2%。多发生在用药后 3 周，可表现为变态反应性肝炎，转氨酶显著上升。另外甲亢本身也可导致转氨酶升高，故在用 ATD 前应检查基础肝功能。

ATD 致血管炎的不良反应罕见。由 PTU 引起的多于 MMI。血清学检查符合药物性狼疮。抗中性粒细胞胞浆抗体（ANCA）阳性的血管炎主要发生在亚洲患者，多见于中年女性，临床表现为急性肾功能异常、关节炎、皮肤溃疡、血管炎性皮疹等，停药后多数病例可以恢复。少数严重病例需要大剂量糖皮质激素、环磷酰胺或血液透析治疗。故有条件者在使用 PTU 治疗前应检查 ANCA，对长期使用 PTU 治疗者定期检测尿常规（尿红细胞）和 ANCA。

ATD 致皮疹和皮肤瘙痒的发生率为 10%，用抗组胺药物多可纠正。如果皮疹严重应停药，以免发生剥脱性皮炎。

ATD 致关节疼痛者应当停药，否则会发展为"ATD 关节综合征"，即严重的一过性游走性多关节炎。

还有一些少见的不良反应，如毛发色素脱失、淋巴结增大、结膜炎、水肿、腹泻等，有些反应在继续用药过程中可能消失。

4. 放射碘治疗　其机制是 ^{131}I 被甲状腺摄取后释放 β 射线，破坏甲状腺组织细胞，射线在组织内射程只有 2mm，不会累及毗邻组织。

^{131}I 治疗甲亢已有 60 多年历史，现已是美国及北美其他国家治疗成人甲亢的首选疗法。我国使用的频率明显低于欧美国家。我国对年龄的适应证比较慎重，在美国等北美国家对 20 岁以下的甲亢患者用 ^{131}I 治疗已屡有报告。英国对 10 岁以上甲亢儿童，特别是具有甲状腺肿大及对 ATD 治疗依从性差者，也用 ^{131}I 治疗。

中国甲状腺疾病诊治指南的适应证：成人 Grave's 病甲亢伴甲状腺肿大 II 度以上；ATD 治疗失败或过敏；甲亢手术后复发；甲亢性心脏病或甲亢伴其他病因的心脏病；甲亢合并白细胞和/或血小板减少或全血细胞减少；老年甲亢；甲亢伴糖尿病；毒性多结节性甲状腺肿；自主功能性甲状腺结节合并甲亢。相对适应证：青少年甲亢和儿童甲亢，用 ATD 治疗失败、拒绝手术或有手术禁忌证；甲亢合并肝肾等脏器功能损害；对良性和稳定期的中、重度突眼可单用 ^{131}I 治疗，对进展期浸润性突眼患者，可在 ^{131}I 治疗前后加用泼尼松。禁忌证：妊娠和哺乳期妇女。

并发症 ^{131}I 治疗后的主要并发症为甲减。^{131}I 治疗后发生永久性甲状腺功能减退症的概率较高（10 年后高达 70%），一般在治疗后第一年的发生率为 4%～5%，以后每年增加 1%～2%。而国内的报告第一年的发生率为 4.58%～5.4%，以后每年递增 1%～2%，10 年为 50%～80%，甚至 90%。对接受放射碘治疗患者，应定期检测甲状腺功能。甲减是 ^{131}I 治疗甲亢难以避免的结果，选择放射碘治疗应权衡甲亢与甲减后果利弊。发生甲减后可用 L-T₄ 替代治疗。研究已明确，放射碘治疗甲亢简便价廉，总有效率达95%，临床治愈率达85%以上，复发率小于1%。第一次治疗后3~6个月，部分患者如病情需要可做第二次放射碘治疗。目前无确切证据显示¹³¹I治疗可增加甲状腺癌、白血病的危险及对生育和遗传产生不良影响。甲亢伴浸润性突眼过去是¹³¹I治疗的禁忌证之一，现在的观点有所改变，多数学者认为¹³¹I治疗 Grave's 眼病（GO）有较好的效果，戒烟和合理使用肾上腺糖皮质激素可防止突眼加重，对良性和稳定期的突眼患者可单用¹³¹I治疗；对于进展期的突眼患者，在¹³¹I治疗时加用肾上腺糖皮质激素可取得一定的效果。

5. 手术治疗　手术治疗的治愈率95%左右，复发率0.6%~9.8%。

手术治疗适应证：中、重度甲亢长期服药无效或停药后复发或不能坚持服药者；甲状腺肿大显著，有压迫症状者或胸骨后甲状腺肿；结节性甲状腺肿伴甲亢；疑似与甲状腺癌并存者；妊娠期甲亢药物控制不佳者，可以在妊娠中期（第13~24周）进行手术治疗。手术禁忌证：严重心、肝、肾、肺等并发症，或者全身情况不能耐受手术者；妊娠早期及晚期。

手术准备：用 ATD 药治疗，待临床症状消失，脉率下降至90次/分以下，体重增加后，术前准备用复方碘制剂，可以减少甲状腺的过度充血状态，抑制滤泡细胞膨胀，减少术中和术后的出血。复方碘溶液必须在应用抗甲状腺药物、甲状腺功能正常的基础上使用，否则可能加重病情。复方碘溶液，每天3次，每次3~5滴，4~5天增至每次10滴，每天3次，连续用2~3周，可使甲状腺质地变硬、血管杂音减轻或者消失，即可进行手术。应注意，凡不准备施行手术者，不要服用碘剂，口服碘剂最长不超过4周。对于术前应用碘剂或合并应用 ATD 药物不能耐受或者无效者，可单用普萘洛尔或与碘剂合用。

手术可行一侧甲状腺全切，另一侧次全切，保留4~6g甲状腺组织，也可行双侧甲状腺次全切除，每侧保留2~3g甲状腺组织。近年来随着¹³¹I应用的增多，手术治疗较以前减少。

并发症：永久性甲减、甲亢复发、喉返神经损伤、甲状旁腺功能减退症等。

6. 甲状腺介入栓塞治疗　是20世纪90年代以来治疗 Grave's 病的一种新方法。方法是在数字减影血管造影技术的透视监视下，经股动脉将导管送入甲状腺上动脉，缓慢注入与造影剂相混合的栓塞剂，栓塞的目的是造成靶血管供血范围内甲状腺组织的细胞坏死及功能缺失。根据甲状腺动脉增粗的程度、血流量和腺体肿大情况栓塞2~3支动脉。一般同时栓塞双侧的甲状腺上动脉，如果造影发现一侧的甲状腺上动脉供血不足该侧甲状腺体积的50%，需加栓同侧甲状腺下动脉。栓塞术后给予抗生素及泼尼松（15mg/d）3~7天，停用或减少 ATD 剂量。观察心率，颈围和颈部血管杂音的变化，定期复查甲状腺功能，必要时行甲状腺彩色多普勒复查。侧支循环可以使仍开放的细小动脉重新恢复对甲状腺的供血，从而导致治疗后病情复发。

甲状腺动脉栓塞治疗难治性 Grave's 病仍处于初步研究阶段，尚无明确的适应证。一般认为：经正规服用 ATD 疗效不佳或者过敏需立即停药者；甲状腺巨大者需手术才能达到长久的临床治愈，但药物难以使甲亢症状控制至应有水平，使手术难以进行者；治疗甲亢性心脏病不能进行手术及¹³¹I治疗者；年轻未育或吸¹³¹I率低，不易用放射碘治疗者。除了动脉造影的一般禁忌证外，甲状腺动脉栓塞无绝对的禁忌证。

并发症及处理：栓塞后出现轻、中度颈前区疼痛，可忍受或服用止痛药缓解。多数有体温升高或轻度声嘶，均在2~5天内恢复。未见有报告栓塞后发生甲状腺危象者。

疗效评价：文献报道，甲亢患者一经甲状腺动脉栓塞，临床症状均可消失或缓解，停用或减少服用抗甲亢药物而维持正常甲状腺功能。目前国内外报道的初步临床经验表明，介入性甲状腺动脉栓塞的体积可达70%~80%，达到手术次全切除甲状腺的量，并使甲亢得到临床治愈。有助于解决传统疗法难以解决的临床实际问题，近期和中期疗效肯定，同时又有安全、简便、创伤小、疗效好的优点。可以作为甲亢独立的治疗方法，尤其是对内外科治疗均有困难的病例。对甲亢的复发率，甲低和甲旁低下的发生率及远期疗效等，仍有待临床做进一步大样本的长期深入研究。

7. 碳酸锂　碳酸锂可以抑制甲状腺激素的分泌，还有升高白细胞的作用。主要用于对 ATD 及碘剂过敏患者，临时控制他们的甲状腺毒症，碳酸锂的这种抑制作用随时间延长而逐渐消失。常用剂量为

250～500mg，每8小时一次，因为碳酸锂的不良反应较大，不能作为甲亢治疗的常规药物，适用于ATD导致粒细胞缺乏时，而又需迅速控制甲亢时，短时间使用（一般不超过3个月）。

8. β受体阻断剂作用机制 甲状腺素可以增加肾上腺能受体的敏感性，β受体阻断剂阻断儿茶酚胺的作用，减轻甲状腺毒症的症状，具有阻断外周组织 T_4 向 T_3 转化的作用，主要在ATD初治期使用，可较快控制甲亢的临床症状，也可用于甲亢危象甲亢手术前准备，甲亢性房颤，心动过速及放射碘治疗甲亢起效前的辅助治疗。常用普萘洛尔（心得安），20～80mg/天（6～8小时一次）。注意哮喘和慢性阻塞性肺病禁用；甲亢妊娠女性慎用；心脏传导阻滞和充血性心力衰竭慎用。

9. 碘剂 碘剂的主要作用是抑制甲状腺素从甲状腺释放，但作用不持久，长期使用（＞3周）使人产生"逸脱"现象，此时甲亢症状加剧。适应证：甲状腺次全切除的准备；甲状腺危象；严重的甲状腺毒症心脏病；甲亢患者接受急诊外科手术。哺乳期妇女禁用，妊娠期间应避免长期使用。不能在放射性碘治疗前使用。

碘剂通常与ATD同时给予。控制甲状腺毒症的碘剂量大约为6mg/d，6mg相当于饱和碘化钾溶液（SSKI）1/8滴或复方碘溶液（Compound iodine solution）0.8滴。有人使用上述一种碘溶液的量为5～10滴，tid。尽管使用的剂量可以大于最低有效剂量，但是由于很大剂量易出现不良反应，故建议最大量为SSKI 3滴，tid。

10. 甲状腺制剂 在用ATD时，同时或先后加用甲状腺制剂（甲状腺片或左甲状腺素）的问题，仍有争议。有学者认为在给足量的ATD的同时，可加用甲状腺素来预防病情变为甲减。各项研究对ATD并用甲状腺制剂后的复发率报道不一。

11. 肾上腺糖皮质激素 自从认识到Grave's病为自身免疫性疾病后就有人试用肾上腺糖皮质激素治疗甲亢。肾上腺糖皮质激素对Grave's病有多方面的治疗作用，它可以迅速降低循环血中甲状腺激素水平，地塞米松2mg，每6小时一次，可以抑制甲状腺激素分泌和外周组织 T_4 转换为 T_3，本药主要用于甲状腺危象的抢救。半个多世纪以来肾上腺糖皮质激素口服或静脉注射一直是治疗中、重度浸润性突眼的主要方法，还可以有效预防放射性碘治疗甲亢引起眼病加重的不良反应。尽管近年来一些新的生物制剂如Rituximab（美罗华）试用于Grave's眼病的治疗取得了较好的效果，但还需要更多的临床验证。糖皮质激素将仍然是Grave's眼病的主要治疗手段。目前尚无证据表明糖皮质激素对Grave's甲亢的长期预后有影响，它并不增加抗甲状腺药物的治愈率，由于它的不良反应远远大于目前使用的抗甲状腺药物，所以不推荐用于甲亢的长程治疗。

12. 甲亢合并周期性麻痹的治疗 对于发作严重者，应静脉滴注氯化钾3～5g/d，在病情稳定以后，改用钾盐口服。最根本的是对甲亢本身的治疗，甲亢控制后可以自愈。避免过饱、高糖膳食、情绪激动、大汗、剧烈活动等诱因，对经常发作低血钾的患者，适量短时期补充钾盐是必要的。

13. 亚临床甲亢的治疗 对本病的治疗意见尚不一致。原则上是对完全TSH抑制者给予ATD或者病因治疗；对部分抑制者不予处理，观察TSH变化。绝经后妇女已有骨质疏松者应给予ATD治疗。有甲亢症状者，如心房纤颤或体重减轻也应考虑ATD治疗。甲状腺有单个或多结节者也需要治疗，因其转化为临床甲亢的危险较高。

14. 妊娠期甲亢的治疗

（1）孕前与孕期：目前是否适合妊娠主要取决于甲亢病情，若甲亢治疗不充分，病情仍未控制，即使妊娠也容易发生流产、早产、胎儿生长迟缓、足月小样儿、胎儿或新生儿甲亢等。建议已确诊甲亢的妇女，先进行甲亢治疗，甲亢未控制暂不怀孕。待血清 FT_3 及 FT_4 达到正常范围，停ATD或者ATD最小剂量时，可以怀孕。如果为妊娠期间发现甲亢，在告知妊娠及胎儿可能存在的风险后，如患者选择继续妊娠，则首选ATD治疗，或者在妊娠4～6个月期间行手术治疗。

（2）药物治疗：ATD首选PTU，因该药不易通过胎盘，且MMI治疗有致胎儿头皮缺损的报道。ATD治疗的原则是使用最小有效剂量，尽快地使 FT_4 维持在正常范围的上1/3。PTU起始剂量50～100mg q8h（MMI 20mg/d），治疗初期每2～4周检查甲状腺功能，以后延长至4～6周，血清 FT_4 下降至正常应及时减少药物剂量。当患者依赖最小剂量的ATD（PTU 50mg/d或MMI 5mg/d）维持甲功正常持续数周后，可以停药，尤其是在妊娠后期时，应注意及时停药。ATD 过量会造成胎儿甲减和甲状腺肿大等。哺乳期母亲应该在哺乳完毕后服用 ATD，之后间隔 3~4 小时再进行下一次哺乳。甲状腺素不通过胎盘，不能防止胎儿甲减，反而增加母亲 PTU 用量，故妊娠期不主张合用 L - T₄。β 受体阻滞剂，如普萘洛尔，与自发性流产有关，还可能引起胎儿宫内生长迟缓、产程延长、新生儿心动过缓等并发症，故慎重使用。孕妇长期服用含碘药物，可能导致胎儿甲状腺肿大、气管阻塞、先天性甲减等，因此，在非缺碘地区禁用碘剂，除非在甲状腺手术及甲亢危象时。

（3）手术治疗：如果 ATD 治疗效果不佳，对 ATD 过敏，或者甲状腺肿大明显，需要大剂量药物才能控制甲亢时可考虑手术治疗。手术时机一般选在妊娠 4~6 月，一般采取次全甲状腺切除术。

（4）¹³¹I 治疗：妊娠期及哺乳期妇女禁用 ¹³¹I 治疗，育龄妇女行 ¹³¹I 治疗前需确定未孕。如果选择 ¹³¹I 治疗，治疗后的 6 个月应当避免怀孕。

15. 甲亢心的治疗　在治疗甲亢的同时，应根据心律失常、心力衰竭的性质采取针对性措施。

（1）处理甲亢本身：ATD 给药方法与无心脏病的甲亢患者无明显不同。应立即给予足量药物，控制甲状腺功能至正常。对于心力衰竭已被控制的患者，放射 ¹³¹I 治疗是一种很好的选择。常先选用 ATD 治疗，待病情稳定后再选用放射碘治疗，以免放射碘治疗过程中大量甲状腺素释放而加重心脏负担引起心衰。经 ATD 控制甲状腺毒症症状后，尽早给予大剂量的 ¹³¹I，破坏甲状腺组织。放射碘治疗后两周恢复 ATD 治疗，等待 ¹³¹I 发挥其完全破坏作用；¹³¹I 治疗后 12 个月内，调整 ATD 的剂量，严格控制甲状腺功能在正常范围；如果发生 ¹³¹I 治疗后甲减，应用尽量小剂量的左甲状腺素控制血清 TSH 在正常范围。避免过量左甲状腺素对心脏的不良反应。甲亢有心脏病时是否能行甲状腺手术治疗，需视心脏病程度决定，ATD 控制甲亢，在心脏的异常稳定以后，如果选用手术，不是绝对不可以。

（2）对心脏方面做相应处理：对于心律失常的治疗，甲亢心脏病心律失常治疗基本同无甲亢心律失常患者。心房纤颤可以被普萘洛尔和（或）洋地黄控制。控制甲亢后心房纤颤仍持续存在，可以施行电转率。对于心力衰竭治疗，与未合并甲亢者相同，但是纠正难度加大。一般治疗原则为减轻心脏负荷，增强心肌收缩力，减少水钠潴留，营养心肌。关于 β 受体阻断剂，根据病情，可选用普萘洛尔40~60mg/d，每 6~8 小时分次使用，有时需要同时使用洋地黄制剂。

一般来说，多数甲亢心脏病患者，随着甲亢病情的被控制，心脏病本身会逐渐减轻或者消失，但也有少数患者在甲亢消失后相当长一段时间心脏情况才恢复，这与甲状腺激素对心脏的滞后影响可能有关。对于心房纤颤，60% 可自发的转为窦性心律，若房颤持续存在半年以上，虽然甲亢被控制，其自然恢复的可能性不大，必要时应行转复治疗。个别患者，随甲亢病情的再次复发，心脏病可能再现，此时仍要排除原来同时患有或者新近患某心脏病可能。

（三）治疗方案的选择

治疗方案的选择取决于多方面的因素，包括疾病的性质及严重程度、医生的治疗习惯及水平、患者的意愿、当地的医疗条件、治疗费用等，治疗得当，三种方案均可获得满意的临床疗效。

因 GD 甲亢的确切发病机制不清，目前治疗仅能控制高代谢症候群，调节免疫监护功能，而不能针对病因，故而复发率高。抗甲亢药治疗无创伤性，费用少，对甲状腺不会造成永久性破坏，因而永久性甲状腺功能减退的危险性极少，对甲状腺较小（40g 以下）、年龄 40 岁以上、TSAb 水平较低的患者，可获较高的缓解率。但总体而言，抗甲亢药物的临床治愈率仍较低（平均40%~50%），且疗程长（至少 1~2 年），须定期复查，复发率高（可达到60%~80%），患者依从性较差，且偶可出现严重药物不良反应（白细胞减少或粒细胞缺乏，血管炎，肝功能损害等）。放射性 ¹³¹I 治疗简单、方便、安全、经济，治愈率高达 90% 以上，甲状腺癌、白血病的危险及对生育和遗传无不良影响，但 ¹³¹I 治疗后发生永久性甲状腺功能减退症的概率较高（10 年后高达 70%）。选择手术治疗，可快速、有效地控制甲亢，但创伤性最大。甲状腺次全切除术长期缓解率高，复发率低，但有一定的危险性，手术并发症，如损伤喉返神经致声嘶或失声，损伤或误切甲状旁腺可致永久性甲状旁腺功能减退，手术后永久性甲状腺功能减退的发生率也较高。甲亢的动脉栓塞疗法与手术及放射性碘治疗的原理相同，栓塞后使甲状腺70%~80% 坏死，以减少功能异常旺盛的甲状腺滤泡细胞的数目而实现治疗目的。尽管栓疗疗效很好，由于是一种新的方法，尚缺乏大宗病例的长期随访统计资料研究，还无法确定其确切的远期疗效及复发率。在我国最常选用的治疗方法是 ATD，在美国，放射性碘是较常采用的治疗方法。

五、病程观察及处理

（一）病情观察要点

1. 临床症状及体格检查　包括各项症状有无改善，是否出现显著体重增加、反应迟钝、怕冷等甲减表现，服药过程中有无发热、咽痛等感染表现。体格检查包括心率、血压，甲状腺检查及相关眼征等。

2. 实验室检查　在 ATD 治疗开始或者更换剂量时，约每 4 周复查血清甲状腺素水平一次。达到维持剂量后，可间隔 2～4 个月定期检测，定期检测血象及肝功能。

（二）疗效判断及处理

评估疗效的检测指标包括患者主诉神经症状、心悸、乏力减轻，体重增加；查体甲状腺肿大缩小、血管杂音减轻；血中 FT_3 及 FT_4 应达到正常范围内，TSH 水平常在甲状腺功能恢复正常后数月方正常。

六、出院随访

（一）检查项目与间隔

（1）在 ATD 治疗开始或者更换剂量时，每 4 周复查血清甲状腺素水平一次。达到维持剂量后，可间隔 2～4 个月定期检测，定期检测血象及肝功能。

（2）手术及放射性碘治疗后，亦应定期检测甲状腺功能。

（3）少数甲亢心患者，心房纤颤很难消失，房颤可持续多年，这种患者需定期做心脏彩色多普勒和心功能测定，特别注意心脏有无附壁血栓，及早采取抗栓、溶栓治疗，以免发生心脑血管栓塞。

（二）定期门诊随访应当注意的问题

（1）在 ATD 治疗时，即应当告诉患者，当出现发热和咽痛等感染表现时，应停药并立即就诊。

（2）ATD 治疗甲亢疗程长，复发率高，应向患者解释病情，缓解其焦虑情绪，树立治疗的信心，并嘱患者坚持规则服药，戒含碘高的食物和药物，定期门诊复查。

（刘彩艳）

第三节　多结节性甲状腺肿伴甲亢

一、概述

本病又称毒性多结节性甲状腺肿（toxic multinodular goiter），为单纯性甲状腺肿患者久病后出现甲亢症状，是否有一种特异致病因素使某些非毒性结节性甲状腺肿发展为甲亢尚不清楚。在病理上常不易区别毒性或非毒性多结节性甲状腺肿。许多结节功能自主的原因尚不明，在 60% 的毒性多结节性甲状腺肿的患者中有腺细胞 TSH 受体基因突变。不包括长期 Grave's 病后甲状腺多结节增生。

二、诊断步骤

（一）病史采集要点

（1）多发生于老年人或年龄较大者，常有多年的非毒性多结节甲状腺肿病史。

（2）症状一般较 Grave's 病为轻，但常突出某一器官或系统，尤其是心血管系统，如心律失常、充血性心力衰竭。消耗和乏力较为明显，伴有厌食。

（3）神经系统的表现在年龄较轻的患者中不明显，但是情绪的不稳定较显著。

（4）严重的甲状腺肿可导致压迫症状，出现咳嗽、气促、吞咽困难及声音嘶哑。胸骨后甲状腺肿可压迫头颈部及上肢静脉导致回流受阻。

（5）突眼罕见，但可见眼睑挛缩。

（二）体格检查要点

甲状腺呈结节性肿大，质硬，可单发或多发有多个结节，血管杂音少见。

（三）门诊资料分析

甲状腺功能检查：一般甲状腺功能试验常在边缘范围，T_3、T_4 常轻微升高，血清 TSH 水平被抑制有时是唯一的异常。

（四）进一步检查项目

1. 甲状腺核素显像　有助于诊断，浓聚征象较明显；如果血清 TSH 低于正常且核素显像提示高功能结节时，该结节几乎都是良性。

2. T_3 抑制试验　T_3 抑制试验不被抑制，该试验受限制，因老年人常有心脏疾患或隐性疾患。

3. TRH 兴奋试验　在老年患者中较 T_3 抑制试验更为安全。TRH 兴奋试验反应降低，反映甲状腺至少有部分自主功能。如血清 TSH 值（超敏法）低下或测不出及对 TRH 兴奋试验无反应提示为甲状腺毒症。

三、诊断对策

（一）诊断要点

（1）既往存在结节性甲状腺肿病史。
（2）临床甲亢症状。
（3）甲状腺检查常可触及多个结节，质硬，血管杂音少见。
（4）甲状腺功能：T_3、T_4 常轻微升高，血清 TSH 水平被抑制有时是唯一的异常。

（二）鉴别诊断要点

Grave's 病：由于少数 Grave's 病患者的甲状腺可呈单结节或多结节性肿大，且不对称，有时甚至难以区分多结节性甲状腺肿和典型的 Grave's 病甲状腺肿，Grave's 病还伴有一些特异的与之密切相关的体征和自身免疫指标异常，如 Grave's 病多数甲状腺弥漫性肿大，伴眼征或胫前黏液性水肿，TSH 受体抗体（TRAb 或 TSAb）阳性。

四、治疗对策

（一）治疗计划

1. 本病首选疗法为放射性碘治疗　特别适用于有手术禁忌证、甲亢合并心脏病及结节小于 100g，显像"热结节"，周围甲状腺组织抑制的患者。因部分患者摄碘率较低，应用剂量较大，为 20～30mCi。因为许多患者有心血管系统潜在的疾病，故放射性碘治疗前应先用抗甲状腺药物准备至甲状腺功能正常状态，同时也可以防止发生放射性甲状腺炎使甲状腺毒症加重。放射碘治疗前 3 天停用 ATD，治疗后的 7 天再次使用 ATD，这样在放射碘治疗产生效果之前甲亢的症状仍能受到控制，6～8 周后逐渐撤药。普萘洛尔常用于放射性碘治疗前后。放疗可致甲减，须予警惕。如果患者使用了 ATD 做准备，放射碘治疗的时机应在 TSH 即将达到正常时，在 TSH 正常偏低的情况下，减少周围正常组织对碘的吸收，减少治疗后甲减的机会。

2. 手术治疗　手术治疗首选于甲状腺肿大明显伴有阻塞症状或胸骨后甲状腺肿的患者。应行 MRI 检查以确定甲状腺肿的程度及气管有无受压或移位。呼吸功能方面的检查评价是否需要手术。

3. 药物治疗　MMI 及 PTU 适用于中重度甲亢症状患者、高龄、有潜在心血管病患者。MMI 除了在妊娠的情况以外为首选。与 Grave's 病不同，多结节性甲状腺肿伴甲亢和自主性功能亢进性甲状腺腺瘤在 ATD 长期治疗过程中不会自发的消退。自主性功能亢进性甲状腺腺瘤可能发生腺瘤出血或梗死使患者甲状腺功能恢复正常，但这种情况非常少见。所以，在这两种疾病中，ATD 治疗的目的是使甲亢得到基本控制，为手术或放射碘的治疗做好准备。

（二）治疗方案选择

（1）首选放射性碘治疗，妊娠期间禁止甲状腺核素显像检查和放射性^{131}I 治疗。

（2）甲状腺肿大明显及胸骨后甲状腺肿、怀疑恶变者应手术治疗。

（3）选择放射碘或手术治疗需要医生和患者之间相互协商讨论：在进一步的治疗还没有确定的时候，有症状的患者通常使用 ATD 控制病情。当存在手术禁忌证时，应选择放射碘治疗。部分患者对手术麻醉、手术并发症或暴露于放射性物质存在恐惧，对于他们来说，只要他们能耐受并且甲亢能被控制，那么对他们来说，ATD 的治疗也是可选的。

五、病程观察及处理

（一）病情观察要点

观察症状体征的变化，如出汗、胃纳、睡眠、心率、血压、体重、甲状腺的大小、甲状腺结节的大小，复查甲状腺功能，注意 ATD 药物可能出现的副反应。

（二）疗效判断与处理

甲状腺毒症症状是否消失，定期复查甲状腺影像学变化。治疗后可能引起甲减，应定期复查甲状腺功能，使 TSH、T_3、T_4 保持正常范围。

（左莹莹）

第四节　自主性功能亢进性甲状腺腺瘤病

一、概述

又称 Plummer 病或毒性甲状腺腺瘤，是甲状腺功能亢进一个比较少见的病因。多为甲状腺中可触及单个结节，自主分泌甲状腺素；偶尔可见两个或三个腺瘤。发病机制主要是腺瘤细胞 TSH 受体基因不同位点发生点突变，导致在没有 TSH 作用的情况下，受体持续性激活，产生过量的甲状腺激素，临床上出现甲亢症状。

二、诊断步骤

（一）病史采集要点

（1）多见于 30 岁左右患者，发病过程中，腺瘤表现为小结节，不能扪及，随病情发展，出现腺瘤进行性生长和功能增加，一般当腺瘤直径为 2.5～3cm 时，患者方才出现甲亢症状。腺瘤中心可能会出血、坏死，此时甲亢症状可能缓解，正常的甲状腺组织可能恢复功能。

（2）临床上常有颈部结节，结节逐渐增大，数年后出现甲亢症状，甲亢的程度一般较 Grave's 病轻，浸润性突眼及肌病少见。心血管系统的表现较突出，患者可以心悸、心房纤颤、心力衰竭而就诊，还可以有腹泻、消瘦、乏力等表现。

（二）体格检查要点

体检发现颈部圆形或卵圆形结节，边界清楚，质地较硬，随吞咽活动，无血管杂音。

（三）门诊资料分析

甲状腺功能检查：血清 T_3、T_4 水平升高，尤以 T_3 明显，TSH 下降。

（四）进一步检查项目

1. 甲状腺彩色多普勒　甲状腺内可见圆形或椭圆形肿物，多为单发，有包膜，边界清楚、光滑。肿物内部回声均匀，一般为低回声。可合并囊性变、出血及坏死，从而表现为腺瘤内部无回声、钙化，此钙化常常是粗大的、不规则的，与甲状腺乳头状癌的斑点状的钙化有所不同。

2. 甲状腺核素显像　对本病的诊断和治疗有重要意义。部分患者在病程早期，腺瘤表现为放射性密集区，腺瘤以外的甲状腺组织正常。随病情发展，腺瘤区表现为摄^{131}I浓度高于周围组织，形成"热结节"，也可为多个聚集成热结节团分布于单叶或双叶上，而周围萎缩组织不显影或仅部分显影，此时需与先天性单叶甲状腺鉴别。临床上需要T_3、T_4抑制试验或TSH兴奋试验后重复显像，如是高功能腺瘤，二次显像后，正常甲状腺组织显影，如为先天性甲状腺缺如，则前后无变化。

3. T_3抑制试验　不被抑制。

4. TRH兴奋试验　呈无反应。

三、诊断对策

（一）诊断要点

（1）临床甲亢症状。

（2）体检发现颈部圆形或卵圆形结节，边界清楚，质地较硬。

（3）血清T_3、T_4水平升高，尤以T_3明显，TSH下降。

（4）甲状腺彩色多普勒：甲状腺内可见圆形或椭圆形肿物，多为单发，有包膜，边界清楚、光滑。

（5）甲状腺核素显像示"热结节"，而周围萎缩组织不显影或仅部分显影。

（二）鉴别诊断要点

1. Grave's病　Grave's病甲状腺弥漫性肿大，伴眼征或胫前黏液性水肿甲状腺，TSH受体抗体（TRAb或TSAb）阳性。

2. 甲状腺恶性肿瘤　对于多数甲状腺癌患者，甲状腺功能正常，但滤泡癌时，部分患者可伴有甲亢。小孩或老人有结节时，恶性可能性增加，头部放射史、家族史以及有无癌肿转移表现有助于诊断。孤立、质硬、固定结节恶性可能性比较大，另外甲状腺影像学检查及甲状腺细针穿吸细胞学检查有助于鉴别诊断。

四、治疗对策

（一）治疗原则

尽管许多自主性功能亢进性甲状腺腺瘤最终引起临床甲亢表现，但有一部分发展的很慢。病程中亦偶有自发性退行性改变而缩小或消失。若患者无甲亢症状，则可根据患者意愿选择，可继续观察，随诊期间注意肿瘤大小的变化及临床表现。若患者有甲亢，T_3和T_4升高，TSH下降或腺瘤较大产生压迫症状，则需治疗。治疗方法主要包括^{131}I治疗及手术治疗。

（二）治疗计划

1. ^{131}I治疗　理论上，患者甲状腺中只有该腺瘤摄碘，因为TSH水平受抑制导致腺瘤周围正常组织不摄碘，但实际上这种抑制是不完全的，正常甲状腺组织摄碘导致治疗后若干年后出现甲状腺功低下。通常，^{131}I治疗剂量较Grave's病剂量大，一般在25~50mCi。因为发生甲减概率高，故长久的随访甲状腺功能是必要的。可在治疗期间，口服外源性$T_3$25μg/d，连续7天，可抑制TSH水平从而减少正常甲状腺组织摄碘。^{131}I治疗适用于年龄较大、腺瘤直径3cm或更小的患者。部分患者在初次治疗后甲状腺功能仍未正常，需要第2次治疗。

2. 手术治疗　甲状腺腺瘤较大伴有临床表现及体征适合和年轻的患者适合手术治疗。毒性甲状腺腺瘤并非广泛的血管丰富，故不需要使用碘剂作术前准备，手术中应注意避免过多挤压腺瘤而导致血循环中甲状腺素过高引起甲亢危象。如果患者有明显的甲状腺毒症表现，则需使用 ATD 或 β 受体阻滞剂使甲状腺功能基本正常。

3. 超声引导下经皮乙醇注射治疗　对体积小于 15ml 的结节，酒精硬化剂治疗的有效率为 90%，治疗后甲状腺功能保持正常，硬化剂注射必须在超声引导下进行。这是一项很有前途的良性甲状腺肿块的治疗方法，但更大量的病例及长期的不良反应观察仍需大量的实验和临床研究。

4. ATD 治疗　MMI 及 PTU 适用于中重度甲亢症状患者、高龄、有潜在心血管病患者。MMI 除了在妊娠的情况以外为首选。与 Grave's 病不同，自主性功能亢进性甲状腺腺瘤在 ATD 长期治疗过程中不会自发的消退。腺瘤可能发生腺瘤出血或梗死使患者甲状腺功能恢复正常，但这种情况非常少见。不是所有的患者需要在放射碘治疗前使用 ATD 的治疗，例如年龄较轻或者除甲亢外其他方面比较健康的患者就不需要事先使用 ATD。在年龄大的患者，伴发有心脏方面疾病、糖尿病或者其他伴随疾病时，可使用 MMI 10mg/d，若甲状腺肿大明显或甲亢症状非常严重的患者，可以从 20 ~ 30mg/天开始服用。如果患者不愿行放射碘或手术治疗，则 ATD 的治疗需要长期进行。每 4 ~ 6 周复查甲状腺功能，调整 MMI 剂量，直到甲状腺功能恢复并维持正常。

5. 激光治疗　超声引导下的激光光凝术也用于破坏自主性结节，在一个对比激光术及放射碘治疗的随机对照研究中发现，两种方法均能使腺瘤体积减小，但接收激光治疗的患者只有 47% 在 6 个月后甲状腺功能恢复正常，而放射碘治疗组有 87% 的患者甲状腺功能在 6 个月内恢复正常。

（三）治疗方案选择

放射碘及手术治疗均效果确切，经治疗后，周围萎缩的甲状腺组织逐渐重新恢复功能，这是因为腺瘤切除后，甲状腺素分泌正常，对 TSH 抑制作用解除。选择何种方法主要根据患者年龄及毒性甲状腺腺瘤大小，两种方法均可能引起甲状腺功能低下。ATD 药物治疗主要用于手术及放射碘治疗前的准备及不愿手术或放射治疗的患者。

五、病程观察及处理

病情观察要点：观察症状体征的变化，如出汗、胃纳、睡眠、心率、血压、体重、甲状腺瘤的影像学变化。在 ATD 使用期间，注意 ATD 药物可能出现的副反应。放射碘及手术治疗后可能引起甲减，注意定期复查甲状腺功能。

（薛艳梅）

第五节　甲状腺功能正常性病变综合征

一、概述

甲状腺功能正常性病变综合征指机体在严重疾病、创伤或应激等情况下，由于下丘脑 – 垂体 – 甲状腺轴功能紊乱、甲状腺激素结合转运、组织摄取或代谢利用等障碍，导致甲状腺激素血浓度异常，但甲状腺本身无器质性病变。

二、临床类型

（一）低 T_3 综合征（正常 T_4、低 T_3）

由于机体组织的 5′ – 单脱碘酶（5′ – MDI）作用受抑制，可导致 T_4 向 T_3 转化下降，T_3 水平降低。rT_3 的生成率正常，但清除延迟，血 rT_3 升高。在中等严重病情患者中，血 TT_4 在正常水平，TT_3 降低。对某一疾病而言，TT_3 血浓度的下降程度与疾病的严重程度相关。由于蛋白与激素的结合减弱对 T_4 的影响甚于 T_3，FT_4 的比例及血浓度常增加。TSH 血浓度及其对 TRH 反应性一般正常。由于 T_4 及 TSH 血浓度正常，T_3 的降低对诊断甲状腺功能减退并无价值。T_3 血浓度降低可能是机体的一种保护性反应，有利于减少重症患者能量代谢，减少能量消耗。

（二）低 T_4 综合征（低 T_4、低 T_3）

病情更为严重的患者可出现血清 T_3、T_4 均降低，可能同患者蛋白与激素的结合降低及病情严重时患者 TSH 分泌减少等有关，患者血 T_4 降低程度与患者的预后有相关性。患者 TT_4、FT_4 降低，血 TSH 血浓度降低及对 TRH 反应迟钝，提示垂体性甲状腺功能减退。虽然 T_4 减少，rT_3 产率降低，但由于病情严重时其降解减弱，rT_3 血浓度仍然升高，这有助于与垂体性甲状腺功能减退症鉴别。基础疾病好转后，TSH 水平可升高，直至 T_4、T_3 血浓度恢复正常。

（三）高 T_4 综合征

少数患者在疾病的急性期时，TT_3、FT_4 血浓度升高，TT_3、FT_3 水平正常或降低，rT_3 血浓度仍然升高，患者多有服用含碘药物如胺碘酮或含碘胆囊造影剂。

三、诊断对策

（一）诊断要点

主要依据原发疾病的临床表现、病情严重程度及甲状腺激素水平变化作出诊断。

（1）若存在较严重的基础疾病，实验室检查示 TT_3 水平降低，FT_3 水平正常或降低，rT_3 升高。TSH 及 TT_4 血浓度正常，FT_4 增高或正常，可考虑诊断低 T_3 综合征。

（2）若患者存在严重的消耗性疾病，实验室检查示 TT_3、FT_3、TT_4、水平均降低，FT_4 及 TSH 水平正常或降低，rT_3 水平正常或升高，可诊断为低 T_4 综合征。

（3）若患者有服用含碘药物病史，在疾病急性期出现血清 TT_4 升高，FT_4 升高或正常，TT_3 正常，FT_3 正常或偏低，rT_3 升高可考虑诊断高 T_4 综合征。

（二）鉴别诊断要点

1. 甲状腺功能减退症　患者出现甲状腺功能减退时，血清 T_3、T_4 及 rT_3 水平降低，原发性甲减时血 TSH 明显增高，继发性甲减时血 TSH 水平降低，继发性甲减时可能还伴有垂体前叶其他激素水平低下的临床表现和实验室检测异常。

2. T_4 型甲亢　多见于过多碘摄入的老年患者。患者血清 T_4 明显升高，血清 T_3 水平大致正常，TSH 水平降低。

四、治疗对策

由于甲状腺功能正常性病变综合征多继发于其他基础疾病，因而治疗主要针对那些基础疾病。目前认为甲状腺激素水平的改变是机体的保护性反应，因而不建议甲状腺激素替代治疗。原发病恢复后，甲状腺激素水平一般可恢复正常，除非患者存在原发性甲状腺疾病。

（刘莉芳）

第六节　甲状腺功能减退症

一、概述

甲状腺功能减退症（简称甲减）是由于甲状腺激素合成和分泌减少或组织利用不足，而表现的一组临床综合病征，包括机体代谢、各个系统的功能减低和水盐代谢等障碍。临床甲减患病率为 15% 左右，可以发生在各个年龄，以老年人多见，女性多见。

二、诊断步骤

（一）病史采集要点

1. 病史　如甲状腺手术、甲亢放射碘治疗、Grave's 病、桥本甲状腺炎病史和家族史等。

2. 临床表现　本病发病隐匿，病程较长，不少患者缺乏特异症状及体征。主要表现以代谢减低和交感兴奋减低为突出，病情轻的早期患者可以没有症状。

（二）体格检查要点

（1）体温常偏低，肢体冷。

（2）皮肤干燥粗厚、脱屑、毛发干、稀、缺乏光泽，手掌足底常呈姜黄色。

（3）面部姜黄或苍白，肿胀但压之无凹陷，鼻宽、唇厚，舌肥大，言语不清，声调低沉。

（4）幼年发病者呈发育不良，矮小侏儒体型，上半身长度超过下半身，身高超过指距，智力低下或呈痴呆状。青春期发病者，生长缓慢，青春期延迟。呆小病除上述表现外，头颅较大，额宽而发际低，鼻塌，舌大常突出口外，出牙、换牙迟，颈短，腹部松弛膨出。

（5）长期甲减患者甲状腺可肿大，质地韧，亚临床甲减时甲状腺常肿大。

（6）脉搏常缓慢，血压偏低，心界可以全面扩大，心音低钝，偶有心律不齐，重症者有心包积液。

（7）腹部膨隆胀气，严重者可出现麻痹性肠梗阻或黏液性水肿巨结肠，也可有少量至大量腹水。

（8）四肢可有非凹陷性水肿，当有严重贫血、心衰、肾功能不全时也可以出现凹陷性水肿。

（9）肌力正常或减退，少数可有肌僵硬，也可有关节腔积液。

（10）严重甲减可出现昏迷，反射消失，体温可降至 35℃ 以下，呼吸浅慢，脉弱无力，血压明显降低。

（三）门诊资料分析

血清 TSH 和 TT_4 和 FT_4 是甲减的第一线指标。①原发性甲减者血清 TSH 增高，TT_4 和 FT_4 降低。TSH 升高 TT_4 和 FT_4 降低的水平与病情程度有关。血清 TT_3、FT_3 早期正常，晚期降低，所以不作为诊断原发性甲减的必备指标。亚临床甲减仅有 TSH 增高，TT_4 和 FT_4、TT_3、FT_3 均正常。②继发性甲减者 TSH 降低或不升高，TT_4 和 FT_4 及 TT_3、FT_3 降低。③周围抵抗性甲减者 TT_4 和 FT_4 及 TT_3、FT_3 均升高，TSH 正常或者轻度升高。

（四）进一步检查项目

（1）血常规：轻、中度贫血。

（2）生化：血清总胆固醇、低密度脂蛋白可升高。

（3）甲状腺过氧化物酶抗体（TPOAb）、甲状腺球蛋白（TgAb）：是确定原发性甲减病因的重要指标和诊断自身免疫甲状腺炎（包括桥本甲状腺炎、萎缩性甲状腺炎）的主要指标。

（4）X 线检查：胸片可有心脏扩大、心包积液或胸腔积液。呆小病及未成年患者应摄骨片，了解骨龄。

（5）部分患者血清泌乳素升高，蝶鞍增大。

（6）心电图：常见的改变为低电压、T 波低平或倒置。超声心动图可显示心肌肥厚或心包积液。

（7）TRH 兴奋试验：典型的下丘脑性甲减，TRH 刺激后的 TSH 分泌曲线呈高峰延缓出现（注射后 60~90 分钟），并持续高分泌状态 120 分钟；垂体性甲减者，TSH 反应是迟钝的，呈现低平曲线。目前由于高敏感 TSH 测定药盒的出现，现已很少进行 TRH 试验。

（8）甲状腺摄 ^{131}I 率：由于甲减患者病情严重程度不同，发病早期和晚期不同，甲状腺摄 ^{131}I 率的表现是不同的，多数表现为低下，也可为正常或升高，所以该检测在甲减诊断中特殊意义不大。

三、诊断对策

（一）诊断要点

1. 病史和体征　甲减起病隐匿，详细的询问病史和体征检查有助于本病的诊断。

2. 血清 TSH 增高，FT_4 减低，原发性甲减即可成立　如血清 TSH 正常，FT_4 减低，考虑为垂体性甲减或下丘脑性甲减，需做 TRH 试验区分。周围抵抗性甲减 TT_4 和 FT_4 及 TT_3、FT_3 均升高，TSH 正常或者轻度升高。

（二）鉴别诊断要点

（1）呆小病：应与其他原因引起的侏儒症与发育不良鉴别。

（2）黏液性水肿：常与肾病综合征、肾炎、特发性水肿、贫血及垂体前叶功能减退鉴别。

（3）伴蝶鞍增大，高泌乳素血症的甲减，应排除垂体肿瘤。

（4）心包积液：应与结核、恶性肿瘤、尿毒症、心包炎等鉴别。凡遇有不明原因的浆膜腔积液的患者，均应测定甲状腺激素水平。

（5）贫血：应与其他原因的贫血鉴别。

（三）临床类型

1. 根据病变部位分为原发性、继发性和甲状腺激素抵抗综合征

（1）原发性甲减：甲状腺本身发生病变，导致甲状腺激素合成、储存和分泌障碍，占甲减 90%。包括自身免疫损伤，如桥本甲状腺炎、萎缩性甲状腺炎、亚急性淋巴细胞性甲状腺炎和产后甲状腺炎等；甲状腺破坏，如手术和放射性碘或放射治疗后、晚期甲状腺癌和转移性肿瘤、淋巴癌、淀粉样变性等浸润性损害；碘过量；药物抑制，如锂盐、ATD、摄入碘化物（有机碘或无机碘）过多，使用阻碍碘化物进入甲状腺的药物（过氯酸钾、硫氰酸盐、对氨基水杨酸钠、保泰松、碘胺类药物、硝酸钴、碳酸锂等）；甲状腺激素合成障碍，如先天性酶缺乏，碘缺乏等；还有一些病因不明，又称特发性，可能与甲状腺自身免疫损伤有关。

（2）中枢性甲减：垂体和（或）下丘脑的病变，包括肿瘤、出血、卒中、自身免疫、手术、外伤、放射治疗等原因，导致 TSH 及 TRH 减少。分为垂体性甲减（继发性甲减）及下丘脑性甲减（三发性甲减）。

（3）甲状腺激素抵抗综合征（RTH）：由于甲状腺激素在外周组织实现生物效应障碍引起的综合征。

2. 根据甲状腺功能减低的程度分型　即临床甲减和亚临床甲减。

3. 按发病年龄分型

（1）呆小病：发生在胎儿期或新生儿期内的甲减。

（2）幼年甲减：发育期或儿童期发生的甲减。

（3）成年甲减：发生于成人期。

四、治疗对策

（一）治疗原则

（1）明确病因，根据不同的病因选择不同的治疗方案，如药源性应及时停药。

（2）替代治疗的原则是从小剂量开始，逐渐增加剂量，直到最佳疗效，即临床甲减症状及体征消失，TSH、TT_4 和 FT_4 维持在正常范围内。治疗中敏感 TSH 测定是保证甲状腺激素替代治疗剂量合适的最佳指标，近年来一些学者提出应当将血清 TSH 的上限控制在 <3.0mIU/L。继发于下丘脑和垂体的甲减，不能把 TSH 作为治疗目标，而是把血清 TT_4 和 FT_4 达到正常范围作为目标。

（二）治疗计划

1. 替代治疗　剂量取决于患者病情、年龄、体重和个体差异。

（1）左甲状腺素：成年患者 L－T_4 替代剂量 25～200μg/d，平均 125μg/d。按照体重计算剂量是

$1.6 \sim 1.8 \mu g /$（$kg \cdot d$）；儿童需要较高剂量，大约 $2.0 \mu g /$（$kg \cdot d$）；老年患者则需要较低剂量，大约 $1.0 \mu g /$（$kg \cdot d$）；妊娠时的剂量需增加 $30\% \sim 50\%$；甲状腺癌术后患者需要剂量约 $2.2 \mu g /$（$kg \cdot d$），以抑制 TSH 在防止肿瘤复发需要的水平。$L - T_4$ 的半衰期为 7 天，所以可以每天早晨服药一次。起始的剂量和达到完全替代剂量的需要时间要根据年龄、体重和心脏状态确定。小于 50 岁，既往无心脏病史患者可以尽快达到完全替代剂量。大于 50 岁患者，服用 $L - T_4$ 前要常规检查心脏状态。患缺血性心脏病者起始剂量宜更小，调整剂量宜慢，防止诱发和加重心脏病。一般从 $25 \mu g / d$ 开始，每 $1 \sim 2$ 周增加 $25 \mu g$，直到达到治疗目标。甲减病情越重，发病病程越长，开始剂量需越小（$12.5 \mu g / d$）。理想的 $L - T_4$ 的服药方法是在饭前服用，与一些药物服用有一定间隔时间。

（2）干甲状腺片：是用动物的甲状腺制成。替代剂量 $60 \sim 180 mg / d$。

（3）三碘甲腺原氨酸（T_3）：人工合成的甲状腺激素制剂，吸收迅速（$2 \sim 6$ 小时），作用强，一般不常规单独应用，偶尔用于甲减危象治疗。起始量 $20 \sim 25 \mu g / d$，每日维持量 $60 \sim 100 \mu g$。

2. 黏液性水肿昏迷的治疗

（1）去除或治疗诱因，如感染。

（2）补充甲状腺素：开始阶段，最好用 $L - T_3$ 静脉注射，首次 $40 \sim 120 \mu g$ 以后每 4 小时静注 $5 \sim 15 \mu g$，直至清醒后改口服。也可用 $L - T_4$，首次 $200 \sim 500 \mu g$ 静脉注射，以后静脉注射 $25 \mu g$，每 6 小时一次，直到患者能口服后换用片剂。如果没有注射液，可将 $L - T_4$ 片剂磨碎后由胃管鼻饲，首次 $100 \sim 200 \mu g$，或干甲状腺片 $40 \sim 60 mg /$次，每 $4 \sim 6$ 小时一次。有心脏病者，起始量宜小（$1/5 \sim 1/4$）。

（3）保温：避免使用电热毯，可导致血管扩张，血容量不足。

（4）静脉滴注氢化可的松 $200 \sim 400 mg / d$，患者清醒后逐渐减量、停药。

（5）伴发呼吸衰竭、低血压和贫血采取相应的抢救治疗措施。

（三）治疗方案选择

（1）替代治疗：主要选择 $L - T_4$。干甲状腺片只能经肠道吸收，效价不稳定，但制作方便，价格便宜。三碘甲腺原氨酸起效快，但持续时间短，一般不用于替代治疗。

（2）亚临床甲减治疗的问题一直存在争议，亚临床甲减的主要危害是：①血脂代谢异常及其导致的动脉粥样硬化；②发展为临床甲减。故 $TSH > 10 mIU / L$、高胆固醇血症、甲状腺自身抗体强阳性时主张给予 $L - T_4$ 替代治疗。血清 $TSH \ 5 \sim 10 mIU / L$ 的患者若无甲减症状、甲状腺肿大、甲状腺抗体阳性、血脂升高等，则不主张对其进行积极的替代治疗，而应随访观察。积极行 $L - T_4$ 替代治疗可阻止轻微甲减进展为临床甲减，尤其对那些有甲状腺肿大和甲状腺抗体阳性、轻微甲减症状及血低密度脂蛋白胆固醇及总胆固醇升高的患者应早期治疗。需要注意的是，轻微亚临床甲减的替代治疗如果过量时，则有潜在不良反应，可导致甲亢、骨质疏松、房颤等，因此合理的 $L - T_4$ 替代治疗亚临床甲减是非常重要的。

五、病程观察及处理

（一）病情观察要点

（1）补充甲状腺素，重新建立下丘脑 - 垂体 - 甲状腺轴的平衡一般需要 $4 \sim 6$ 周时间，所以治疗初期，每间隔 $4 \sim 6$ 周测定激素指标。然后根据检查结果调整剂量，直到达到治疗的目标。治疗达标后，每 $6 \sim 12$ 个月复查一次激素指标。

（2）长期大剂量服用 $L - T_4$ 引起心律失常、失眠或怕热等症状，老年人出现心绞痛或有心脏病史时需要适当减少剂量，患者治疗中出现心动过速、心律不齐、多汗、兴奋不眠时需要减少剂量。

（二）疗效判断与处理

临床甲减症状及体征消失，TSH、TT 和 FT 维持在正常范围内。

六、预后评估

本病多数需终身服药治疗。

七、出院随访

（一）出院时带药

嘱患者规律服药。

（二）定期检查项目与检查周期

更换剂量后 6 周 TSH 水平达到新的平衡，对长期服用合适剂量甲状腺激素的患者不需经常检查甲状腺激素，每半年至一年测定一次甲状腺功能。

（臧莎莎）

第七节　急性化脓性甲状腺炎

一、病因学

化脓性甲状腺炎（Suppurative thyroiditis）是由于细菌或真菌感染引起。可表现为急性、亚急性或为慢性甲状腺感染。少见，但具有潜在的严重性。引起急性化脓性甲状腺炎的细菌多为葡萄球菌、溶血性链球菌，大肠埃希菌、肺炎球菌、沙门菌。类杆菌属也可见到，其他厌氧菌偶尔也可致病。

通常，甲状腺急性炎性病变是由附近感染的组织直接侵犯引起，也可以从远处部位血行播散而来。还见于淋巴管途径、直接创伤以及通过残留的甲状腺舌管的炎症发生，这是由于梨状隐窝瘘管易发生感染，继而扩散至甲状腺。相反，结核或梅毒感染以及真菌感染，典型的可引起比较慢性的无痛过程。

艾滋病患者中的甲状腺感染可由卡氏肺囊虫引起。此外，在弥漫性球孢子菌病中，由于患者的免疫功能受到抑制，可由于粗球孢子菌感染引起甲状腺炎。说明患有 HIV 和其他免疫力减低的人，可能易患少见的条件致病菌引起的各种甲状腺感染。

二、病理改变

甲状腺组织呈现急性炎症特征性改变。病变可为局限性或广泛性分布。初期大量多形核细胞和淋巴细胞浸润，伴组织坏死和脓肿形成。原有结节性甲状腺肿者易形成脓肿，甲状腺原为正常者，可能见有广泛的化脓灶形成。脓液可以渗入深部组织（如纵隔、破入食管、气管）。后期可见到大量纤维组织增生。脓肿以外的正常甲状腺组织的结构和功能是正常的。

三、临床表现

可发生于任何年龄。20 ~ 40 岁女性多见。化脓性甲状腺炎一般表现为甲状腺肿大和颈前部剧烈疼痛、触痛、畏寒、发热、心动过速、吞咽困难和吞咽时颈痛加重。甲状腺疼痛可放射至两侧枕部、耳部和下颌部。体检：甲状腺肿大可为单侧或双侧，质地很硬，触痛明显，结节部位发红，局部温度升高，颈部淋巴结肿大。脓肿形成时，甲状腺局部可有波动感。但是，由于抗生素的广泛使用，以上典型的甲状腺化脓性病变过程现已少见。结核性甲状腺炎可以引起甲状腺肿大，但可无明显疼痛及触痛。

四、辅助检查

化脓性甲状腺炎时，血清甲状腺素水平正常，极少情况下可出现暂时性的甲状腺毒血症，这是由于甲状腺组织坏死，大量甲状腺激素释放到血循环中引起。

甲状腺穿刺活检对诊断有帮助，如果在感染部位穿刺找到致病微生物就可获得特异性诊断。

WBC 升高，以中性粒细胞为主；血培养可能为阳性；ESR 加快。感染部位局限时，甲状腺摄^{131}I 率可在正常范围内；核素扫描可见局部有放射性减低区。反复发生本病者，可行食管吞钡或 CT 检查，以明确是否有来源于梨状隐窝窦道瘘。

五、诊断及鉴别诊断

根据临床表现及实验室检查一般可做出诊断。其依据主要为：急性起病，畏寒发热，白细胞计数及中性白细胞数增高，颈部可有化脓病灶，甲状腺肿大、局部皮温升高、红肿、疼痛、自痛或压痛。有时症状不典型，需要与亚甲炎相鉴别。

亚甲炎起病相对较缓，先前可有上感样症状。可有一过性甲亢症状及 T_3、T_4 升高表现，而甲状腺摄 ^{131}I 率减低。ESR 显著加快。甲状腺活检可见多核巨细胞形成或肉芽肿形成。糖皮质类固醇治疗可在数小时内迅速有效缓解症状。化脓性甲状腺炎用糖皮质类固醇治疗则不能有效缓解症状。使用有效抗生素，在 3～5 天内病情可缓解。

进行性甲状腺恶性肿瘤也可有局部坏死，有时表现类似化脓性甲状腺炎。对年龄较大、声音嘶哑、抗生素治疗无效者，伴贫血、甲状腺穿刺培养无细菌生长者要怀疑之。

六、治疗

卧床休息，局部热敷。部分患者使用抗生素治疗有效。最好根据甲状腺穿刺液培养的结果来选择抗生素。如单用抗生素无效，就需要外科治疗。一般做脓肿部位的切开引流。如果是在甲状腺瘤的基础上出现的炎症，可在炎症控制后行甲状腺部分切除。有梨状隐窝窦道瘘者，应行手术切除。

（罗　晖）

第八节　亚急性甲状腺炎

亚急性甲状腺炎（Subacute thyroiditis），又称 De Quervain 甲状腺炎，肉芽肿性甲状腺炎，巨细胞性甲状腺炎。

一、病因学

一般认为亚急性甲状腺炎是由病毒感染引起的甲状腺炎性病变。提示病毒感染的依据有：①常在上呼吸道感染后或是在病毒流行期间发生；②患者血中病毒抗体的效价滴度增高，最常见的是柯萨奇病毒抗体，其次是腺病毒抗体，腮腺炎病毒抗体，流感病毒抗体等；③少数患者的甲状腺组织中培养出腮腺炎病毒；④感染期间，血中无白细胞增高；⑤疾病过程呈自限性。

现有证据多提示亚急性甲状腺炎不是自身免疫性疾病。但是，在疾病过程中可以出现一过性抗甲状腺抗体，只是其抗体的滴度水平低于在其他自身免疫性甲状腺炎时所见到的。在患者中还检出了 TSH-R 抗体和针对甲状腺抗原的致敏 T 淋巴细胞。该病是否为自身免疫性疾病，目前尚无定论。

此外，在中国人和日本人等的亚急性甲状腺炎，HLA-BW$_{35}$ 频率较高。提示对病毒感染有遗传易感性。但是，并非所有的该病患者都与 HLA-BW$_{35}$ 有关。

二、病理改变

甲状腺常为中度肿大，也可轻度肿大，明显肿大者少见。呈结节状，质地较硬，常不对称，病变可累及甲状腺的一侧或两侧，累及到两侧时可先后或同时发生。病变也可局限于甲状腺的一部分。切面仍然可见透明胶质，其中可见散在灰色病灶，边界清楚，包膜纤维组织增生，与周围组织有粘连。

显微镜下可见呈灶性分布的多个病灶，大小不一，而且各部分病灶处于不同的炎症阶段。早期可见滤泡结构、上皮细胞及基底膜破坏，类胶质减少甚至消失。滤泡内中性粒细胞浸润，约有一半的亚甲炎可以见到有微小脓肿形成。中期为组织细胞和多形核巨细胞进入滤泡内，围绕胶质形成肉芽肿。甲状腺滤泡组织为肉芽肿组织所替代，其中有大量慢性炎症细胞、组织细胞和吞有胶质颗粒的多形核巨细胞，表现与结核结节相似，因而有假性结核性甲状腺炎或肉芽肿性或巨细胞性甲状腺炎之称。间质水肿，有淋巴细胞、浆细胞以及嗜酸性粒细胞浸润。后期为纤维细胞增生所致的纤维化而痊愈。

近年来对亚急性甲状腺炎免疫组化的研究发现，肉芽肿形成可能与单核/巨噬细胞分泌的细胞因子有关，如血管内皮细胞生长因子（VEGF），碱性成纤维细胞生长因子（bFGF），血小板衍生生长因子（PDGF），转化生长因子-β（TGF-β）和上皮细胞生长因子（EGF）等。恢复期滤泡形成与EGF增加、TGF-β减少、血管形成与VEGF，bFGF升高有关。

三、临床表现

多见于中年女性，发病有季节性。夏季常是其发病的高峰。起病时常有上呼吸道感染，也有人将上呼吸道感染视为该病的前驱症状。在典型病例，整个病期可分为三期：早期伴甲状腺功能亢进症，中期伴甲状腺功能减退症和恢复期。

1. 早期　起病急，有发热、畏冷、寒战、乏力和食欲缺乏。前颈部疼痛和甲状腺部位触痛、压痛，并常向耳后、颌下、颈部或枕部放射，吞咽或咀嚼时加重。颈部淋巴结不肿大。甲状腺病变范围不一，受累腺体肿大，质地坚硬，压痛显著。疼痛与腺体肿大程度、质地硬度有一定的关系。可先从一叶开始，以后可扩大或转移到另一叶，局部疼痛可以自发缓解。但是整体甲状腺的疼痛将持续下去，除非药物干预或自然发展到恢复期，疼痛才可以逐渐消失。也有少数无甲状腺疼痛者。表现为无痛性结节、质硬、TSH被抑制，注意鉴别。由于甲状腺滤泡细胞破坏，甲状腺激素以及非激素碘化蛋白漏出，约在病后1周，部分患者还可以出现甲状腺功能亢进症的临床表现。通常持续2周后消失。

2. 中期　甲状腺滤泡由于病毒感染而破坏，甲状腺激素因漏出而发生耗竭。甲状腺滤泡细胞尚未修复前，血清甲状腺激素可降至甲状腺功能减退的水平。临床表现转变为甲减。但是，大部分的患者不出现甲减期，而是直接进入恢复期。

3. 恢复期　上述症状逐渐改善，甲状腺肿或结节渐渐消失，有的病例可遗留小结节在以后缓慢吸收。在判断病程时，对原有甲状腺肿大或结节者须注意鉴别。如果治疗及时，大多可完全恢复。个别患者由于甲状腺损害严重，甲状腺功能不能恢复，遗留永久的甲减。

在轻症或不典型病例，甲状腺轻度肿大，疼痛和压痛轻微，无发热及全身不适症状，甲亢或甲减的表现也不一定明显。本病病程一般为2~3个月，也可数周至半年以上。

四、辅助检查

1. 一般检查　白细胞计数可轻度升高，中性粒细胞正常或稍高。血沉明显增快（ESR≥40mm/h）见于97%以上的患者，是亚甲炎急性期的重要特征之一。血清病毒抗体滴度增高，半年后逐渐消失。TGAb和TPOAb等抗体滴度一过性轻度升高。甲状腺球蛋白水平显著升高。

2. 甲状腺功能检查　TT_3、TT_4、FT_3、FT_4在甲亢期升高，TSH分泌被抑制。甲状腺摄^{131}I率低（<1%）。呈现出"分离现象"。这是由于甲状腺为炎症所破坏致使摄碘功能降低以及TSH分泌被抑制对甲状腺刺激作用减弱所致。此点具有诊断及鉴别诊断意义。甲状腺摄^{131}I率低也可见于摄入过多甲状腺素片所致甲亢，此时测甲状腺球蛋白水平低下有助于鉴别。在甲减期，血清TT_3、TT_4、FT_3、FT_4减低，TSH升高。而甲状腺摄^{131}I率反而升高。

3. 超声检查　在早期，超声可见甲状腺肿大，甲状腺呈现典型的片状（局限）或弥漫的回声低减区。彩色多普勒超声还可显示受累甲状腺组织血流减少。中期，可见回声低减区开始缩小。恢复期，回声低减区基本消失，代之以高回声光点。血流轻度增加。动态超声（B超或彩色多普勒）显示出回声低减区的变化与临床症状变化基本一致，直观反映了病理变化过程，可作为诊疗时无创快捷的检查手段。

4. 甲状腺同位素扫描　甲状腺扫描可见甲状腺病变区呈现放射稀疏区或图像残缺。

5. 甲状腺活检　可见特征性多核巨细胞或肉芽肿样改变。

五、诊断和鉴别诊断

依据典型临床表现和实验室检查，通常可以明确诊断。其依据为：①甲状腺肿大、疼痛及放射痛、质地硬、触压痛，常伴有上呼吸道感染症状和体征；②血沉加快，一过性甲亢；③甲状腺摄^{131}I率低；④TGAb和TPOAb等抗甲状腺抗体滴度一过性轻度升高或正常；⑤甲状腺活检见特征性多核巨细胞或肉芽肿样改变。

前颈部肿块伴疼痛见于许多疾病，最常见为亚急性甲状腺炎以及甲状腺囊肿或腺瘤样结节急性出血。二者之和占全部病例的90%以上。后者常在用力活动后骤然出现疼痛，以后逐渐缓解。甲状腺质地较韧实，出血量较大时局部可有波动感，血沉和甲状腺功能正常，超声可见肿块内有液性暗区。其他需要鉴别的疾病为：①甲状腺癌急性出血：甲状腺质地坚硬，与亚急性甲状腺炎不易区别。后者疼痛可以自发缓解或向对侧迅速转移。泼尼松治疗可迅速有效地止痛。甲状腺穿刺活检可资鉴别。②桥本甲状腺炎：甲状腺慢性肿大，质地较韧实，甲状腺疼痛、触痛少见且轻微。TGAb和TPOAb显著升高。③急性化脓性甲状腺炎：典型者甲状腺局部可有红、肿、热、痛，局部可有波动感。周围血象明显增高。抗生素治疗有效。不典型者有时难以鉴别。泼尼松治疗无效以及甲状腺穿刺活检可见有大量中性粒细胞可以鉴别。④侵袭性纤维性甲状腺炎以及甲状腺结核性肉芽肿可以通过病理检查来鉴别。甲状舌骨导管囊肿感染、支气管腮裂囊肿感染、颈前蜂窝织炎等也需要注意鉴别。

六、治疗

亚急性甲状腺炎没有特异性的治疗方法，治疗的目的在于消除症状和纠正甲状腺功能异常状态。因此，症状轻微者不需要特殊处理。症状较重者，适当休息，给予水杨酸类药物或非甾体消炎药口服治疗。阿司匹林0.5～1.0g或吲哚美辛（消炎痛）25mg，每日3～4次。通常，甲状腺疼痛完全缓解需3～4周，甲状腺肿大消失需7～10周。疼痛缓解后开始逐渐减量，具体疗程视疼痛和肿大是否缓解而定。在甲状腺触诊转为阴性，超声显示回声低减区基本消失时可以停药。也可以先用阿司匹林0.5～1.0g，每4小时1次，常可缓解颈部疼痛和触痛，48小时内无效，可给予非甾体消炎药。尚无证据证明非甾体消炎药的效果一定好于水杨酸。

全身症状较重，持续高热，甲状腺明显肿大，触压痛显著者，经水杨酸制剂或非甾体消炎药治疗24～48小时无效时，需要用皮质类固醇治疗。这类患者约占亚急性甲状腺炎的5%。泼尼松每天20～40mg，视病情和患者体重大小而定。健壮的男性所需要的剂量较大。常可在数小时内缓解疼痛症状。在减量过程中，减量过快常可使疼痛复发。可以按以下方法减少药量：甲状腺疼痛消失、触诊转变为阴性（此时，超声可显示受累甲状腺回声低减区缩小），可开始减少泼尼松5～10mg。以后如果无病情反复，可每周减少泼尼松2.5～5mg。维持2～3个月。超声复查显示回声低减区基本消失，代之以高回声光点时停药。也可以选择在甲状腺摄^{131}I率恢复正常时停药。

如果泼尼松治疗无效，就需要重新考虑诊断是否正确。

严重的反复发作疼痛的亚急性甲状腺炎，当其他治疗均无效时，偶尔可以考虑手术切除之。

甲亢症状突出者，应予以β受体阻滞药治疗。此时，抗甲亢药或放射性碘治疗均无效且有可能会加重病情。甲减期短暂而且常无症状，通常不必要使用甲状腺激素替代治疗。此外，在甲减期内TSH升高可能有利于甲状腺功能的恢复。因此，除非患者甲减症状十分明显，否则，不应该使用甲状腺激素。也有人认为在甲减期使用甲状腺激素可消除甲状腺肿大和减轻甲状腺包膜张力。因此，关键是掌握好甲状腺激素替代治疗的时机。

七、预后

长期预后良好。复发很少见，每年大约2%，复发者甲状腺功能正常。甲状腺部位的不适可以持续数月。由亚急性甲状腺炎转变为持续甲减者很少见，在病前曾经做了甲状腺手术者或并存有自身免疫性甲状腺炎者有此种倾向。

（冯　霖）

第五章

甲状旁腺和钙磷代谢疾病

第一节　原发性甲状旁腺功能亢进症

原发性甲状旁腺功能亢进症（primary hyperparathyroidism，PHPT，原发性甲旁亢）是由于甲状旁腺本身病变引起的甲状旁腺素（parathyroid hormone，PTH）合成、分泌过多导致的钙、磷和骨代谢紊乱的一种全身性疾病，表现为骨吸收增加所致的骨骼病变、肾结石、高钙血症和低磷血症等。本病在欧美多见，中国自然发病率无确切数据。

PHPT典型临床表现主要包括骨骼系统、泌尿系统、胃肠道及神经肌肉系统的特征性症状或体征，还可具有一些神经精神系统、心血管系统等非特征性的表现。近期研究提示高钙血症及高PTH血症是此类患者心血管疾病发病率和病死率的独立危险因素；也有多项研究均提示在PHPT患者中糖脂代谢异常、胰岛素抵抗及肥胖的发生率增高，这些亦为心血管疾病（尤其是缺血性心脏病）的危险因素，可能也参与了心血管疾病的发生。

一、分类

甲状旁腺功能亢进症（hyperparathyroidism）可分为原发性、继发性、散发性和假性4种。

原发性甲状旁腺功能亢进症（甲旁亢，primary hyperparathyrodism，PHPT）是由于甲状旁腺本身病变引起的甲状旁腺素（parathyroid hormone，PTH）合成、分泌过多。

继发性甲状旁腺功能亢进症是由于各种原因所致的低钙血症，刺激甲状旁腺，使之增生肥大，分泌过多的PTH，见于肾功能不全、骨质软化症和小肠吸收不良等。

散发性甲状旁腺功能亢进症是在继发性甲状旁腺功能亢进症的基础上，由于腺体受到持久和强烈的刺激，部分增生组织转变为腺瘤，自主地分泌过多的PTH，见于肾脏移植后。

假性甲状旁腺功能亢进症是由于某些器官，如肺、肾和卵巢等的恶性肿瘤，分泌类似甲状旁腺素的多肽物质，致血钙升高。

二、流行病学

PHPT在欧美多见，20世纪70年代以来随着血清钙水平筛查的广泛进行，PHPT的发现率明显增加，目前在内分泌疾病中仅次于糖尿病和甲状腺功能亢进症。美国的一项流行病学调查资料显示PHPT的年发病率为20.8/100 000，北美地区每1 000例门诊患者中即有1例PHPT患者。意大利Adami等报道在55~75岁的妇女中PHPT患病率为21/1 000，整个人群患病率为3/1 000。

中国自然发病率无确切数据，国内对进行健康体检的中老年人群进行流行病学调查，显示北京地区中老年（50岁以上）高于人群中PHPT的患病率为0.204%，考虑到该调查中男性比例（82.9%）显著高于一般人群，而PHPT以女性受累居多，整体人群及女性患病率实际更高，提示本病实际并不少见。

PHPT的发病率随年龄增长而增加，多见于中年人，儿童及青少年少见。成年患者中以女性居多，男女之比为1：（2~4）。

三、分子生物学

大部分 PHPT 为散发性（sporadic PHPT）内分泌疾病，少数（国外文献报道 <10%）病例为家族性（familial PHPT）或综合征性（syndromic PHPT），即有家族史或作为某种遗传性肿瘤综合征的一部分。家族性 PHPT 多为单基因病变，致病基因相对明确；散发性甲状旁腺腺瘤或腺癌为单克隆性的肿瘤，其发生的分子生物学机制也可能与原癌基因过度表达和（或）抑癌基因功能丧失有关。

1. 家族性 PHPT　目前已证实的与家族性 PHPT 相关的遗传综合征包括：①多发性内分泌腺瘤病 1 型（multiple endocrine neoplasia typel，MEN-1）；②多发性内分泌腺瘤病 2A 型（multiple endocrine neoplasia type 2A，MEN-2A）；③家族性低尿钙性高钙血症（familial hypocalciuric hypercalcemia，FHH）/ 新生儿重症甲状旁腺功能亢进症（neonatal severe hyperparathyroidism，NSHPT）/新生儿甲状旁腺功能亢进症（neonatal hyperparahyroidism，NHPT）/常染色体显性甲状旁腺功能亢进症（autosomal dominant moderate hyperparathyroidism，ADMH）；④甲状旁腺功能亢进症-颌骨肿瘤综合征（hyperparathyroidism-jaw tumors syndrome，HPT-JT）；⑤家族性孤立性原发性甲状旁腺功能亢进症（familial isolated primary hyperparathyroidism，FIHPT）。上述综合征在近 10 余年来多数已找到明确的致病基因（表 5-1）。

表 5-1　家族性 PHPT 的致病基因

综合征（OMIM）	基因突变率（%）	染色体定位	致病基因	编码蛋白	突变类型
MEN-1（131100）	90	11q13	MEN1	Menin	失活
MEN-2A（171400）	98	10q11.1	RET	RET	激活
FHH/NSHPT/NHPT（145980、239200）	10~18	3q13.3-q21	CaSR	CaSR	失活
ADMH（601199）	100	3q13.3-q21	CaSR	CaSR	不典型失活
HPT-JT（145001）	60	1q25-q31	HRPT2	Parafibromin	失活
FIHPT（145000）		11q13，1q25-31，3q13.3-q21/2p13.3-14，未知位置	CaSR，HRPT2，MEN1		失活

（1）MEN 相关 PHPT：PHPT 是 MEN-1 型中最常见的内分泌腺体功能异常，国外文献报道 MEN-1 型中 90% 以上发现 PHPT，其他常累及胃肠胰腺及垂体前叶；MEN-2A 型中 20%~30% 发生 PHPT，其他常见病变为甲状腺髓样癌及嗜铬细胞瘤。与散发性 PHPT 相比，MEN 相关 PHPT 累及多个甲状旁腺较为常见，临床症状相对隐匿、程度较轻。由于 MEN 相关 PHPT 常累及多个甲状旁腺，因此与散发性 PHPT 手术方式不同，常采用 3 个或全部腺体切除加或不加自体移植，并需长期随访。

目前已在 1 000 多个家系中报告了 1 300 余种 MEN1 基因突变，70% 以上导致产生截短的 menin 蛋白，4% 为大片段的缺失，未发现明确的突变热点及基因型-表型之间的相关性，绝大部分突变可通过 MEN-1 基因测序检出。不同于 MEN-1 型，RET 基因的激活性突变类型与其临床表型密切相关，95% 以上病例突变发生在第 10、11、13、14、15 和 16 外显子，因此可先对热点外显子进行筛查。无论对 MEN 1 型还是 2 型，基因检测均有助于不典型病例的确诊及手术方式的选择，在症状出现前筛查高危亲属，有利于早期基因诊断改善预后。

（2）FHH/NSHPT/NHPT 及 ADMH：钙敏感受体（calcium-sensing receptor，CaSR）在钙稳态的调节中有重要作用，在甲状旁腺及肾小管均有表达，通过感受细胞外液钙离子浓度调节 PTH 的分泌。上述综合征均与 CaSR 基因突变有关，FHH 为常染色体显性遗传，由 CaSR 基因的杂合失活性突变引起。NSHPT 由 CaSR 基因的纯合失活性突变引起。ADMH 目前仅有 Carling 等报道的一个 20 名成员的大家系，表现为高钙血症、低尿钙伴高 PTH 血症及高镁血症，同时并发肾结石，DNA 检测证实受累个体在 CaSR 胞质内尾部区域存在不典型的失活性突变。

目前共报告了 200 余种 CaSR 基因突变，大部分为错义突变，少数无义突变，1 个剪切位点突变及 1 个大片段重排。目前最大系列的 CaSR 基因突变研究纳入 150 例有家族史的、尿钙排泄减少或手术后复发的高钙血症患者（除外 MEN1、RET 及 HRPT2 基因突变），52 例有阳性突变，手术不成功病例中 15% 存在突变。

（3）HPT - JT 综合征：为少见的常染色体显性遗传疾病，主要累及甲状旁腺、颌骨及肾脏，可表现为 PHPT、颌骨骨化纤维瘤、多囊肾、肾脏畸胎瘤、Wilms 瘤等。该综合征中甲状旁腺腺癌的比例（15%）显著高于一般人群及其他家族性 PHPT。其致病基因为 HRPT2 基因，编码蛋白的羧基端约 200 个氨基酸与出芽的酵母菌 Pafl 复合物的组分 Cdc73 部分同源，Pafl 复合物为 RNA 聚合酶 II 复合物的一部分，在基因表达通路的多个环节具有关键作用，在多种调节细胞周期、蛋白合成、脂质及核酸代谢相关基因的表达中均需该复合物的参与。研究证实 parafibromin 的过表达可抑制癌细胞的生长，使其中止在 G_1 期，并可阻断细胞周期蛋白 D1 的表达；而应用 RNAi 技术或转染失活性突变的质粒可促进细胞进入 S 期，均证实了该蛋白抑制肿瘤生长的作用。

目前国外报告了约 30 个 HPT - JT 家系，在其 HRPT2 基因的外显子及外显子 - 内含子交界区域发现了近 20 种 HRPT2 基因的失活性胚系突变，部分肿瘤组织中证实同时存在其杂合缺失（Loss of heterozygosity，LOH）。

甲状旁腺癌是 PHPT 中的少见病理类型，近期研究发现 HRPT2 基因还可能参与了甲状旁腺癌的发病机制。Shattuck、Howell 及 Cetani 等报道 67% ~100% 的甲状旁腺腺癌组织中存在 HRPT2 基因突变，而 Krebs、Carpten、Howell 及 Cetani 等共对 167 例甲状旁腺腺瘤组织进行检测，仅在 3 例标本中检到该基因的突变。免疫组化研究结果显示 parafibromin 表达的减少在确诊的甲状旁腺癌组织中诊断敏感性及特异性分别为 96% 和 99%。

（4）FIHPT：为罕见的常染色体显性遗传性疾病，表现为单个或多个甲状旁腺功能亢进，但不伴有其他内分泌腺体病变，目前认为可能为其他家族性 PHPT 的特殊表现，已证实的基因突变包括：MEN1 占 20% ~23%，CaSR 占 14% ~18%，还有 3 种 HRPT2 基因突变。

2. 散发性 PHPT

（1）细胞周期蛋白 D1（cyclin D1，或 PRAD1）基因：是最早被确认的甲状旁腺原癌基因，位于人类染色体 1q13。在部分腺瘤中细胞周期蛋白 D1 与 PTH 基因发生重排（gene rearrangement）。该重排将细胞周期蛋白 D1 基因插入 PTH 基因上游调节区域中的肿瘤特异的增强子元件中，激活细胞周期蛋白 D1 的转录及过度表达。细胞周期蛋白 D1 基因编码一个 35kDa 的蛋白，是细胞周期从 G1 期（位于有丝分裂期之后）向 S 期（与 DNA 合成有关）转化的重要调节因子，在许多恶性肿瘤中发生突变或扩增。在不同的甲状旁腺腺瘤中，染色体 11q13 上的插入点可位于细胞周期蛋白 D1 基因内或其上游 300kb 甚至更远的区域。插入位点如此大的变异性意味着基因重排很容易被传统的检测方法遗漏，因此尚缺少甲状旁腺腺瘤中具有细胞周期蛋白 D1 激活性重排的确切比例。文献报道有 20% ~40% 的甲状旁腺腺瘤中证实有细胞周期蛋白 D1 的过度表达，其中的 20% ~40% 发现了细胞周期蛋白 D1 的基因重排。因此很可能有其他的分子生物学机制引起细胞周期蛋白 D1 过度表达，如基因扩增、与甲状旁腺细胞中其他的增强子/启动子重排，或转录活化，从而使细胞获得选择性优势。通过将细胞周期蛋白 D1 基因转基因至 PTH 调节区域模拟人类 DNA 重排引起的细胞周期蛋白 D1 过度表达，由此构建的转基因小鼠模型（PTH - 细胞周期蛋白 D1 小鼠）中，细胞周期蛋白 D1 的过度表达确实能够刺激甲状旁腺细胞的过度增殖，动物表型与原发性甲状旁腺功能亢进症患者非常类似。

（2）RET 基因：属于原癌基因，其胚系突变引起的 MEN2A 患者具有甲状旁腺功能亢进的易感性，但在散发性甲状旁腺肿瘤中未发现 RET 基因的体细胞突变。

（3）MEN1 肿瘤抑制基因：MEN1 是经典的肿瘤抑制基因，通过突变或大片段丢失引起的完全失活导致细胞的选择优势。在 12% ~20% 的散发性甲状旁腺腺瘤中发现了 MEN1 的双等位基因失活性缺失，但存在染色体 11q 等位基因缺失的腺瘤约为上述数值的 2 倍，因此可能在 11q 上存在其他的肿瘤抑制基因。MEN1 的体细胞突变不仅见于散发性甲状旁腺肿瘤，也可见于散发性的胃泌素瘤、胰岛素瘤、肺类癌、血管纤维瘤等。MEN1 基因产物 menin 为 610 个氨基酸构成的蛋白，参与转录调节，与 TGF - β 通路中的 Smad3、NF - κB 蛋白等相互作用。menin 可抑制 NF - κB 蛋白的转录活性，而后者可与细胞周期蛋白 D1 启动子结合增强其转录活性。

（4）Rb 基因：是定位于染色体 13q14 的一种抑癌基因，最早发现与视网膜母细胞瘤发生相关，随后发现也参与许多其他肿瘤，包括甲状旁腺癌的发生。在所有被检的甲状旁腺癌组织中均证实存在 Rb 基因等位基因的缺失（推测另一等位基因存在点突变），其蛋白产物也有异常染色。另外在 10% 的甲状旁腺腺瘤中也发现存在该等位基因缺失，但未见 Rb 蛋白异常染色。但是许多学者也提出 Rb 基因缺失并不是甲状旁腺癌的特异性改变。Shat - tuck 等人在甲状旁腺癌中并未检测出 Rb 基因编码区和启动子区的微缺失、插入或者点突变。

四、病理学

正常甲状旁腺分上下 2 对，共 4 个腺体。在胚胎发育期由第 3 和第 4 对咽囊与咽部分离下降而成。第 3 对咽囊随胸腺下降为下甲状旁腺，第 4 对咽囊发育为上甲状旁腺。腺体的数量、重量和部位可有不同。

甲状旁腺功能亢进症（甲旁亢）的病变甲状旁腺病理类型有腺瘤、增生和腺癌 3 种。

1. 腺瘤　近期国内文献报道占 78% ~ 92%，大多单个腺体受累，少数有 2 个或 2 个以上腺瘤。瘤体一般较小，肿瘤重量 0.4 ~ 60g。

2. 增生　一般 4 个腺体都增生肥大，也有以 1 个增大为主，主细胞或水样透明细胞增生，有间质脂肪、细胞内基质的量增多，与正常甲状旁腺组织移行，常保存小叶结构，但尚没有公认的区分腺瘤和增生形态的标准。

3. 腺癌　少见，国外文献报道不足 1%，国内文献报道占 3% ~ 6%，一般瘤体较腺瘤大，生长较慢，颈部检查时常可以扪及，切除后可再生长，细胞核大深染，有核分裂，有包膜和血管的浸润、局部淋巴结和远处转移，转移以肺部最常见，其次为肝脏和骨骼。3% ~ 10% 的病例系多发性内分泌腺瘤。

五、病理生理

甲状旁腺功能亢进症的主要病理生理改变是甲状旁腺分泌 PTH 过多，PTH 与骨和肾脏的细胞表面受体结合，骨钙溶解释放入血，肾小管重吸收钙的能力增强，并增加肾脏 1, 25 (OH)$_2$D$_3$——活性维生素 D 的合成，后者作用于肠道，增加饮食钙的吸收，导致血钙升高。当血钙上升超过正常水平时，从肾小球滤过的钙增多，致使尿钙排量增多。PTH 可抑制磷在近端和远端小管的重吸收，对近端小管的抑制作用更为明显。尿磷排出增多，血磷水平随之降低。临床上表现为高血钙、高尿钙、低血磷和高尿磷。

PTH 过多加速骨的吸收和破坏，长期进展可发生纤维性囊性骨炎的病理改变，伴随破骨细胞的活动增加，成骨细胞活性也增加，故血碱性磷酸酶水平增高。骨骼病变以骨吸收、骨溶解增加为主，也可呈现骨质疏松或同时伴有骨软化/佝偻病，后者的发生可能与钙和维生素 D 摄入不足有关。由于尿钙和尿磷排出增加，磷酸钙和草酸钙盐沉积而形成肾结石、肾钙化，易有尿路感染、肾功能损害，晚期发展为尿毒症，此时血磷水平升高。血钙过高导致迁移性钙化，钙在软组织沉积，引起关节痛等症状。高浓度钙离子可刺激胃泌素分泌，胃壁细胞分泌胃酸增加，形成高胃酸性多发性胃十二指肠溃疡；激活胰腺管内胰蛋白酶原，引起自身消化，导致急性胰腺炎。

PTH 还可抑制肾小管重吸收碳酸氢盐，使尿呈碱性，不仅可促进肾结石的形成，还可引起高氯性酸中毒，后者可增加骨盐的溶解，加重骨吸收。

六、临床表现

1. 症状　欧美国家血钙水平筛查普及后，无症状的高钙血症患者被早期发现，PHPT 的临床谱发生了较大变化，国内文献报道大多数原发性甲旁亢患者均有明显的临床表现。其临床表现主要包括高血钙、骨骼病变及泌尿系统病变等三组症状。国内文献报道以骨骼病变受累为主者占52%～61%，以泌尿系统受累为主者占2%～12%，骨骼系统与泌尿系统均受累者占28%～36%。

（1）高血钙症状：血钙水平增高引起的症状可影响多个系统。神经肌肉系统的表现包括淡漠、嗜睡、性格改变、智力迟钝、记忆力减退、肌张力减低、易疲劳、四肢肌肉（尤其是近端肌肉）乏力等。消化系统方面，高血钙使神经肌肉兴奋性降低，胃肠道平滑肌张力减低，胃肠蠕动减慢，表现为食欲缺乏、恶心、呕吐、腹胀腹痛、便秘、反酸等；高血钙刺激胃泌素分泌，胃酸分泌增多，可引起消化性溃疡；高血钙可激活胰蛋白酶，引起急、慢性胰腺炎。

（2）骨骼病变：临床上主要表现为广泛的骨关节疼痛及压痛，多从下肢和腰部开始，逐渐发展至全身，可出现活动受限、卧床不起。骨密度减低，严重者可有骨畸形，如肩关节下垂、驼背、身高变矮、肋骨和骨盆塌陷伴"鸡胸"及骨盆三叶草畸形。

（3）泌尿系统症状：长期高血钙可影响肾小管的浓缩功能，尿钙和尿磷排出增多，患者常可出现多饮、多尿。发生反复的泌尿系统结石或肾脏钙化，表现为肾绞痛、血尿、尿砂石等，易并发泌尿系统感染，病程较长不能得到及时正确诊断的患儿可发生肾功能不全。

（4）其他：软组织钙化影响肌腱、软骨等处，可引起非特异性关节痛，累及手指关节，有时主要在近端指间关节。皮肤钙盐沉积可引起皮肤瘙痒。重症患者可出现贫血，可能是由于PTH介导的骨髓纤维化以及促红细胞生成素合成的减少所致。还可具有一些神经精神系统、心血管系统等非特征性的表现。近期研究提示高钙血症及高PTH血症是此类患者心血管疾病发病率和病死率的独立危险因素，也有多项研究均提示在PHPT患者中糖脂代谢异常、胰岛素抵抗及肥胖的发生率增高，亦为心血管疾病（尤其是缺血性心脏病）的危险因素。

2. 体格检查　少数患者颈部可触及肿物。骨骼有压痛、畸形、局部隆起，可有身材缩短等。心电图示心动过速，Q-T间期缩短，有时伴心律失常。肾脏受损者可并发继发性高血压。

七、辅助检查

1. 生化指标

（1）血清钙：正常人血清总钙值为2.2～2.7mmol/L（8.8～10.9mg/dl），血游离钙值为（1.18±0.05）mmol/L。甲旁亢时血清总钙值持续性或波动性增高，少数人可正常，需要多测几次；血游离钙水平测定更为敏感和准确。

（2）血清磷：甲旁亢时血磷水平降低，肾功能不全时血清磷水平可正常或增高。

（3）血清碱性磷酸酶：成年人正常值为34～120U/L，儿童骨骼生长活跃，其正常值较成年人高2～3倍。原发性甲旁亢时，排除肝胆系统病变后，血碱性磷酸酶增高反映骨骼病变的存在，骨骼病变愈严重，血清碱性磷酸酶水平愈高。

（4）血清甲状旁腺素（PTH）：测定血PTH水平可直接了解甲状旁腺功能，目前多采用测定全分子PTH（1～84）的免疫放射法或免疫化学发光法。原发性甲旁亢患者血PTH水平增高，血PTH升高的程度与血钙浓度、肿瘤大小相平行。

（5）24h尿钙排量：原发性甲旁亢患者尿钙排出增加，儿童患者24h尿钙＞0.1～0.15mmol/kg（4～6mg/kg）。

（6）24h尿磷排量：增高，但受饮食因素影响较大。

（7）骨转换指标：反映骨吸收的指标包括血清Ⅰ型胶原羧基末端肽、抗酒石酸酸性磷酸酶、尿Ⅰ型胶原氨基末端肽、吡啶啉、脱氧吡啶啉和羟脯氨酸排泄量等。由于PTH促进骨的吸收，骨转换增加，上述骨转换指标水平可增高。

2. X线检查　表现为普遍性骨量减少、骨质稀疏，常为全身性，以胸腰椎、扁骨、掌骨和肋骨最常见，显示密度减低，小梁稀疏粗糙；特征性的骨膜下骨吸收，以指骨桡侧最为常见，外侧骨膜下皮质呈不规则锯齿样，可进展为广泛的皮质吸收；骨囊性变，常为多发，内含棕色浆液或黏液，易发生在掌骨、肋骨骨干的中央髓腔部分或骨盆，可进展并破坏表面的皮质；"棕色瘤（brown tumor）"，由大量多核破骨细胞（"巨细胞"）混杂基质细胞、基质组成，常发生在颌骨、长骨、肋骨的小梁部分；以及病理性骨折。颅骨在影像上可表现为有细小斑点的、"砂粒样"改变，内外板界限消失。典型的齿槽相表现为牙槽板由于骨膜下骨吸收而受侵蚀或消失，经常发展至邻近的下颌骨。

3. 骨密度测定　原发性甲旁亢是引起继发性骨质疏松的重要原因之一。PTH 持续性大量分泌对皮质骨有强的促进骨吸收的作用，如桡骨远端 1/3 处；当 PTH 间歇性轻度分泌增多时对于小梁骨为主的部位还有一定的促进合成的作用，如腰椎和髋部。因此在原发性甲旁亢患者中桡骨远端 1/3 部位的骨密度降低较腰椎和髋部更为明显。部分原发性甲旁亢患者可仅有骨密度的减低。常用的骨密度测量方法有单光子吸收法、双能 X 线吸收法、定量计算机断层扫描测量法等。

4. 定位检查

（1）颈部超声检查：简便快速，无创伤。

（2）放射性核素检查：采用^{99m}Tc – MIBI（^{99m}Tc 甲氧基异丁基异腈）甲状旁腺扫描，可检出直径 1cm 以上病变。

（3）颈部和纵隔 CT 扫描：对颈部的病变甲状旁腺定位意义不大，对手术失败的病例可用于除外纵隔病变。

（4）选择性甲状腺静脉取血测 PTH：血 PTH 峰值点反映病变甲状旁腺的位置，增生和位于纵隔的病变则双侧甲状腺上中下静脉的 PTH 值常无明显差异。此方法有创伤，费用高，仅在临床高度怀疑、其他定位诊断技术结果阴性才被采用。

八、诊断及鉴别诊断

原发性甲旁亢诊断分定性诊断和定位诊断两个步骤。具有骨骼病变、泌尿系统结石、高血钙的临床表现，血钙、PTH 及碱性磷酸酶水平升高，血磷水平降低，尿钙和尿磷排出增多，X 线片提示骨吸收增加等均支持甲状旁腺功能亢进的诊断。典型的原发性甲旁亢临床诊断不难，轻型早期病例需测定血游离钙、钙负荷甲状旁腺功能抑制试验和骨密度等。定性诊断明确后，可通过超声、放射性核素扫描等有关定位检查了解病变甲状旁腺的部位。

鉴别诊断包括：

1. 多发性骨髓瘤　可有局部和全身骨痛、骨质破坏、高钙血症，有特异性的免疫球蛋白增高、血沉增快、血尿轻链增高、尿本周蛋白阳性，骨髓象可找到瘤细胞，血碱性磷酸酶正常或轻度升高，血 PTH 水平正常或降低。

2. 恶性肿瘤引起的高钙血症　可见于肺、肝、甲状腺、肾、肾上腺、前列腺、乳腺和卵巢肿瘤。恶性肿瘤通过骨转移破坏或分泌体液因素（包括 PTH 相关蛋白、前列腺素和破骨细胞刺激因子等）引起高血钙，临床上有原发肿瘤的特征性表现，血 PTH 水平正常或降低。

3. 结节病　有高血钙、高尿钙、低血磷和碱性磷酸酶增高，但无普遍性脱钙，有血浆球蛋白增高，血清血管紧张素转化酶水平升高，胸部 X 线片有相应改变，血 PTH 水平正常或降低。

4. 维生素 A、维生素 D 过量　有明确用药史，皮质醇抑制试验有助于鉴别。

5. 甲状腺功能亢进　过多的甲状腺激素使骨吸收增加，20% 的患者可有轻度高钙血症，尿钙增多，伴骨质疏松。临床上有甲状腺功能亢进的相应表现，血 PTH 水平正常或降低。

6. 原发性骨质疏松症　血清钙、磷及碱性磷酸酶水平正常，X 线无甲旁亢特征性的骨吸收增加的改变。

7. 佝偻病　血钙、磷正常或降低，血碱性磷酸酶、PTH 水平增高，尿钙磷排量减少。X 线片在儿童有尺桡骨远端干骺端增宽、杯口状、边缘不齐呈毛刷样改变，成年人有椎体双凹变形、假骨折或骨盆变形等特征性表现。

8. 肾性骨营养不良　骨骼病变有纤维性囊性骨炎、骨硬化、骨软化和骨质疏松 4 种，血钙水平降低或正常，血磷水平增高，尿钙排量减少或正常，有肾功能损害。

九、治疗

1. 手术治疗 对于血钙水平明显升高或曾有危及生命的高钙血症病史、有症状或并发症的患者应考虑手术治疗。国外学者认为年龄在 50 岁以下的无症状患者也应考虑手术。病变甲状旁腺病理大部分为腺瘤，多数为单个，少数为 2 个或 2 个以上，少数患者为增生，可累及 4 个甲状旁腺。因此在手术中应探查所有的甲状旁腺，对于腺瘤可仅切除腺瘤，如为增生则主张切除 3 1/2 个腺体，也有采用切除所有 4 个腺体 + 甲状旁腺自体移植。90% 的原发性甲旁亢患者可通过成功的手术切除病变的甲状旁腺而有效地缓解症状，降低血钙及 PTH 水平。由于手术遗漏、病变甲状旁腺异位、甲状旁腺增生切除不足或甲状旁腺癌而复发或不缓解者约 10%，需要再次手术。

术后可出现低钙血症，表现为口周和肢体麻木、手足搐搦等，引起低钙血症的原因包括：①骨饥饿和骨修复；②剩余的甲状旁腺组织由于长期高血钙抑制而功能减退，多为暂时性；③部分骨骼或肾脏对 PTH 作用抵抗，见于并发肾衰竭、维生素 D 缺乏、肠吸收不良或严重的低镁血症。低钙血症的症状可开始于术后 24h 内，血钙最低值出现在手术后 4～20d。对于低钙血症的治疗，需要给予补充钙剂和维生素 D 或活性维生素 D。一般可在出现症状时口服钙剂，如手足搐搦明显也可静脉缓慢推注 10% 葡萄糖酸钙 10～20ml。

2. 药物治疗 对于血钙水平升高程度较轻的无症状患者或不能耐受手术的患者需要进行随访，至少半年一次，随访过程中应监测症状或体征、血压、血钙水平、血肌酐水平及肌酐清除率等。进行非手术治疗的患者必须注意保持足够的水化，避免使用噻嗪类利尿药，避免长期制动，伴随明显呕吐或腹泻时进行积极的处理。饮食钙摄入量以中等度合适，应避免高钙饮食，尤其在血清 1，25（OH）$_2$D$_3$ 水平增高的患者，可出现血清钙及尿钙水平的升高；低钙饮食可刺激甲状旁腺素的分泌。

（1）口服磷：可将血钙水平降低约 1mg/dl，但由于其胃肠道反应、刺激 PTH 分泌的作用以及长期应用可能引起软组织钙化等不良反应，目前已不再推荐用于原发性甲旁亢患者。

（2）雌激素：患原发性甲旁亢的绝经后妇女应用雌激素可将血钙水平降低 0.5～1mg/dl，并可增加腰椎和股骨颈部位的骨密度，但还缺乏长期应用的资料，不良反应包括增加乳腺癌、血栓栓塞性疾病的危险，应用过程中需考虑风险/益处比值。

（3）选择性雌激素受体调节剂：雷诺昔芬对骨骼的作用与雌激素类似，对于乳腺和子宫有拮抗雌激素的作用。国外报道 16 例绝经后原发性甲旁亢妇女应用雷诺昔芬治疗 8 周，血钙水平、骨转换指标均显著下降，PTH 水平无变化。其致乳腺癌的风险显著少于雌激素，血栓栓塞的危险性与之类似。

（4）双膦酸盐：为骨吸收抑制药，能够降低骨转换，虽然不直接影响 PTH 的分泌，但可以降低血清和尿钙的水平。静脉应用双膦酸盐已被成功用于原发性甲旁亢所致高钙血症的急诊处理。现多用帕米膦酸盐，其常用剂量为每次 0.5～1mg/kg 体重，静脉滴注 4～6h，能够有效地降低血钙水平。在原发性甲旁亢的长期药物治疗中，作用较强的第二代以后的双膦酸盐（如利塞膦酸盐、阿仑膦酸钠等）目前正在研究中。两项关于阿仑膦酸钠的为期 1 年的研究均证实其可以显著增加腰椎和髋部的骨密度，血清和尿钙水平以及血 PTH 水平无显著变化。

（5）钙类似物（Calcimimetics）：能通过模拟钙离子的作用影响钙敏感受体，从而减少 PTH 的分泌，随之降低血钙水平。第一代钙类似物 R‐568 被证实可抑制绝经后原发性甲旁亢妇女的 PTH 分泌并降低血钙水平。对作用更强的 AMG‐073 的研究显示，PTH 水平在用药后 2～4h 显著下降，血钙水平可降至正常，较长时间的用药（4 周）可使血钙水平在较长时间内保持正常，其变化与 PTH 水平的降低一致。

十、预后

手术切除病变的甲状旁腺后高钙血症及高 PTH 血症即被纠正。骨吸收指标的水平在手术后迅速下降，而骨形成指标的水平下降较为缓慢，表明在甲旁亢手术后骨吸收和骨形成之间的偶联向成骨方向偏移。术后 1～2 周骨痛开始减轻，6～12 个月明显改善。术前活动受限者多于术后 1～2 年可以正常活动并恢复工作。骨密度在术后显著增加，以在术后第 1 年内增加最为明显。文献报道成功的甲旁亢手术后泌尿系统结石的发生率可减少 90% ，而剩余 5% ~10% 的结石复发的患者可能存在原发性甲旁亢以外的引起解释的因素。已形成的结石不会消失，已造成的肾功能损害和高血压也不易恢复。

十一、小结

过去认为原发性甲状旁腺功能亢进症在中国人群中发病率低，属于少见病，但近期流行病学调查显示本病并不少见。随着血钙筛查的普及，无症状或轻症 PHPT 比例逐渐增加。除了其典型的骨骼系统、泌尿系统等症状外，近年研究显示，PHPT 是心血管疾病发病率和病死率增高的危险因素。因此内分泌医师应提高对本病的认识，缩短患者首发症状至确诊的时间，减少误诊、漏诊的发生，使我国相关患者能够得到早期诊断和正确治疗，降低致残致死率。

（段俞伽）

第二节　甲状旁腺功能减退症

甲状旁腺功能减退症是指甲状旁腺素分泌过少和（或）效应不足引起的一组临床综合征。其特点是手足抽搐、癫痫样发作、低钙血症和高磷血症。临床常见类型有特发性甲状旁腺功能减退症、继发性甲状旁腺功能减退症、低血镁性甲状旁腺功能减退症，少见类型包括假性甲状旁腺功能减退症等。

一、病因

1. 继发性　较为常见。最多见者为甲状腺手术时误将甲状旁腺切除或损伤所致。如腺体大部或全部被切除，常发生永久性甲状旁腺功能减退症，占甲状腺手术中的 1% ~1.7% 。甲状旁腺增生切除腺体过多也可引起本病。至于因甲状腺炎症、甲状腺功能亢进症接受放射性碘治疗后或因恶性肿瘤侵及甲状旁腺所致者较少见。

2. 特发性　较少见。系自身免疫性疾病。可同时并发甲状腺和肾上腺皮质功能减退、糖尿病，如多发性内分泌腺功能减退症；有的患者血中尚可检出抗胃壁细胞、甲状旁腺、肾上腺皮质和甲状腺的自身抗体。

3. 假性甲状旁腺功能减退症　如假性甲状旁腺功能减退症 I a、I b 型和 II 型以及假 – 假性甲状旁腺功能减退症。

二、病理生理

PTH 生成和分泌不足造成低血钙、高血磷、尿钙和磷排量降低。PTH 不足，破骨作用减弱，骨钙动员和释放减少。PTH 不足致 $1, 25 - (OH)_2D_3$ 生成减少；同时肾排磷减少，血磷增高，也使 $1, 25 - (OH)_2D_3$ 生成减少，肠钙吸收下降。肾小管对钙的重吸收减少。通过以上多途径导致低钙血症。由于低血钙故尿钙排量减少。PTH 不足，肾小管对磷的重吸收增加，故血磷升高，尿磷减少。低钙血症和碱中毒达到一定程度时，神经肌肉兴奋性增加，出现手足搐搦。病程较长者常伴有视盘水肿、颅内压增高、皮肤粗糙、指甲干裂、毛发稀少和心电图异常。

三、临床表现

主要由于长期血钙过低伴阵发性加剧引起症状。低钙血症症状和体征是由血清钙的水平、发病年龄、发病缓急、血清磷的水平及并发的酸碱平衡紊乱程度等所决定的。主要的临床表现是由神经肌肉的兴奋性增加（手足搐搦，感觉异常，癫痫发作，器质性脑综合征）和钙在软组织的沉积（白内障，基底节钙化）所致。

1. 神经肌肉系统表现　临床上，严重低钙血症的标志是搐搦。搐搦是自发性强直性肌肉收缩的一种状态。明显的搐搦常以手指及口周麻木为先兆，但搐搦的最经典肌肉组成是手足痉挛。手足搐搦是低钙血症的典型表现之一。通常首先是拇指内收，接着是掌指关节的屈曲，指间关节的伸展和腕关节的屈曲，形成"助产士"手。这些非随意肌的收缩是伴有疼痛的。搐搦还可发生在其他肌群，包括威胁生命的喉肌痉挛。在肌电图上，搐搦表现为典型的反复性的运动神经元放电。搐搦也可发生在低镁血症和代谢性碱中毒，如通气过度所致的呼吸性碱中毒。

轻度的神经肌肉兴奋产生的隐匿性搐搦，可由面神经叩击征（Chvostek 征）和束臂征试验（Trousseau 征）引出。面神经叩击征通过轻叩耳前 2~3cm 处，即颧弓下的面神经分支处引出，阳性反应轻度仅表现为口角抽搐重度可有半侧面肌痉挛。该试验的特异性低，大约有 25% 的正常人面神经叩击征弱阳性，小儿更为多见。束臂征通过血压计气囊在收缩压上 10mmHg 处加压在上臂，持续 2~3min 引出，阳性反应为引发腕部痉挛。束臂征比面神经叩击征特异性高，但仍有 1%~4% 的正常人束臂征阳性。

低钙血症易导致癫痫局灶性或全身发作。其他对中枢神经系统的影响包括视盘水肿、意识障碍、疲倦和器质性脑综合征等。大约 20% 慢性低血钙儿童发展为智力低下。长期甲状旁腺功能减退症或假性甲状旁腺功能减退症的患者基底节常发生钙化，通常是无症状的，但也可导致一系列的运动失调。

2. 低钙血症的其他表现

（1）对心脏的影响：心室复极化延迟，QT 间期延长。兴奋收缩偶联可能受损，尤其在有潜在心脏疾病的患者中，有时可见顽固性的充血性心力衰竭。

（2）对眼部的影响：白内障在慢性低钙血症患者中常见，其严重程度和低钙血症的持续时间和血钙水平相关。

（3）对皮肤的影响：皮肤干燥剥脱，指甲脆而易碎。一种被称为疱疹样脓疱病或脓疱性牛皮癣的皮炎为低钙血症所特有。

（4）对牙齿的影响：可引起牙釉质发育不全和恒牙不出。

（5）对血液系统的影响：低钙血症使维生素 B_{12} 与内因子结合欠佳，可发生大细胞性贫血。

四、辅助检查

多次测定血清钙，若 <2.2mmol/L 者，存在低血钙。有症状者，血清总钙一般 <1.88mmol/L。主要是钙离子浓度的降低。血钙过低者宜同时测定血浆蛋白，以除外因蛋白浓度低下而引起的钙总量减低。多数成年患者血清无机磷上升，幼年患者中，浓度更高。血清碱性磷酸酶常正常或稍低。血清甲状旁腺素水平在不同类型中可降低或增高。尿钙、尿磷排出量减少。

五、诊断

本病常有手足搐搦反复发作史。Chvostek 征和 Trousseau 征阳性。辅助检查，如有血钙降低、血磷升高，且能排除肾功能不全者，诊断基本可确定。如血清 PTH 测定结果明显降低或不能测得，诊断可以肯定。特发性甲状旁腺功能减退症的患者，临床上常无明显病因可发现，可有家族史。手术后甲状旁腺功能减退症常见于甲状腺或甲状旁腺手术后。

六、鉴别诊断

特发性甲状旁腺功能减退症尚需与假性甲状旁腺功能减退症、严重的低镁血症等相鉴别。

七、治疗

治疗的目的是：①控制症状，包括终止手足搐搦发作，使血清钙正常或接近正常。②减少甲状旁腺功能减退症并发症的发生。③避免维生素 D 中毒。

1. 急性低钙血症 发生手足抽搐、喉痉挛、癫痫发作的患者需要静脉补钙，常用制剂有氯化钙（5%，每 10ml 含元素钙 90mg），葡萄糖酸钙（10%，每 10ml 含元素钙 90mg）。可先缓慢静脉注射葡萄糖酸钙或氯化钙 10~20ml，必要时 1~2h 后重复给药。同时给予口服钙和维生素 D 制剂。若抽搐严重难以缓解，可持续静脉滴注补钙，但速度不宜超过每小时 4mg 元素钙/kg 体重。24h 可静脉输注元素钙

400~1 000mg，直至口服治疗起效。治疗同时需注意患者有无喘鸣及保持气道通畅，并定期严密监测血清钙水平。静脉补钙对静脉有刺激。使用洋地黄的患者由于钙的输注易导致洋地黄中毒，故补充钙时需谨慎。

2. 慢性低钙血症　在慢性低钙血症所致疾病中，要根本解决低钙血症需治疗原发病。治疗目标是使患者无症状，血钙水平维持在 2.075~2.3mmol/L（8.5~9.2mg/dl）。更低的血钙水平使患者不仅会产生低血钙的症状，长期还易导致白内障。但当血钙浓度在正常上限时，可有明显的高尿钙，这是由于 PTH 降低尿钙的作用丧失所致。这易导致肾结石、肾钙质沉着和慢性肾功能不全。

治疗上以钙和维生素 D 及衍生物为主。静脉使用钙剂已在急性低钙血症中叙述。口服可予剂量为每天 1~1.5g 元素钙，分为 3~4 次口服效果较好。维生素 D 及其衍生物的疗效受很多因素的影响。维生素 D_2 或 D_3 首先在肝脏经 25 羟化酶的作用转化为 25-（OH）D_3，然后在肾脏经 1α 羟化酶的作用再转变为 1,25-（OH）$_2D_3$。因此，如患者有肝肾疾病，维生素 D 的作用减弱。如患者 PTH 完全缺乏，由于 1α 羟化酶作用有赖于 PTH，维生素 D_2 或 D_3 将无法最终转化成 1,25-（OH）$_2D_3$。各种维生素 D 衍生物对钙磷代谢的效果强弱，取决于肠的吸收功能、肾的排泄功能和骨的再吸收功能的总和，且每个患者的生理功能各不相同，因此，维生素 D 的治疗剂量须在治疗中逐渐调整以达到最终的治疗目的。常用的制剂有：①长效制剂如维生素 D_2（麦角骨化醇）或维生素 D_3（胆骨化醇）使用后储存于脂肪组织和肝脏，缓慢释放发生作用。优点是价廉且容易保持血钙稳定，缺点是会缓慢蓄积产生迟发的维生素 D 中毒。②双氢速固醇（AT10）治疗较为方便有效，一般每日 0.5~1mg 口服，2~3d 可见疗效，10d 之内血钙应上升至正常水平，以后一般以每日 0.2~1mg 维持，定期复查血尿钙水平。③维生素 D 短效制剂 1α,25-（OH）$_2D_3$（骨化三醇）、25-（OH）D_3 和 1α（OH）D_3（阿法骨化醇）均可使用。在治疗低钙血症的同时其他影响钙代谢的药物需慎用。例如，噻嗪类利尿药有降低尿钙的作用，通过减少尿钙排出会导致严重的高钙血症。用大剂量维生素 D 维持治疗的患者，可导致严重的高钙血症。短效制剂比长效制剂产生高钙血症的倾向小，但需更频繁的监测血钙水平，且治疗费用昂贵很多。

（唐海平）

第六章

肾上腺疾病

第一节　皮质醇增多症

皮质醇增多症（hypercortisolism）即库欣综合征（Cushing's syndrome）。1912 年 Harvey Cushing 报告 1 例 23 岁女性，表现为肥胖、多毛和月经紊乱。1932 年即 20 年后经手术发现垂体嗜碱细胞瘤，被命名为库欣综合征。但当时还不知促肾上腺皮质激素（ACTH）和皮质醇（cortisol，F）。1934 年有人报告了肾上腺肿瘤引起的皮质醇增多症。1962 年有人报告了异位 ACTH 综合征。所以，皮质醇增多症是由多种病因引起，是由于肾上腺皮质长期分泌过量皮质醇引起的复杂的症候群，这称为自发性库欣综合征。长期应用外源性糖皮质激素可引起类似库欣综合征临床表现，称为医源性库欣综合征。忧郁症、神经性厌食和长期大量饮酒等也可引起下丘脑－垂体－肾上腺皮质功能紊乱，导致假性库欣综合征。

一、病因和病理

皮质醇增多症的病因可分 ACTH 依赖性和非 ACTH 依赖性两大类。ACTH 依赖性是指垂体或垂体以外的某些肿瘤组织分泌过量 ACTH，使双侧肾上腺皮质增生并分泌过量皮质醇，皮质醇的分泌过多是继发的。非 ACTH 依赖性是指肾上腺皮质自主地分泌过量皮质醇，其原因可以是肾上腺皮质腺瘤、肾上腺皮质腺癌，也可以是双侧肾上腺皮质大结节增生，原发性色素结节性肾上腺皮质病。

1. 垂体性库欣综合征　垂体性库欣综合征即库欣病，因垂体分泌过量 ACTH 引起双侧肾上腺皮质弥漫性和（或）结节性增生，束状带和网状带明显增宽，皮质醇分泌显著增加。库欣病患者占库欣综合征患者总数的 60%～70%。库欣病的发病率在美国为每百万人口每年 5～25 例。我国尚无确切的流行病资料。男女性别之比为 1：（3～8），男女差别极为显著，原因尚不明。库欣病可发生在任何年龄，以 25～45 岁为多见。

垂体过量分泌 ACTH 大致可归纳为以下几种原因。

（1）垂体 ACTH 腺瘤：库欣病患者在经蝶垂体探查时，有 85%～90% 患者存在垂体 ACTH 腺瘤。垂体 ACTH 腺瘤摘除后，有大部分患者获得了临床和内分泌功能的完全缓解，而且其中多数患者还会出现暂时性的垂体－肾上腺皮质功能低下。垂体 ACTH 腺瘤周围的正常垂体组织中的 ACTH 分泌细胞呈透明变性退化，此种细胞称为 Crooke 细胞。近年有人还证明库欣病患者外周血及脑脊液中促皮质素释放激素（CRH）浓度低于正常人。这些事实对垂体 ACTH 腺瘤具有自主分泌能力提供了有力的证据。然而，另一些事实却难以用"自主性"来解释，如库欣病患者在注射外源性 CRH 后，血 ACTH 及皮质醇的上升幅度比正常人还高；大剂量地塞米松抑制试验能抑制库欣病患者 ACTH 及皮质醇的分泌至 50% 以下；最近有人观察了库欣病患者 ACTH 血浓度的昼夜节律变化，发现库欣病患者不仅 ACTH 脉冲的波幅增大，且脉冲频率及整体水平都增加，从而认为其中包含了下丘脑也有异常的因素。所以，垂体 ACTH 腺瘤的病因和发病机制仍然不很清楚，但一般认为是垂体依赖的。

垂体 ACTH 瘤可能存在着若干不同的类型。Larnberts 认为，来源于垂体前叶 ACTH 细胞或来源于残存的垂体中叶细胞的 ACTH 瘤各有特点。Nelson 认为，双侧肾上腺切除术后会出现 Nelson 综合征的垂体 ACTH 瘤和不会出现 Nelson 综合征的垂体 ACTH 瘤本来就不是同一类型。

垂体 ACTH 腺瘤中微腺瘤的比例高达 90%，而且其中直径≤5mm 的占多数，大腺瘤只有约 10%。垂体瘤没有明确的包膜。有的有假包膜，有的连假包膜都没有。垂体 ACTH 瘤的局部浸润倾向明显大于其他垂体瘤，可以向邻近的海绵窦、蝶窦及鞍上池浸润。

（2）垂体 ACTH 腺癌：罕见。早期难以与良性的腺瘤鉴别，病理改变也很相似，只有它向颅内其他部位及远处转移时或显微镜下发现瘤栓时才能肯定。

（3）垂体 ACTH 细胞增生：在库欣病中的比例各家报道不一，从 0 ~ 14% 不等。北京协和医院病理科对经蝶窦切除的 136 例库欣病患者的垂体标本进行了检查，仅发现 11 例（8.1%）为垂体 ACTH 细胞增生。垂体 ACTH 细胞增生可为弥漫性、簇状或形成多个结节，还有一些在增生的基础上形成腺瘤。增生的原因尚不清楚。有些可能为下丘脑 CRH 分泌过多。有报道艾迪生病（Addison 病）可发生垂体 ACTH 瘤，这是因肾上腺皮质功能低下，使下丘脑 CRH 细胞及垂体 ACTH 细胞增生及分泌亢进，垂体 ACTH 腺瘤是在 ACTH 细胞增生的基础上形成的。这种情况极为罕见。有些垂体 ACTH 细胞增生是因为下丘脑以外的肿瘤异位分泌 CRH 所致。也有很多垂体 ACTH 细胞增生找不到确切的原因。

2. 异位 ACTH 综合征　垂体以外的肿瘤组织分泌过量有生物活性的 ACTH，使肾上腺皮质增生并分泌过量皮质醇，由此引起的皮质醇增多症为异位 ACTH 综合征。

Brown 于 1928 年报道 1 例皮质醇增多症伴有非内分泌肿瘤。到 1962 年 Meador 等证实了皮质醇增多症可以由非内分泌肿瘤分泌 ACTH 引起，于是就有了异位 ACTH 综合征（Ectopic ACTH Syndrome，EAS）的名称。此后此类病例报道增多。目前可以看到的大宗库欣综合征病因分析中，异位 ACTH 综合征占 10% ~ 20%。北京协和医院自 1986 年诊断第 1 例因支气管类癌引起的异位 ACTH 综合征以来，已诊断治疗异位 ACTH 综合征 70 余例，约占库欣综合征同期总病例数的 12%。很多学者认为，仍然有相当大量的异位 ACTH 综合征未被诊断，因而已经报道的数字仍然是个低估的数字。

异位分泌 ACTH 的肿瘤可分为显性和隐性两种。显性肿瘤瘤体大，恶性程度高，发展快，肿瘤较易发现，但常常因病程太短，典型的皮质醇增多症的临床表现尚未显现患者已死亡。隐性肿瘤瘤体小，恶性程度低，发展慢，在影像检查时不易发现，这类患者有足够的时间显现出典型的皮质醇增多症临床表现，临床上难以和垂体性皮质醇增多症鉴别。

早期的报道中，引起异位 ACTH 综合征的最常见原因为肺癌，尤其是小细胞性肺癌，约占 50%，其次为胸腺瘤（10%）、胰岛肿瘤（10%）、支气管类癌（5%），其他还有甲状腺髓样癌、嗜铬细胞瘤、神经节瘤、神经母细胞瘤、胃肠道肿瘤及性腺肿瘤等。20 世纪 80 年代以后报道的系列中，类癌的比例增大，占异位 ACTH 综合征的 36% ~ 46%，而小细胞肺癌只占 8% ~ 20%。其原因可能为，人们对肺癌引起的异位 ACTH 综合征不再感到新鲜而报道减少，而对病程较长，临床表现和垂体性库欣综合征相似的类癌比较重视有关。某院 20 世纪 90 年代初报告的 20 例异位 ACTH 综合征中，支气管类癌、胸腺类癌和肺癌分别占 25%、40% 和 15%，有 1 例右鼻腔顶部肿瘤和 1 例大腿内侧软组织肿瘤。最近有人统计：小细胞肺癌 50%，非小细胞肺癌 5%，胰腺肿瘤（含类癌）10%，胸腺肿瘤（含类癌）5%，肺类癌 10%，其他类癌 2%，甲状腺髓样癌 5%，嗜铬细胞瘤及相关肿瘤 3%，其他肿瘤 10%。

垂体以外的肿瘤能分泌 ACTH 的发病机制是什么？研究证明，人体各脏器的所有真核细胞内都存在着 ACTH 基因即 POMC 基因。在正常情况下，垂体外组织内 POMC（阿黑促皮素原）基因可以有微量表达，所以这些组织内可以检测到微量的 ACTH 或 POMC mRNA。当这些组织出现肿瘤性生长时，POMC 基因表达增多，mRNA 及 ACTH 及其相关肽含量增加。垂体外肿瘤合成并释放入血的主要分子形式是 ACTH 前体 POMC 及大分子中间产物，没有生物活性，而具有生物活性的 $ACTH_{1~39}$ 的比例较低。当肿瘤能合成足够数量的有生物活性的 ACTH 时，患者才会出现异位 ACTH 综合征的临床表现。垂体外肿瘤 POMC 的 mRNA 主要存在两种长度，即 800 及 1 400 个碱基对，以 800bp 为主，而垂体前叶 ACTH 分泌细胞内 POMC mRNA 主要是 1 200 个碱基对一种。这种差别可能是垂体外肿瘤释放高比例无生物活性 POMC 肽的原因。

异位 ACTH 分泌瘤的细胞类型主要是 APUD 细胞即神经内分泌细胞，来源于胚胎外胚层神经嵴。

APUD 肿瘤可分泌一种或几种肽类激素，如 ACTH、胰岛素、降钙素、血管升压素、胃泌素、胰高血糖素和胰泌素等。还可以合成一种或几种生物胺，如组胺、血清素及儿茶酚胺等。APUD 肿瘤细胞胞浆内有分泌颗粒。常见的 APUD 肿瘤有小细胞性肺癌、胰岛细胞瘤、胰腺肿瘤、胆管癌、各种类癌、甲状腺髓样癌、胸腺瘤等。APUD 肿瘤引起的异位 ACTH 综合征约占该病的 80%。有 5% 的异位 ACTH 分泌瘤为过渡性细胞瘤，也来自外胚层神经嵴，如嗜铬细胞瘤、神经母细胞瘤、神经节旁瘤、神经节瘤等。另外 15% 的异位 ACTH 分泌瘤为非 APUD 细胞瘤，像腺癌、鳞癌及未分化的肿瘤等。有一类肿瘤主要来自中胚层，如肝癌、黑色素细胞瘤等，这类肿瘤也可合成和分泌多种肽类激素，如 PRL、GH、TSH、FSH、LH、PTH 及某些肿瘤抗原如 α – FP、CEA，但一般不分泌 ACTH 及其相关肽。

肿瘤异位分泌 ACTH 一般是自主性的，不受 CRH 兴奋，也不被糖皮质激素抑制。但支气管类癌分泌 ACTH 与众不同，多数可被大剂量地塞米松抑制。有人认为一些支气管类癌除异位地分泌 ACTH 外，还同时分泌 CRH。有人报道，个别病例原发肿瘤不分泌 ACTH，而转移瘤却分泌。

肿瘤异位分泌 CRH，有单分泌 CRH，也有 CRH 和 ACTH 同时分泌。这些病例临床诊断都很困难，要通过手术或尸检获得的肿瘤（原发灶或转移瘤）经过免疫组织化学检查等方法获得证实。

3. 肾上腺皮质肿瘤　分泌皮质醇的肾上腺皮质肿瘤有良性的腺瘤和恶性的腺癌之分。国外腺瘤和腺癌的比例相仿，分别占库欣综合征的 6%，10%。在中国，腺瘤的比例显著高于腺癌。北京协和医院早年报告的 274 例库欣综合征中，肾上腺皮质腺瘤和腺癌分别为 55 例（20.1%）及 7 例（2.6%）。沈阳中国医科大学报告的 234 例中，肾上腺皮质腺瘤和腺癌分别为 76 例（32.5%）及 7 例（2.9%）。

不论是肾上腺皮质腺瘤还是腺癌，其皮质醇的分泌都是自主性的，因而下丘脑 CRH 及垂体 ACTH 细胞都处于抑制状态。肿瘤以外的肾上腺组织，包括同侧和对侧，都呈萎缩状态。

肾上腺皮质腺瘤是由单克隆细胞株发展而来，体积一般较小，多数直径为 2 ~ 3cm，重 10 ~ 40g，成圆形或类圆形，有完整包膜。腺瘤一般为单个，肾上腺左右侧发现腺瘤的概率大致相等。偶有双侧同时发现腺瘤。腺癌比较大，重量多数超过 100g。北京协和医院报告过 4 例，重量为 511 ~ 2 500g，平均 1 226g。腺癌的形状不规则，呈分叶状，瘤内常有出血、坏死及囊性变。肿瘤周围血管中或血栓中常有瘤细胞。肾上腺皮质腺癌早期转移的可能性很大，骨、肺、肝及淋巴结是常见的转移部位。

肾上腺皮质腺瘤细胞种类单一，主要分泌皮质醇。腺癌组织除分泌大量皮质醇外，还分泌一定数量肾上腺弱雄激素，如去氢表雄酮及雄烯二酮等。

随着 CT、MRI、超声等影像诊断技术的进步，有不少肾上腺意外瘤发现。所谓肾上腺意外瘤（Adrenal Incidentaloma）是指在常规体检或在检查非肾上腺疾病时通过影像检查发现肾上腺有占位性病变。Ross NS 报告影像检查肾上腺意外瘤的发现率为 1.3% ~ 8.7%。这些肿瘤大小不等，一般没有明显的临床症状，但常常存在一定数量的某种激素的分泌，包括皮质醇、醛固酮和儿茶酚胺等。应当进行相关的特殊功能试验，以诊断或排除某种亚临床的肾上腺疾病，包括亚临床库欣综合征。

4. 肾上腺皮质大结节样增生（ACTH Independent Macronodular Adrenal Hyperplasia，AIMAH）AIMAH 是一种少见的库欣综合征，约占库欣综合征患者总数的 1%。Kirschner 于 1964 年首次报告。开始以为是 ACTH 启动了肾上腺皮质增生，慢慢地结节样增生具备了自主分泌能力，后来证明本病一开始就是 ACTH 非依赖性的。自 20 世纪 90 年代起 AIMAH 已定为库欣综合征的一种独立病种。表现为双侧肾上腺腺瘤样增生，多个结节融合在一起，成分叶状。结节间的肾上腺组织是增生的。CT 显示密度较低且不均。大量的研究提示 AIMAH 肾上腺细胞膜上有多种异位受体表达，包括胃抑多肽、升压素、血清素、血管紧张素、LH 和肾上腺素等，这些受体的异常表达与本病的病因有关。本病皮质醇的分泌有很强的自主性，垂体 ACTH 分泌被严重抑制。

5. 原发性色素结节性肾上腺皮质病（Primary Pigmentated Nodular Adrenal Disease，PPNAD）　较罕见的库欣综合征。发病年龄平均 18 岁，多见于青少年。50% 的病例为散发性，其余为家族性。家族性发病通常与 Carney 复合征（carney complex）相关联。carney Complex 是一个多种疾病的复合体，包括皮肤病变（80%）：色素斑、蓝痣和皮肤黏液瘤；心脏黏液瘤（72%）；PPNAD（45%）；双侧乳腺纤维腺瘤（女性患者 45%）；睾丸肿瘤（56%）；垂体瘤（10%）与内分泌系统有关的还有生长素瘤。

PPNAD的临床表现可轻可重。一般有较典型的皮质醇增多症的临床表现。肾上腺皮质病理特点为总重量不大，在萎缩的肾上腺皮质背景上分布有多个黑色或棕色的小结节，结节直径多 <4mm。PPNAD 患者皮质醇分泌过量，大剂量的地塞米松不能将其抑制，有时用药后血尿皮质醇水平反而升高。血 ACTH 水平低于最小可测值。血 ACTH 及皮质醇对 CRH 兴奋试验无反应。研究证明，本病可能为编码蛋白激酶 A（PKA）调节亚单位 1 – A 型的基因突变所致。

6. 异位肾上腺皮质瘤　罕见。肾上腺皮质在胚胎发育时有一个迁徙的过程。少数肾上腺皮质细胞在此过程中会散落在途中，这些散落的肾上腺皮质细胞有可能发展为肿瘤。这种肿瘤的行为与肾上腺皮质肿瘤相同，但定位很困难。文献上有报道在盆腔发现分泌皮质醇的肿瘤，临床表现与肾上腺皮质腺瘤相同。

7. Mc Cune – Albright 综合征（MAS）　这也是一种先天性疾病，是由于与腺苷环化酶有关的刺激 G 蛋白 α 亚单位的编码基因发生突变引起。临床表现为纤维萎缩和皮肤色素沉着，常伴有垂体、甲状腺和性腺功能亢进，因此，性早熟和 GH 分泌过多很常见。MAS 合并皮质醇增多症也屡有报告。基因突变后的 G 蛋白具有 ACTH 样作用，持续不断地刺激皮质醇的分泌。

二、临床表现

典型的库欣综合征的临床表现主要是由于皮质醇分泌的长期过多引起蛋白质、脂肪、糖、电解质代谢的严重紊乱及干扰了多种其他激素的分泌。此外，ACTH 分泌过多及其他肾上腺皮质激素的过量分泌也会引起相应的临床表现。

1. 向心性肥胖　库欣综合征患者多数为轻至中度肥胖，极少有重度肥胖。有些脸部及躯干偏胖，但体重在正常范围。典型的向心性肥胖指脸部及躯干部胖，但四肢包括臀部不胖。满月脸、水牛背、悬垂腹和锁骨上窝脂肪垫是库欣综合征的特征性临床表现。少数患者尤其是儿童可表现为均匀性肥胖。向心性肥胖的原因尚不清楚。一般认为，高皮质醇血症可使食欲增加，易使患者肥胖。但皮质醇的作用是促进脂肪分解，因而在对皮质醇敏感的四肢，脂肪分解占优势，皮下脂肪减少，加上肌肉萎缩，使四肢明显细小。高皮质醇血症时胰岛素的分泌增加，胰岛素是促进脂肪合成的，结果在对胰岛素敏感的脸部和躯干，脂肪的合成占优势。肾上腺素分泌异常也参与了脂肪分布的异常。

2. 糖尿病和糖耐量低减　库欣综合征约有半数患者有糖耐量低减，约 20% 有显性糖尿病。高皮质醇血症使糖原异生作用加强，还可对抗胰岛素的作用，使细胞对葡萄糖的利用减少。于是血糖上升，糖耐量低减，以致糖尿病。如果患者有潜在的糖尿病倾向，则糖尿病更易表现出来。很少会出现酮症酸中毒。

3. 负氮平衡引起的临床表现　库欣综合征患者蛋白质分解加速，合成减少，因而机体长期处于负氮平衡状态。长期负氮平衡可引起肌肉萎缩无力，以肢带肌更为明显；因胶原蛋白减少而出现皮肤菲薄、宽大紫纹，皮肤毛细血管脆性增加而易有瘀斑；骨基质减少，骨钙丢失而出现严重骨质疏松，表现为腰背痛，易有病理性骨折，骨折的好发部位是肋骨和胸腰椎；伤口不易愈合。不是每例库欣综合征患者都有典型的宽大呈火焰状的紫纹。单纯性肥胖患者常有细小紫纹，在鉴别时应予注意。

4. 高血压和低血钾　皮质醇本身有潴钠排钾作用。库欣综合征时高水平的血皮质醇是高血压低血钾的主要原因，加上有时脱氧皮质酮及皮质酮等弱盐皮质激素的分泌增加，使机体总钠量显著增加，血容量扩大，血压上升并有轻度下肢水肿。尿钾排量增加，致低血钾和高尿钾，同时因氢离子的排泄增加致碱中毒。库欣综合征的高血压一般为轻至中度，低血钾碱中毒的程度也较轻，但异位 ACTH 综合征及肾上腺皮质癌患者由于皮质醇分泌量的大幅上升，同时弱盐皮质激素分泌也增加，因而低血钾碱中毒的程度常常比较严重。

5. 心脑血管并发症　高皮质醇血症引起的高血压、低血钾、高血脂和糖尿病等代谢紊乱，很容易诱发心脑血管并发症，其发生率要比其他病种高得多。心肌梗死和脑血管意外是未经治疗或治疗效果不好的皮质醇增多症患者的主要死因。

6. 生长发育障碍　由于过量皮质醇会抑制生长激素的分泌及其作用，抑制性腺发育，因而对生长发育会有严重影响。少年儿童时期发病的库欣综合征患者，生长停滞，青春期迟延。如再有脊椎压缩性骨折，身材变得更矮。

7. 性腺功能紊乱　高皮质醇血症不仅直接影响性腺，还可对下丘脑-垂体前叶的促性腺激素分泌有抑制，因而库欣综合征患者性腺功能均明显低下。女性表现为月经紊乱，继发闭经，极少有正常排卵。男性表现为性功能低下，阳痿。

除肾上腺皮质腺瘤外，其他原因的库欣综合征均有不同程度的肾上腺弱雄激素，如去氢表雄酮及雄烯二酮的分泌增加。这些激素本身雄性素作用不强，但可在外周组织转化为睾酮。其结果是库欣综合征患者常有痤疮，女子多毛，甚至女子男性化的表现，脱发、头皮多油很常见。这些弱雄激素还可抑制下丘脑-垂体-性腺轴，是性腺功能低下的另一原因。

8. 精神症状　多数患者有精神症状，但一般较轻，表现为欣快感、失眠、注意力不集中、情绪不稳定等。少数患者会出现类似躁狂忧郁或精神分裂症样的表现。

9. 易有感染　库欣综合征患者免疫功能受到抑制，易有各种感染，如皮肤毛囊炎、牙周炎、泌尿系感染、甲癣及体癣等，全身性的病毒和细菌感染的发病率也明显升高。原有的已经稳定的结核病灶有可能活动。严重感染对皮质醇增多症患者的生命有威胁。

10. 骨矿代谢异常　高皮质醇血症时小肠对钙的吸收受影响，骨钙被动员，大量钙离子进入血液后从尿中排出。因而，血钙虽在正常低限或低于正常，但尿钙排量增加，易出现泌尿系结石。有人报道库欣综合征患者泌尿系结石的发病率为 15%～19%。骨质疏松广泛而严重，容易发生病理性骨折，好发部位是胸腰椎及肋骨，骨折部位常有骨痂形成。股骨头无菌性坏死也时有发生。

11. 眼部表现　库欣综合征患者常有结合膜水肿，有的还可能有轻度突眼。

库欣综合征病因不同，临床表现大多相似，但异位 ACTH 综合征中，如原发肿瘤（如小细胞性肺癌）恶性程度高，病程进展快，常于典型的库欣综合征出现之前即死亡。突出的临床表现是高血压、低血钾、碱中毒、水肿、皮肤色素沉着及肌肉萎缩无力等，易于漏诊。肾上腺皮质腺癌患者可有典型临床表现，但雄性激素水平特别高，若为女性，可出现显著的男性化。

12. 有几种特殊情况

（1）周期性皮质醇增多症（cyclical cushing's syndrome）：少数库欣综合征患者的血皮质醇水平及临床表现时轻时重，时好时坏，呈周期性改变，这种被称为周期性皮质醇增多症。病因尚不清楚。可出现在各种类型的皮质醇增多症，以垂体性多见。

（2）亚临床皮质醇增多症（subclinical cushing's syndrome）：指那些没有皮质醇增多症典型临床表现而皮质醇分泌异常。近年来由于影像技术的快速发展，在进行常规查体或进行非肾上腺疾病的腹部影像检查时，发现肾上腺一侧或双侧有占位性病变，称为肾上腺意外瘤。肾上腺意外瘤多数没有功能，但有的有自主分泌皮质醇的能力，其血皮质醇和 24h UFC 可能正常，而过夜地塞米松抑制试验不被抑制。没有典型皮质醇增多症临床表现，但可能有肥胖、高血压和（或）糖尿病。垂体性亚临床皮质醇增多症也陆续有报道。

（3）皮质醇增多症和妊娠：妊娠期皮质醇增多症罕见，文献中能查到的不到 200 例，其中最常见是肾上腺腺瘤。妊娠期高皮质醇血症对母亲和胎儿有很大的威胁，因此，早诊早治是非常必要的。妊娠期合并皮质醇增多症的诊断相当困难，因为正常妊娠者也可以有高血压、高血糖，妊娠时血 ACTH、皮质醇（F）、24h 尿游离皮质醇（uFC）可达到非妊娠皮质醇增多症患者的水平。正常妊娠时血皮质醇升高并不能完全抑制 ACTH，所以测定血 ACTH 并不能完全判断是 ACTH 依赖性还是非依赖性。影像检查对妊娠期皮质醇增多症的定位诊断有重要价值，妊娠期不能用 CT 检查，只能用 MRI。皮质醇增多症的治疗因选手术，除非妊娠已到末 3 个月。如妊娠已到末 3 个月，可考虑先生孩子。

（4）假性皮质醇增多症：是一组疾病，它们常常有类似于皮质醇增多症的临床和生化表现，但却不是真正的皮质醇增多症。比较常见的原因有长期大量饮酒伴乙醇性肝病、精神性厌食、忧郁症、腹型肥胖。其病因和发病机制尚不清楚，可能与下丘脑 CRH 分泌过多有关。

三、辅助检查

（1）常规检查：包括血尿便常规，生化分析，口服葡萄糖耐量试验，24h K、Na、Cl 等。

（2）皮质醇昼夜节律变化：取午夜 0 时及早晨 8 时平静状态下的血皮质醇送检。

（3）唾液皮质醇：留取半夜 11 时的唾液测定皮质醇。本法留取标本方便，患者可在家留取，也可从外地将标本邮寄到医院。唾液中的皮质醇是游离的，可以避免皮质醇结合球蛋白（CBG）浓度变化的干扰。其灵敏度和特异性都比较好。

（4）24h 尿游离皮质醇（UFC）。

（5）地塞米松抑制试验

1）小剂量地塞米松抑制试验（LDDST）：用于定性诊断。经典法：地塞米松 0.5mg，q6h，×48h，留对照日及服药第 2 天 24h 尿测定 UFC 或血 F。UFC 被抑制到本实验室正常值高限以下或血 F 被抑制到 1.8μg/dl 以下为正常。过夜法：地塞米松 1.0mg 半夜 0 时，取次日 8 时血测皮质醇。血 F 被抑制到 1.8μg/dl 为正常。

2）大剂量地塞米松抑制试验（HDDST）：用于病因鉴别。方法基本同 LDDST，仅剂量不同，经典法每次用 2.0mg，过夜法 1 次用 8mg。UFC 或血 F 被抑制到对照日的 50% 以下为可以被抑制。

3）大、小剂量地塞米松联合抑制试验：可以节省时间，缩短患者住院日。方法：先留 2d 24h 尿、测定 UFC 作对照，接着 2d 小剂量地塞米松抑制试验，然后 2d 大剂量地塞米松抑制试验，每个试验的第 2 天留 24h 尿测定 UFC 作为服药后。前后共 6d 时间。

（6）早晨 8 时血浆 ACTH 测定。

（7）CRH 兴奋试验：静脉推注羊 CRH 100μg 或 1μg/kg 体重，取血：-30，0，30，60，90，120min，测定血 ACTH 及 F。

（8）LDDST-CRH 联合试验：用于轻度库欣病和假性库欣综合征的鉴别。先做小剂量地塞米松抑制试验（LDDST），紧接着 CRH 兴奋试验。具体做法如下：从 10 时开始服用第 1 次地塞米松，0.5mg，每 6h 1 次，共 48h，末次服药是 4 时。8 时开始 CRH 兴奋试验，静脉注射羊或人 CRH 100μg 或 1μg/kg 体重，取血（0，15，30，45，60min）测定血皮质醇。切点选在 CRH 注射后 15min 血皮质醇 110nmol/L。真性库欣病应 >110nmol/L，而假性库欣综合征应 <110nmol/L，其特异性可达 86%。

（9）双侧岩下静脉窦插管取血测 ACTH：用于 ACTH 依赖性皮质醇增多症病因鉴别。经双侧股静脉插入导管，经下腔静脉、上腔静脉、颈内静脉至岩下静脉，通过注射造影剂确定导管位置正确后，在双侧岩下静脉导管及外周静脉共 3 处同时取血，标本送实验室测定 ACTH。CRH 兴奋试验紧随其后，取血：-5，0，5，10min。

（10）影像检查：对库欣综合征的病因鉴别及肿瘤定位是必不可少的。首先应确定肾上腺是否有肿瘤。目前，肾上腺 CT 及 B 型超声检查已为首选，MRI 检查也很常用。CT 和 MRI 的灵敏度很高，只要用薄层扫描，直径 1cm 以上的肿瘤一般不会漏诊。肾上腺腺瘤直径多数在 2cm 左右，圆形或椭圆形。腺癌要大得多，形态不规则，分叶状，中间密度不均。肾上腺大结节增生患者，结节巨大，常为双侧性，多个融合在一起。PPNAD 双侧肾上腺大小正常，有些可见很小的结节。肾上腺 B 型超声可以发现大多数肾上腺肿瘤，在无条件做 CT 的地区很有用处。肾上腺同位素 ^{131}I-胆固醇扫描对区别双侧肾上腺增生还是单侧肾上腺肿瘤有益。若双侧肾上腺区同位素都有显像，则应检查是否有垂体瘤或垂体以外的异位 ACTH 分泌瘤，有文献报道，用同位素扫描的方法对肾上腺意外瘤中发现亚临床型库欣综合征是最敏感的方法。由于垂体 ACTH 瘤的 80%~90% 为微腺瘤，蝶鞍 CT 的发现率很低。蝶鞍磁共振（MRI）检查优于 CT，应列为首选，尤其对垂体微腺瘤。MRI 薄层加强化的发现率仅 50%~60%，动态强化能达到 60% 以上。为发现异位 ACTH 分泌瘤，胸部 X 线检查应列入常规。如有可疑，应进一步做胸部 CT。位于胸部的异位 ACTH 分泌瘤约占异位 ACTH 综合征的 60%。其他应注意的部位是胰腺、肝、肾上腺、性腺等，但异位 ACTH 瘤的原发部位远不止这些，应结合临床决定检查部位。生长抑素受体显像（somatostatln recepter sclntigraphy，SRS）已广泛用于异位 ACTH 分泌瘤的定位。正电子发射体层摄影

（positron emission tomography，PET）也有益。为了解患者骨质疏松的情况，应做腰椎和肋骨等 X 线检查。如为恶性的肾上腺肿瘤或异位 ACTH 分泌瘤，还应注意是否有其他脏器的转移。

四、诊断与鉴别诊断

（一）诊断

皮质醇增多症的诊断一般分两步：①确定是否为皮质醇增多症；②明确皮质醇增多症的病因，并进行病灶定位。

患者若有向心性肥胖、宽大紫纹、多血质、皮肤薄等典型临床表现，则可为皮质醇增多症的诊断提供重要线索。有典型表现的患者约占 80%，但有的只有其中的 1、2 项。有些患者表现不典型，因而皮质醇增多症应和其他疾病，如单纯性肥胖、高血压、糖尿病、多囊性卵巢综合征等相鉴别。有皮质醇增多症典型临床表现者，亦应小心地除外因长期应用糖皮质激素（包括局部应用）的医源性皮质醇增多症或饮用乙醇饮料、精神性厌食、忧郁症及腹型肥胖引起的假性皮质醇增多症。

确定皮质醇增多症必须有高皮质醇血症的实验室依据。

1. 血皮质醇测定　由于皮质醇分泌是脉冲式的，而且血皮质醇水平极易受情绪、静脉穿刺是否顺利等影响，单次血皮质醇测定对本病诊断的价值不大。北京协和医院的资料说明，皮质醇增多症患者上午 8 时血皮质醇水平仅半数高于正常。血皮质醇昼夜节律的消失比早上单次测定有意义。下午 4 时血皮质醇测定也有一定价值，但不如半夜 0 时。若患者取血前入睡困难或取血不顺利，则即使半夜 0 时血皮质醇高于正常，也难以说明患者皮质醇分泌过多。

2. 24h 尿游离皮质醇测定（UFC）　可以避免血皮质醇的瞬时变化，也可以避免血中 CBG 浓度的影响，对库欣综合征的诊断有较大的价值，其诊断符合率约为 98%。24h 尿 17 - 羟皮质类固醇（17 - OHCS）测定具有和 UFC 相似的意义，但前者测定方法相当烦琐，灵敏度及重复性均比较差。如果以毫克肌酐尿对测定值加以校正，则皮质醇增多症患者与单纯性肥胖者的结果不致有太多的重叠。留准 24h 尿是 UFC 或 17 - OHCS 测定可靠性的关键。

3. 小剂量地塞米松抑制试验（LDDST）　是确定是否为皮质醇增多症的必需实验。不论是经典的 Liddle 法（地塞米松 0.5mg，q6h，×48h），还是简化了的过夜法（地塞米松 1mg，0am），其诊断符合率都在 90% 以上。两法都做，则符合率可提高到 98.2%（北京协和医院资料）。不少文献报道用过夜法作为筛选试验。

4. 胰岛素低血糖试验　对于一些用上述方法难以确诊的病例，应进行胰岛素低血糖试验。忧郁症的患者，血皮质醇及 UFC 均可高于正常，血皮质醇的昼夜节律消失，小剂量地塞米松抑制试验也可不被抑制，但对胰岛素低血糖试验却是正常反应。皮质醇增多症患者，不论是何种病因，胰岛素诱发的低血糖（<2.22mmol/L，40mg/dl）应激均不能引起血 ACTH 及皮质醇水平的显著上升。

随着亚临床库欣综合征患者的不断发现，上述经典的诊断标准已不相适应，会漏掉很多病情较轻的皮质醇增多症。国际内分泌学会于 2008 年制定了库欣综合征诊断指南。该指南的要点如下：对临床疑诊为库欣综合征者首先要通过详细询问病史排除外源性糖皮质激素引起的医源性库欣综合征，然后进行筛查试验。筛查试验共 4 项，选其中 1 项进行。这 4 项是 UFC≥正常值高限；过夜地塞米松抑制试验 1mg（过夜 DST），血 F>1.8μg/dl（50nmol/L）；11pm 唾液 F≥145ng/dl（≥4nmol/L）；经典小剂量地塞米松抑制试验（LDDST），血 F>1.8μg/dl（>50nmol/L）。如果筛查试验阳性，要进行确诊试验。确诊试验选用筛查试验的另一项或做 LDDST - CRH 联合试验，或 0am 血 F。LDDST - CRH 联合试验对鉴别皮质醇增多症和假性皮质醇增多症有重要价值。指南最重要的改变是把区分正常和异常的切点降低，以提高试验的灵敏度，同时强调要进行确诊试验。测定唾液皮质醇有很多优点，值得推广。

（二）鉴别诊断

皮质醇增多症的病因鉴别诊断对于治疗方法的选择是必不可少的。而病因鉴别有时是极为困难的。常用的方法有以下几种。

1. 血 ACTH 测定　ACTH 测定对于鉴别 ACTH 依赖性与 ACTH 非依赖性有重要意义。ACTH 非依赖性患者血 ACTH 水平应低于最小可测值（<5pg/ml）。因为肾上腺自主分泌的大量皮质醇，严重地抑制了垂体 ACTH 的分泌。ACTH 依赖性的库欣病及异位 ACTH 综合征患者血 ACTH 水平均有不同程度的升高。异位 ACTH 综合征患者中，显性肿瘤的 ACTH 分泌量大，血 ACTH 常高于 300pg/ml，明显高于垂体性皮质醇增多症患者，而隐性肿瘤患者的血 ACTH 水平与垂体性皮质醇增多症重叠。因而，血 ACTH 测定对鉴别垂体性还是异位 ACTH 分泌有价值，但不能完全区分。ACTH 测定方法比较敏感。取血试管必须预冷，试管内预先加入抗凝剂和蛋白分解酶抑制剂，取血后立即离心分离出血浆，-20℃保存。测定操作应在冷室或冰浴中进行。

2. 大剂量地塞米松抑制试验　经典的大剂量地塞米松抑制试验（HDDST）是皮质醇增多症病因鉴别诊断的经典方法。地塞米松 2mg，q6h，×48h，服药前 1 天及服药第 2 天留 24h 尿测定 UFC 或 17-OHCS。垂体性的库欣病患者服药第 2 日 UFC 或 17-OHCS 水平可以被抑制到对照日 50% 以下，符合率约为 80%。肾上腺腺瘤或腺癌患者一般不能被抑制到 50% 以下。异位 ACTH 综合征患者约 90% 不被抑制，某些病例，如支气管类癌患者可以被抑制。如果临床上比较符合垂体性库欣综合征，而大剂量地塞米松不被抑制，可加大地塞米松剂量（如加倍）。过夜大剂量地塞米松抑制试验的结果与经典法相似，且有快速、简便的优点，近年来受到重视。过夜 HDDST 和过夜 LDDST 方法相同，仅地塞米松的剂量由 1mg 增加到 8mg。

3. 甲吡酮试验　本试验对鉴别垂体性还是肾上腺性有肯定的价值，但对鉴别垂体性还是异位 ACTH 性有不同意见。本试验若以 ACTH 为指标，可能对两者鉴别有帮助。垂体性库欣病患者在服用甲吡酮 24h（750mg，每 4h 1 次×6 次）后，血 ACTH 水平比服药前显著上升，而异位 ACTH 综合征者变化不明显。

4. CRH 兴奋试验　垂体性库欣病患者在静脉推注羊 CRH1-41 100μg 或 1μg/kg 体重后血 ACTH 及皮质醇水平均显著上升。上升幅度比正常人还高，而多数异位 ACTH 综合征患者无反应。所以，本试验对这两种 ACTH 依赖性库欣综合征的鉴别诊断有重要价值。有人报道，如异位分泌 ACTH 的肿瘤同时分泌 CRH，则对外源性 CRH 有反应。最近有人报道用 CRH（1μg/kg 体重）加 AVP（10μg 肌内注射）联合刺激试验，其可靠性比单用 CRH 好。

5. 岩下静脉窦取血测 ACTH（IPSS）　目前认为 IPSS 是 ACTH 依赖性皮质醇增多症两种病因鉴别诊断的最重要的方法。有经验的操作者成功率可达 85%~90%。将导管插入垂体的引流静脉——双侧岩下静脉，双侧同时取血或静注 CRH 后双侧同时取血测 ACTH，并同时取外周静脉血测 ACTH，对异位 ACTH 综合征和垂体性库欣病的鉴别及对异位 ACTH 分泌瘤的定位有意义。在基础情况下，IPS：P≥2 提示垂体性库欣综合征可能性大，如 IPS：P<2 提示异位 ACTH 综合征。加用 CRH 兴奋试验时，IPS：P 切点提高到 3，IPSS 对垂体 ACTH 瘤的侧别定位（确定肿瘤在左侧还是右侧）也有一定意义。IPSS 是一种有创检查，虽安全性好，但也有并发症。有一些较大系列的报告中提到有个别较严重并发症的病例，包括静脉血栓、肺栓塞、脑神经麻痹和脑干血管受损等。因此，操作一定要细致谨慎。颈静脉插管取血测 ACTH 也有一定价值，但不提倡海绵窦取血测 ACTH。

五、治疗

理想的治疗应达到纠正高皮质醇血症，使之达正常水平，既不过高也不过低；解除造成高皮质醇血症的原发病因。病因不同，库欣综合征的治疗方法有不同的选择。

1. 垂体性皮质醇增多症即库欣病的治疗

（1）手术治疗：肾上腺切除术是库欣病治疗的比较古老的方法。早期国外多采用双侧肾上腺全切术，可明确解除高皮质醇血症的各种临床表现，但术后出现肾上腺皮质功能低下，需终身补充肾上腺皮质激素。手术危险性较大，手术死亡率较高。另外，本法并未解决垂体 ACTH 分泌亢进的问题，相反，有 8%~40% 的患者术后会出现 Nelson 综合征，即垂体瘤增大，血 ACTH 水平明显升高及严重的皮肤黏膜色素沉着。无 Nelson 综合征的患者血 ACTH 浓度也会显著升高，并有不同程度的色素沉着。我国过去多采用肾上腺次全切除术，即一侧全切，另一侧大部切除。此法曾使不少患者的病情得到不同程度的缓解，但切多切少很难掌握，因而术后仍会有相当多患者出现肾上腺皮质功能低下或库欣病复发。肾上腺次全切加垂体放疗可以使疗效有所改善，但难以解决根本问题。双肾上腺全切术加肾上腺自体移植术在国内报道较多，有程度不等的效果，但远期疗效不肯定，移植的肾上腺组织成活率低。有人尝试带血管移植，将肾上腺组织种在腰部肌肉内。这种方法成活率可提高，但复发率也上升。

垂体瘤手术开始于 Cushing 本人，为经额垂体瘤手术，已有 60 多年历史。但经额手术困难大，风险多，无法切除鞍内肿瘤，所以未获推广。20 世纪 70 年代初，Hardy 开创了在手术显微镜的帮助下，行经鼻经蝶窦垂体瘤摘除术，取得了满意的疗效。此法很快获得推广，现在已成为库欣病治疗的首选。根据国际内分泌学会 2008 年发表的专家共识，对于在影像检查和（或）手术探查中发现垂体瘤者，选择性垂体瘤摘除术的疗效满意；对于影像及手术探查均未发现垂体瘤者，应扩大切除范围，进行垂体半切或大部切，即切除垂体前叶 3/4 至 4/5。术后血皮质醇降至 2μg/dl（50nmol/L）以下或 UFC 降至 20μg/24h 以下者，术后 10 年的复发率约 10%，可认定为缓解；如术后血 F 在 2～5μg/dl（50～140nmol/L）或 UFC 在 20～100μg/24h，则可以认为缓解，但复发率升高；如术后血 F > 5μg/dl（140nmol/L）或 UFC >100μg，则不能算缓解，复发率明显升高，临床应加强随访。常见的手术并发症为一过性尿崩症、脑脊液鼻漏、出血等，发生率不高，极少有因手术引起死亡者。北京协和医院于 20 世纪 70 年代后期首先将本法引进国内，并作了若干改进，至今已积累了 500 例以上的经验，目前手术治愈率、并发症发生率等均已达到了国际先进水平。现在国内已有不少医院能开展这一手术。

对于手术效果差或术后复发的病例，可进行再次经蝶垂体手术，但二次手术的疗效不如首次，手术的难度更大。如鞍区有明确占位性病灶，成功的概率较高。

（2）非手术治疗：垂体放疗和药物治疗都是库欣病治疗的辅助手段。双侧肾上腺切除术可留作最后的办法。

垂体放疗对于库欣病是一种重要的辅助治疗。^{60}Co 或直线加速器均有一定效果。有 50%～80% 的患者出现缓解，出现疗效的时间在放疗后 6 个月至数年不等，多数在 2 年之内。如果放射治疗时设计一种特制的头部模型，使定位更为准确，改 2 个放射野为 3 个放射野，则可明显改善垂体瘤放疗的效果。用 γ 刀或 X 刀治疗垂体瘤，称立体定位放射手术。其疗效和常规放疗相似，优点是起效较快，不良反应较少。英国有些专家把垂体放疗列为首选之一，尤其是对儿童患者。北京协和医院对垂体手术效果差或复发病例进行直线加速器垂体放疗，取得了较好效果。

药物治疗对于库欣综合征（包括库欣病）也是一种辅助治疗，主要用于手术前的准备及放疗后疗效尚未出现时。手术后疗效不满意时用药物可达到暂时的病情缓解。药物有两类，一类针对肾上腺皮质，通过对皮质醇生物合成中若干酶的抑制以减少皮质醇的合成。另一类针对下丘脑－垂体。

表中所列均作用于肾上腺皮质，抑制皮质醇的合成酶，用药后有可能出现肾上腺皮质功能不全，对此可以通过补充地塞米松和将药物减量来克服。密妥坦对肾上腺皮质细胞有直接破坏作用，因而作用持久，被称为"药物性肾上腺切除"，适用于各种病因的库欣综合征，尤其适用于肾上腺皮质癌的治疗。其他药物对皮质醇合成酶的抑制都是短暂的，停药后，血皮质醇水平很快上升。由于用药后库欣病患者的 ACTH 分泌明显增加，ACTH 对皮质醇分泌的促进作用会抵消药物对皮质醇的抑制作用，从而使药物不再有效。国内可以生产的是氨鲁米特和酮康唑。前者目前已无供应，后者在国外用得较多，效果不错，但因对肝功能的影响较大，个别可出现急性肝萎缩，因此，应用过程中应密切观察肝功能。米非司酮（RU486）是一个用于药物流产的药物。由于它有糖皮质激素受体的拮抗作用，有人将它用于库欣综合征的治疗。目前认为该药适合于非垂体性库欣综合征，从 5mg/（kg·d）开始，逐步加大到 400～800mg/d，一般 6 周可见效，70% 患者临床有改善。不良反应有恶心、头痛及嗜睡，还有男性乳房发育和勃起障碍。

作用于下丘脑－垂体的药物目前尚无成熟到应用于临床，但是当前研究的热点。

总之，库欣病治疗虽然取得了巨大进步，但仍然存在很多问题，有些患者治疗相当困难，需要因人而异，采取多种方法综合治疗，以提高疗效，提高患者的生活质量。图 6-1 为目前美国等发达国家治疗库欣病的方法选择极其疗效。

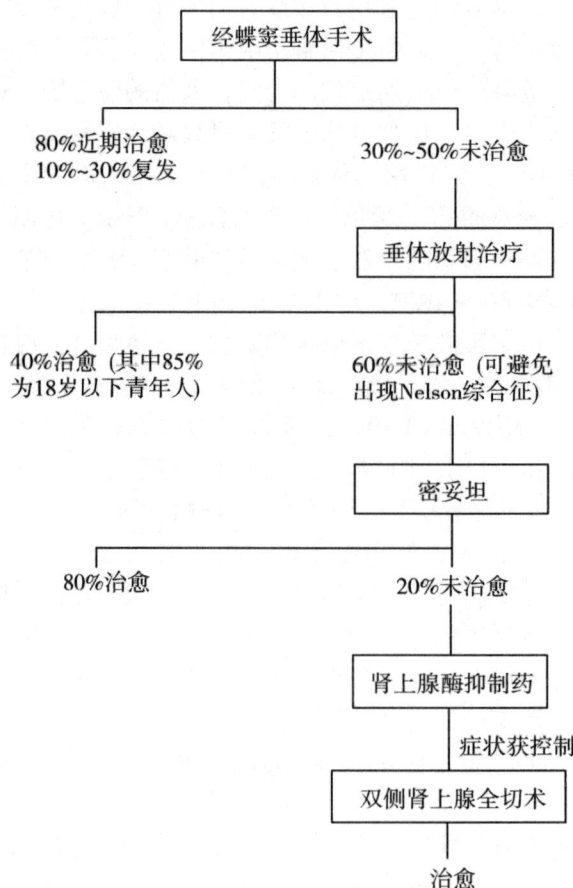

```
                    ┌──────────────┐
                    │ 经蝶窦垂体手术 │
                    └──────────────┘
            ┌──────────────┘    └──────────────┐
   80%近期治愈                          30%~50%未治愈
   10%~30%复发                                │
                                       ┌──────────────┐
                                       │  垂体放射治疗  │
                                       └──────────────┘
          ┌──────────────┘              └──────────────┐
   40%治愈（其中85%                    60%未治愈（可避免
   为18岁以下青年人）                   出现Nelson综合征）
                                               │
                                        ┌──────────┐
                                        │   密妥坦   │
                                        └──────────┘
          ┌──────────────┘              └──────────────┐
    80%治愈                                 20%未治愈
                                               │
                                       ┌──────────────┐
                                       │ 肾上腺酶抑制药 │
                                       └──────────────┘
                                               │
                                            症状获控制
                                       ┌──────────────┐
                                       │ 双侧肾上腺全切术 │
                                       └──────────────┘
                                               │
                                             治愈
```

图 6-1　库欣病的治疗

2. 异位 ACTH 综合征的治疗　异位综合征的治疗的前提是诊断明确、肿瘤定位清晰。手术切除异位分泌 ACTH 的肿瘤是首选。凡体积小，恶性程度低的异位 ACTH 瘤，如支气管类癌手术切除可获得治愈。肿瘤大也可手术治疗，即使局部有淋巴结转移，切除肿瘤及周围淋巴结，必要时加局部放疗，疗效仍良好。若肿瘤较大，和周围粘连紧密，也应将原发肿瘤尽量切除，术后加局部放疗，可获得库欣综合征的暂时缓解，延长患者寿命。如肿瘤已无法切除，或已有远处转移，或虽高度怀疑异位 ACTH 综合征，但找不到 ACTH 分泌瘤，则应考虑做肾上腺切除术，以缓解严重威胁患者生命的高皮质醇血症。针对皮质醇合成的药物治疗对降低皮质醇也有帮助。

3. 肾上腺皮质腺瘤的治疗　将腺瘤摘除，并保留已经萎缩的腺瘤外肾上腺，即可达到治愈的目的。手术一般采用腰部切口入路。近年来有人报道用腹腔镜方法。腹腔镜方法创伤小，术后恢复快，但技术要求比较高。腔镜可经腹腔或经腹膜后两种办法。凡有腹部手术史或心肺功能差者，腹膜后腹腔镜更适合。肾上腺皮质腺瘤一般为单侧，尚未见术后有复发的病例。腺瘤摘除后患者会有一过性的肾上腺皮质功能低下，需补充小量糖皮质激素。糖皮质激素剂量要慢慢减，约半年至 1 年后可逐渐停药。由于肾上腺皮质激素水平突然下降，即使已补充生理量的糖皮质激素，患者在头几个月内仍然有乏力、纳差、恶心、关节肌肉疼痛等不适。极个别患者双侧都有肾上腺腺瘤，应予注意。

4. 肾上腺皮质腺癌的治疗　早期诊断，争取在远处转移前将肿瘤切除，可获得良好的效果。如已有远处转移，手术切除原发肿瘤的效果显然不佳。药物治疗中首选为密妥坦。肾上腺皮质腺癌恶性程度较高，肿瘤体积大，周围浸润比较严重，常常在早期即有重要脏器（如肝、肺、脑）转移，因而总的预后不好。

5. 肾上腺大结节增生的治疗　一般应做双侧肾上腺切除术，术后长期用糖皮质激素替代治疗。对于临床表现较轻者也可切除一侧肾上腺后观察疗效，必要时再切除另一侧。

6. 家族性色素结节性肾上腺病的治疗　对于库欣综合征临床表现轻者，可先切除一侧肾上腺。术后定期随访，如病情不缓解，再切除另一侧。

库欣综合征很少有报告能自发缓解的。如果患者得不到恰当的治疗，高皮质醇血症引起的症候群将持续存在，可能会有起伏波动。如果治疗不够及时，即使后来经治疗皮质醇分泌降至正常，但有些临床表现已不能逆转。严重的低血钾、感染和心脑血管并发症常常是皮质醇增多症死亡的直接原因。生长发育期儿童患皮质醇增多症，会严重影响身高和导致骨骼畸形，严重影响性腺发育和心理健康。所以，皮质醇增多症应当早发现、早诊断、早治疗。

近 40 年来，皮质醇增多症的诊断和治疗取得了长足的进展。改革开放以来，我国内分泌学科也有了很大的发展。但仍然有很多问题亟待解决。

不同病因的皮质醇增多症的发病机制尚不清楚；ACTH 依赖性皮质醇增多症的病因鉴别诊断非常困难，其治疗中的问题也很多。这些都是当前国际上内分泌学界包括中国研究的热点。我国掌握皮质醇增多症诊断治疗技术的医疗中心尚不够多，不能满足患者的需求。皮质醇增多症的基础研究更是薄弱。相信在不久的将来，我们一定能够赶上和超过国际先进水平。

（张　钢）

第二节　原发性醛固酮增多症

原发性醛固酮增多症是临床上可控制或可治愈的一种常见的内分泌疾病，1955 年由 Conn 首先发现并命名，是继发性高血压最常见的原因之一，以低血浆肾素活性及高血浆醛固酮水平为主要特征。此症导致水钠潴留，血容量增多，肾素 – 血管紧张素系统的活性受抑制，是以高血压、低血钾为主要临床表现特征的综合征。大多数由特发性醛固酮增多症引起，占 65% ~ 80%，也可能是肾上腺醛固酮腺瘤及其他原因所致。

本病多见于成年人，女性多于男性，男女之比约 1 : 30 随着实验室检测和影像学检查的进步，使肾上腺疾病的诊断与治疗更加容易和有效，偶发瘤患者检出率明显提高，肾上腺疾病所致的继发性高血压患病率呈现上升趋势。有国外学者提出原发性醛固酮增多症已成为继发性高血压中除肾脏疾病外最常见的形式，其发生率可高达 10% ~ 20%。近 5 年，美国诊治的原发性醛固酮增多症患者已增加 10 倍。新诊断高血压患者中有 5.5% ~ 11.2% 为原发性醛固酮增多症。在用 3 种降压药治疗后的难治性高血压患者中，原发性醛固酮增多症的发病率高达 17% ~ 23%。

原发性醛固酮增多症的内分泌诊断通常分为三步：一是筛查；二是确诊；三是分型诊断。本症首选手术治疗，不适于手术者，常用盐皮质激素受体拮抗剂治疗，同时补钾，加一般降压药。

一、原发性醛固酮增多症的病理生理

醛固酮是由肾上腺球状带分泌的盐皮质激素。生理状态下，醛固酮合成和分泌受肾素 – 血管紧张素系统（RAS）控制。血 Na^+ 和血容量变化通过 RAS 影响醛固酮分泌，血容量降低、失钠、血压下降刺激醛固酮分泌增加。血清 K^+、ACTH 也参与调节醛固酮分泌，K^+ 可直接作用球状带，影响醛固酮合成。血 K^+ 升高可以刺激醛固酮的分泌，随之肾排钾增加；低钾血症则抑制醛固酮分泌而减少尿钾的排泄。ACTH 昼夜节律变化也可一定程度地引起醛固酮同步变化。此外，血清素、前列腺素、内皮素和醛固酮刺激因子也可作用于肾上腺球状带，引起醛固酮分泌增加，而多巴胺、心房利钠肽和生长抑素则抑制醛固酮分泌。

在原发性醛固酮增多症，肾上腺球状带细胞分泌醛固酮的过程不受正常生理性调节，而是自主分泌大量醛固酮，导致高醛固酮血症，使得肾素的合成和分泌受到抑制。醛固酮通过与肾上腺盐皮质激素受体结合发挥其生物学效应，其主要病理生理作用是促进肾小管上皮细胞对 Na^+ 的重吸收。高醛固酮血症导致肾小管上皮细胞 Na^+ 重吸收增加，从而增加水的重吸收，使容量负荷和心排出量增加，引起血压升高。由于钠水潴留，使细胞外液及血容量扩张，通过对肾小球旁器压力感受器的刺激以及 Na^+ 流量对致密斑的作用，结果使肾素合成和分泌受到抑制，肾素活性（PRA）降低，醛固酮（PAC）与肾素活性（PRA）比值增加。醛固酮在促进 Na^+ 重吸收的同时伴有促进钾排泄增加，致使血浆和体内总钾含量降低。细胞内 K^+ 的移出常伴有 H^+ 的移入，导致细胞外液 H^+ 减少，血 pH 上升，出现代谢性碱中毒。

醛固酮除了引起血压升高，还可作用于非上皮组织，增加氧化应激和胶原重塑等过程，导致内皮功能异常、左心室肥大以及肾脏、心脏和心血管组织的纤维化。慢性肾脏疾病患者由于高醛固酮血症和肾脏局部 RAS 兴奋，加重了蛋白尿和肾脏损害，其机制主要与血压升高、内皮损伤和肾纤维化有关。高醛固酮血症除损害心血管系统和肾脏外还可能有其他效应。已经发现原发性醛固酮增多症患者代谢综合征的发生较原发性高血压患者更常见；钾丢失过多则引起糖耐量降低和对血管升压素敏感性下降，可造成体位性低血压。此外，醛固酮增加还引起尿钙、尿镁排泄增加，导致骨质丢失。

二、原发性醛固酮增多症的病因及临床分型重新思考

特发性醛固酮增多症（idiopathic hyperaldosteronism，IHA）和肾上腺腺瘤（aldosterone producing adenoma，APA）是造成原发性醛固酮增多症最常见的临床类型（表 6 - 1），此外还有其他少见的一些类型。早年报道 APA 占原发性醛固酮增多症的 65%，IHA 占 30% ~ 40%。但是，近年研究发现仅 20% 的原发性醛固酮增多症患者经过手术证实为 APA，8% 可疑 APA，而 IHA 的比例高达为 72%。Young 等人认为导致这种变化的原因为临床对原发性醛固酮增多症的重视程度提高，以及原发性醛固酮增多症筛查试验和确认试验在临床的广泛应用，使更多高血压患者被诊断原发性醛固酮增多症，同时也是由于体位动态试验、影像学进步及双侧肾上腺静脉取血技术方法的开展，使得 IHA 的比例上升，更多 IHA 患者被诊断时还处于临床早期和无症状期。故目前原发性醛固酮增多症中 IHA 最常见，占 65% 左右。APA 次之，占 30% 左右。

表 6 - 1　原发性醛固酮增多症临床类型

临床亚型	比例（%）
特发性醛固酮增多症	65
肾上腺腺瘤（醛固酮瘤）	30
原发性肾上腺增生	3
醛固酮癌	1
异位醛固酮分泌性肿瘤	<1
家族性醛固酮增多症 I 型（糖皮质激素可抑制性醛固酮增多症）	<1
家族性醛固酮增多症 II 型（家族性醛固酮增多症、肾上腺腺瘤或两者并存）	不详

1. 肾上腺醛固酮瘤　左侧多于右侧，瘤体直径通常 <2cm，肿瘤包膜完整，多为一侧单个腺瘤，腺瘤同侧和对侧肾上腺组织多数正常，可以增生或伴结节形成，亦可以发生萎缩。腺瘤多为促肾上腺皮质激素（ACTH）反应型，少数为肾素反应型腺瘤（APRA）。

2. 特发性醛固酮增多症　病理变化为双侧肾上腺球状带增生。多数学者认为病因不在肾上腺本身，而是与醛固酮刺激因子（ASF）、垂体阿片黑素促皮质素原（POMC）的产物以及 5 - 羟色胺等神经递质有关，近年还发现醛固酮合成酶（CYP11B2）基因变异可导致醛固酮的合成异常。Takeda 等的研究显示，IHA 患者的 CYP11B2 基因编码区异常突变，而 CYP11B2mRNA 的过度表达提示尚不明确的 ASF 或 CYP11B2 启动子的异常可导致高醛固酮血症，这种 CYP11B2 基因变异可能与 IHA 的发生有关。另一种看法认为发病与肾上腺球状带细胞对血管紧张素 II 的敏感性增加有关，应用血管紧张素转化酶抑制剂可使醛固酮分泌减少，改善高血压和低血钾，而对于醛固酮瘤患者，作用不明显。总之，IHA 的发病机制尚不清楚。

3. 家族性醛固酮增多症　家族性醛固酮增多症（familial hyperaldosteronism，HF）可分为两型，其中 I 型为糖皮质激素可抑制性醛固酮增多症（GRA）。又称 ACTH 依赖性醛固酮增多症。1966 年由 Sutherland 等首次报告，近年先后在美国、爱尔兰、日本、中国发现一些家族性和散发性 GRA。GRA 是

一种常染色体显性遗传病，此类患者醛固酮合成酶基因的编码序列区（CYP11B2）融合有 11 - β 羟化酶基因调节区（CYP11B1），此杂合基因导致醛固酮的分泌不受血管紧张素 Ⅱ 的影响，而受 ACTH 的调节。GRA 特有的生化异常是 18 - 羟皮质醇和 18 - 氧皮质醇明显增多，通常是醛固酮水平的 3~4 倍，提示醛固酮分泌依赖于 ACTH。由于地塞米松可抑制 ACTH 的分泌，使嵌合基因的表达水平下降，醛固酮的生成也随之降低，因此，GRA 患者多采用小剂量地塞米松长期治疗。家族性醛固酮增多症 Ⅱ 型，又称为 ACTH 非依赖性醛固酮增多症。其醛固酮分泌受血管紧张素 Ⅱ 和体位影响，但不受 ACTH 影响，其醛固酮不能被地塞米松抑制，且基因学检查无融合基因的存在，病理类型可为肾上腺腺瘤或增生，抑或同时存在。

4. 原发性肾上腺皮质增生　由 Kater 于 1984 年首次报告。病理形态与 IHA 相似，可为单侧或双侧增生，多数为单侧结节性样增生，其生化特征与 APA 更相似，单侧或部分肾上腺切除术可使高血压和低血钾得到纠正。单侧肾上腺增生症（UAH）与典型原发性醛固酮增多症的各种亚型均不一致，表现为单侧肾上腺多结节样增生，增生的结节中 3β - 羟类固醇脱氢酶、11β - 羟化酶、18 - 羟化酶等均有阳性表达，而增生的球状带区则呈阴性反应。结节可自主分泌醛固酮。肾上腺 CT 常不能检出这种微小病变而被误诊为"正常肾上腺"。只有通过肾上腺静脉采样（adrenal venous sampling，AVS）方可在术前明确诊断。目前其确切病因尚不明了，可能与下列因素有关：①神经肽 Y（NPY）调控肾上腺皮质球状带增生和醛固酮的合成；②肾上腺皮质细胞自主分泌内皮素 - 1（ET - 1），通过自分泌或旁分泌机制刺激肾上腺皮质球状带增生和醛固酮的合成。动物实验已证实 ET - 1 作为选择性的受体激动剂，可通过酪氨酸激酶介导的细胞外信号调节酶（ERK）1P2 途径，在促进球状带细胞增生中起重要作用。

5. 其他亚型　肾上腺醛固酮癌罕见，肿瘤体积大，直径多在 6cm 以上，肿瘤除分泌醛固酮外，往往同时分泌糖皮质激素和雄激素。在细胞学上常难以确定肿瘤的恶性性质，诊断主要依据其生物学行为改变及免疫组织化学来明确。此外，某些异位醛固酮分泌性肿瘤（EAPA），可以异位合成分泌醛固酮，此种病因罕见，可见于肾内的肾上腺残余或性腺肿瘤。

三、临床表现

不论何种病因或类型的原发性醛固酮增多症，其临床表现均是由过量醛固酮分泌所致。

1. 高血压　是最常见的首发表现，血压多为轻中度升高，也可呈难治性高血压，少数表现为恶性高血压。有极少数患者血压可完全正常，但此时，往往呈相对高血压，即与患病前相比，血压明显升高。以往认为原发性醛固酮增多症是相对良性的高血压，血管并发症的发生率比较低。但近年来报道的研究结果并非如此，原发性醛固酮增多症患者与年龄、性别、高血压病程、血压升高程度相匹配的原发性高血压者相比较，心血管事件发生率皆增高。此症患者很少出现水肿，这与钠离子的"脱逸"现象有关。常规降压治疗往往效果不佳，因而难治性高血压者应怀疑原发性醛固酮增多症可能并做必要的筛查试验。另外，还应注意到用氢氯噻嗪等排钾利尿剂可导致低钾加重或原来血钾不低者出现低血钾的患者。不同亚型的原发性醛固酮增多症患者，其高血压程度亦有差别，一般肾上腺醛固酮瘤患者的血压高于特发性醛固酮增多症。目前，已经逐渐将血醛固酮水平看成心血管系统疾病的一个独立危险因素。原发性醛固酮增多症患者比原发性高血压患者易出现心血管疾病，其出现卒中、心梗、房颤分别是原发性高血压患者的 4.2 倍、6.5 倍和 12.1 倍。另外，原发性醛固酮增多症患者易出现左心室肥厚、舒张功能障碍，大动脉硬化，广泛的组织纤维化及阻力动脉的重构。

2. 低血钾　为原发性醛固酮增多症的另一重要表现。研究发现，低血钾和严重钾丢失是原发性醛固酮增多症的后期表现，以往由于诊断时间较晚，故低血钾的发生率较高，但近年随诊断水平的提高，原发性醛固酮增多症的确诊时间明显提前，甚或相当多的原发性醛固酮增多症是在高血压人群中筛选出来的，因而低血钾发生率明显降低。目前的资料显示，原发性醛固酮增多症患者伴低血钾仅 9% 到 37%，且多见于较严重病例，大约 50% 的醛固酮瘤和仅 17% 的特醛症患者血钾水平低于 3.5mmol/L，故低钾血症对诊断原发性醛固酮增多症的敏感性及特异性较低，对原发性醛酮增多症诊断的预测价值不大。低血钾可仅表现为疲乏无力，也可为典型的周期性瘫痪。通常先累及双下肢，导致肌无力或肌麻痪，严重者四肢均受累，甚至影响吞咽、呼吸。肌麻痹的发生与低血钾的程度及细胞内外钾离子的浓度梯度有关。因长期低血钾致细胞内外钾浓度梯度差减少，故症状可较轻；但可累及心脏，心电图表现为U波明显、ST－T变化、Q－T延长、T和U波相连成驼峰状等低血钾波形，另可有早搏、心动过速甚至室颤等心律失常表现。长期低血钾还可使肾小管上皮细胞空泡样变性，导致肾脏浓缩功能减退，表现为多尿、尿量增多、口干、尿比重低。相对于原发性高血压，原发性醛固酮增多症患者易出现肾功能不全，这是因醛固酮对靶器官损害造成。

3. 其他 原发性醛固酮增多症患者糖代谢紊乱的发生率升高。可能机制如下：①原发性醛固酮增多症患者醛固酮分泌增多，直接作用于胰岛素受体，从而使胰岛素敏感性降低；②醛固酮通过下调其自身受体，抑制前单核细胞胰岛素受体 mRNA 的表达以及与胰岛素的结合；③醛固酮可使丝裂原活化蛋白激酶 B（Akt）失活，从而阻断胰岛素信号转导通路；④细胞内失钾可损害胰岛 B 细胞功能，致胰岛素释放减少和作用减弱，引起糖耐量受损甚或糖尿病。在原发性醛固酮增多症患者中，不仅存在糖代谢紊乱，血脂紊乱及腹型肥胖的患病率也较同年龄的正常人群升高。儿童患者由于长期缺钾等代谢紊乱。可出现生长发育迟缓。另外，原发性醛固酮增多症患者因细胞外碱中毒，游离钙减少，血镁降低等因素，易出现手足搐搦和肌肉痉挛。但症状的发生常与血钾浓度有关，低血钾明显时，不易出现手足搐搦。而一旦补钾后，由于神经肌肉兴奋性提高，易出现手足搐搦。

四、原发性醛固酮增多症的筛查与诊断流程

当高血压患者出现低血钾、高血钠、碱血症，同时血钾低于 3.5mmol/L 时 24h 尿钾排泄仍 > 25mmol，高度提示有醛固酮增多症可能。而临床上患者呈现的情况千变万化，如何筛查、确诊原发性醛固酮增多症则成为临床医师面临的重大问题。

血浆醛固酮与肾素活性比值（plasma aldosteroneremn ratio，ARR）［醛固酮（ng/dl），肾素活性 ng/（ml·h）］于 1981 年首次用于原发性醛固酮增多症的筛查，其后逐渐应用于临床，显著提高了该病的检出率。鉴于此，2008 年美国内分泌学会及 2011 年日本内分泌学会分别发表了原发性醛固酮增多症病例检出、诊断、治疗的指南。均指出，应首先运用 ARR 来筛查原发性醛固酮增多症；若为原发性醛固酮增多症可能，则通过功能试验进行证实；一旦证实为原发性醛固酮增多症，再对其进行分型，以便更好地制定治疗方案。

（一）筛查试验

对于疑似或可能患有原发性醛固酮增多症的高血压患者，需进行原发性醛固酮增多症的筛查。1981年 Hiramatsu 首次提出了通过检测高血压患者血浆醛固酮/肾素活性比值（PAC/PRA）来筛查原发性醛固酮增多症的观点，这在原发性醛固酮增多症筛查技术的发展史上具有里程碑的意义，而且其有效性不久就被多项研究所证实。目前 ARR 已被证实是最佳的筛查试验。

1. 什么样的高血压患者要进入原发性醛固酮增多症筛选试验 下述情况患原发性醛固酮增多症的可能性较高：①美国高血压检出，评估及治疗联合委员会第 6 次报告（JNC Ⅵ）的 2 期（>160~179/100~109mmHg）和 3 期（>180/110mmHg）高血压者；②难治性高血压，即三药联合治疗未能控制血压者（收缩压 >140，舒张压 >90mmHg）；③自发性或利尿剂诱导出现低血钾的高血压患者；④发现肾上腺意外瘤的高血压者；⑤有早发高血压（<20 岁）或年轻（<40 岁）脑血管病变史的高血压患者；⑥所有原发性醛固酮增多症患者的患有高血压的一级亲属。特别强调的是，高血压患者如用一般降压药物效果不好，尤其伴自发性低血钾及周期性瘫痪，或用利尿剂等药物易发生低血钾者，应怀疑原发性醛固酮增多症可能，需作进一步检查以确诊或排除。

2. 测定血浆醛固酮/肾素活性比值之前的要求有哪些 在测定血浆醛固酮/肾素活性比值之前，尽量纠正低钾血症，自由摄入钠盐；停用明显影响 ARR 的药物至少 4 周，如安体舒通、依普利酮、阿米洛利、氨苯蝶啶、排钾利尿剂和源于甘草的物质（如甜甘草糖、咀嚼烟草）；停用对 ARR 测定有一定影响的降压药物至少 2 周，如：β受体阻滞剂、中枢 α_2 受体激动剂（如可乐定、α甲基多巴）、非甾体抗炎药物、ACEI、ARB、肾素抑制剂、二氢吡啶类钙通道阻滞剂。如控制血压需要，可应用对 ARR 影

响较小的药物（表6-2）。确认服避孕药和激素替代疗法状态，含雌激素的药物可降低直接肾素浓度（DRC），如果测定的是 DRC 而不是 PRA，则会导致 ARR 假阳性。建议改用其他有效的避孕方法，停口服避孕药。尽管指南对 ARR 测定前的准备做出以上推荐，但仍缺乏级别高的循证医学证据，特别是纠正低血钾到何种水平，以及钠盐、体位和血液标本采集时间对肾素和醛固酮的影响等，这些因素分别涉及肾素和 ACTH 水平，从而对醛固酮的分泌产生影响。因此，有学者建议受试者钾钠平衡饮食后，于卧位清晨8时取血测定肾素和醛固酮。总之，有关 ARR 测定前的准备尚未统一，如何规范 ARR 测定条件以便提高 ARR 对患者实际情况的反映率，将需要临床医师切实考虑并为之努力。

表6-2 诊断原发性醛酮增多症时仍可使用的降压药

药物	类别	使用剂量	建议
维拉帕米缓释剂	非二氢吡啶钙通道拮抗剂	90～120mg，Bid	单独使用或者和本表所列的其他药物联合作用
肼苯达嗪	血管扩张剂	10～12.5mg，Bid，根据需要可增加	开始用维拉帕米缓释剂阻止反射性心跳加速
盐酸哌唑嗪	α-肾上腺素阻滞剂	0.5～1mg，Bid 或 Tid，根据需要增加	注意体位性低血压
甲磺酸多沙唑嗪	α-肾上腺素阻滞剂	1～2mg，Qd，根据需要可以增加	注意体位性低血压
盐酸特拉唑嗪	α-肾上腺素阻滞剂	1～2mg，每天一次，根据需要可以增加	注意体位性低血压

ARR 筛查试验一般需受试者清晨起床（坐、站立或行走）至少2h后，坐位休息5～15min，上午10：00 左右采集血标本测醛固酮和肾素，尽可能2次或多次采血检测以增加阳性率。根据公式 ARR＝醛固酮（pmol/L）：肾素 μg/L 计算 ARR，一般认为 ARR＞554pmol/（μg·h）（以下单位省略）[20ng/dl 或 ng/（ml·h）] 为不正常。

3. 原发性醛固酮增多症 ARR 切点的争论 ARR 的诊断切点尚无一致意见，一般在 554～2 770 之间。造成如此现象的原因，可能与 ARR 测定方法、ARR 测定条件不一致有关，也可能在不同种群患者中 ARR 值存在不同。

选择敏感性和特异性较高的 ARR 切点对于筛查原发性醛固酮增多症至关重要。随着 ARR 切点的提高，诊断原发性醛固酮增多症的敏感性下降，特异性升高，目前 ARR 最常用的切点为831。但 ARR 的切点提高会导致假阴性增多，假阳性率降低。为避免假阳性，可在提高 ARR 切点的同时结合血醛固酮水平，一般血醛固酮水平界值应＞416pmol/L（15ng/dl）。如果单用 ARR＞831 [30ng/dl 或 ng/（ml·h）] 为切点筛查，有30%呈假阳性，若结合血醛固酮＞416pmol/L（15ng/dl）进行筛查，诊断准确性有所下降，但假阳性可减少到3%；若以 ARR＞50，并结合血醛固酮＞544pmol/L（20ng/dl）界定，其敏感性下降了5%，但特异性提高到100%。近年来，有建议综合考虑将立位 ARR 的切点为 1 108 [40ng/dl 或 ng/（ml·h）] 作为最佳筛查试验切点。在立位 ARR 切点为40时，能更好地在疑似患者中筛查出原发性醛固酮增多症。

此外，在肝硬化、充血性心力衰竭、1型糖尿病和肾脏受损时，可因肾素活性降低而导致 ARR 假性升高。雌激素和糖皮质激素可增加血管紧张素原水平和肾素水平。除受上述因素影响外，标本保存、检测手段和药物因素以及温度也对肾素活性产生影响。因此，在进行肾素-血管紧张素-醛固酮系统检查前需排除这些干扰因素。

（二）原发性醛固酮增多症的确诊实验

ARR＞831pmol/（μg·h）[30ng/dl 或 ng/（ml·h）] 是筛选原发性醛固酮增多症的一个良好指标。然而，仅凭 ARR 有时仍会导致错误判断，甚至带来潜在的危害。ARR 高不等于有 PA，由于决定醛固酮生成主要是2个因素，即血钾与血管紧张素 Ⅱ，证实试验就从这两方面进行。因此，对于 ARR 阳性患者均需根据不同情况选择静脉生理盐水试验、口服高钠负荷试验、氟氢可的松抑制试验或卡托普利试验中的任何一项，以确诊或排除原发性醛固酮增多症。此4项试验敏感性、特异性均不一样，各有优缺点，应根据患者依从性及实验室条件进行选择。此外，行确诊实验期间建议服用对 RAS 系统无影响或影响较小的药物。

1. 口服钠负荷试验　口服高钠负荷试验是利用高钠饮食后大量钠进入肾远曲小管进行离子交换，使尿钾排出增多，血钾下降，血 Na^+ 和血管内容量负荷增加，在正常生理情况下肾素的释放减少，从而抑制醛固酮分泌，而原发性醛固酮增多症患者醛固酮的分泌不受抑制。患者试验前正常饮食，留 24h 尿测尿钾、尿钠和尿醛固酮。若患者低血钾严重，建议口服补钾将血钾调整至 3.5mmol/L 以上，再予高钠饮食（钠摄入量大于 200mmol/d）共 3d，第 3 天早晨到第 4 天早晨，留 24h 尿测醛固酮。正常人及一般高血压患者，高钠饮食后血钾无明显变化，而原发性醛固酮增多症患者血钾可能降至 3.5mmol/L 以下，血、尿醛固酮水平升高。无肾病时，尿醛固酮 > 272.4pmol/24h（12μg/24h）或 > 387.8pmol/24h（14μg/24h）可作为诊断原发性醛固酮增多症的切点。检测尿醛固酮时，采用放射免疫法诊断敏感性可能较差，而高效液相色谱法可提高试验敏感性。由于此试验可诱发低血钾和高血容量，故此试验不可用于未得到控制的严重肾功能减退、心衰、心律失常、重度低血钾及严重高血压未得到控制患者。如患者在试验前已经是摄入高盐（12g/d），则无必要进行此试验。按 2004 年 10 月公布的《中国居民营养与健康》调查结果，城乡居民合计每日摄入食盐量 12g，酱油 9g，属于高盐饮食，故进行此实验价值不大。

2. 静脉生理盐水试验　在过夜空腹后，安静卧位下经静脉滴注 0.9% 氯化钠溶液 500ml/h，维持至 4h，输液前、后采静脉血测血浆肾素、醛固酮、皮质醇及血钾。试验过程中，保持卧位，并监测心率和血压。正常人及原发性高血压患者静滴生理盐水后血浆醛固酮水平被抑制到 277pmol/L（10ng/dl）以下，血浆肾素活性也被抑制。如果静滴生理盐水后血醛固酮 < 138.5pmol/L（5ng/dl）可排除原发性醛固酮增多症，> 277pmol/L（10ng/dl）可以诊断原发性醛固酮增多症。介于 138.5 ~ 277pmol/L 者不能确定，例如部分特发性醛固酮增多症患者醛固酮分泌可被部分抑制，此时则为假阴性。如以醛固酮 > 193.9pmol/（7ng/dl）为切点，诊断原发性醛固酮增多症的敏感性和特异性分别为 88% 及 100%。研究者以醛固酮 > 138.5pmol/（5ng/dl）作为切点进行回顾性分析，发现该试验确诊原发性醛固酮增多症有很好的临床诊断价值。静脉生理盐水试验方便、快捷，较常用，但由于血容量的急剧增加，因此不能用于未控制的严重高血压、肾功能不全、充血性心力衰竭、心律失常和严重低钾血症的患者。

3. 氟氢可的松抑制试验　氟氢可的松抑制试验的机制是高剂量氟氢可的松能抑制醛固酮的分泌。ARR 阳性患者应每 6h 口服氟氢可的松 0.1mg，连续 4d，同时口服氯化钾缓释片（每 6h 一次；维持血钾接近 4mmol/L），每日三餐氯化钠缓释片 30mmol 及高盐饮食以维持尿钠排泄量 3mmol/kg 体重以上。第 4 天晨 7 时和 10 时于坐位取血，测定血浆皮质醇、肾素和醛固酮水平，当 10 点立位醛固酮 > 6ng/dl，血浆肾素活性抑制在 1μg/（L·h）以下，且血皮质醇含量低于 7 点时水平（排除 ACTH 干扰效应）则可确诊原发性醛固酮增多症。目前，氟氢可的松抑制试验诊断原发性醛固酮增多症时血醛固酮的界值波动于 249.3 ~ 443.2pmol/L（9 ~ 16ng/dl）不等。

氟氢可的松抑制试验作为非侵入性的钠负荷检查，是确诊原发性醛固酮增多症最敏感的确诊试验。较少引起非肾素依赖性的醛固酮变化，试验中可能引起潜在混杂效应的低血钾及 ACTH 变化得到监控，相对于静脉生理盐水试验危险性小，而且比较方便，对于有潜在高血压危象和心功能不全的患者可以选择氟氢可的松抑制试验。因试验期间氟氢可的松可引起 QT 间期延长，对伴有心室功能减退者应严密观察受试者生命体征。该试验操作烦琐，准备时间较长，目前国内较少使用。

4. 卡托普利试验　卡托普利作为血管紧张素转换酶抑制剂，可使正常人和原发性高血压患者的醛固酮分泌减少。患者维持坐位或站立位至少 1h 后，测量血压，并采静脉血以备测定醛固酮、肾素、皮质醇，口服卡托普利 25 ~ 50mg，服药后维持坐位 1 ~ 2h，取血测血浆肾素、醛固酮、皮质醇。正常人血醛固酮被抑制 30% 以上；原发性醛固酮增多症患者血醛固酮仍升高，肾素不受抑制；但部分特发性醛固酮增多症患者醛固酮水平可被抑制而呈假阴性。该试验操作简单、安全性高，临床应用广泛，尤其适用于老年、顽固性高血压、潜在心功能不全的患者。在试验过程中患者可能出现血压降低，因而需密切监测血压变化。有报道此实验有不少的假阴性或模棱两可的结果。

四种确诊试验，或多或少都存在一些混杂因素，会影响试验的可靠性，相比较而言，氟氢可的松抑制试验中混杂因素得到部分控制，其结果的可靠性较高。如何提高试验的特异性及敏感性？需要我们进一步探索。此外，螺内酯试验在临床实践中也有应用，尽管指南未推荐，但值得我们去研究。

（三）分型检查

为了原发性醛固酮增多症的治疗方案选择，需对确诊患者进行分型与定位检查，从而决定是否予药物治疗或是手术切除一侧病变肾上腺。

1. CT 扫描　肾上腺高分辨力 CT 检查的特异性高，对诊断醛固酮瘤有重要价值，在患者感受、安全性、费用等方面有优势，一般认为首选 CT 检查。肾上腺 CT 征象的描述可以有：正常肾上腺、一侧腺瘤（直径 > 1cm）、单侧或双侧肾上腺增粗、一侧微腺瘤（直径 ≤ 1cm）、双侧大腺瘤或微腺瘤等。最常见的醛固酮瘤的 CT 征象为一侧较小的低密度腺瘤，通常直径 < 2cm。而特醛症患者 CT 则可表现为正常、双侧增粗或双侧结节样增粗。但皮质癌则更多表现为占位病变，直径 > 4cm，且边缘不规则；偶尔皮质癌也可较小，而此时若仅根据 CT 征象则易误诊。肾上腺 CT 在分型诊断中也有不足之处，例如小醛固酮瘤由于 CT 表现为正常或类似结节而被误诊为特醛症，而结节样肾上腺瘤增生又难以与醛固酮瘤鉴别，而一旦误诊会导致不必要的手术。还应注意到，在 40 岁以上者，单侧无功能腺瘤并非罕见，仅依靠 CT，很难与醛固酮瘤鉴别。MRI 在肾上腺影像学中并不优于 CT，且费用昂贵。MRI 对醛固酮瘤的敏感性高，而特异性略差，有时可出现假阳性结果，可使双侧肾上腺增生的原发性醛固酮增多症及原发性高血压伴无功能肾上腺瘤误诊为醛固酮瘤。所以指南建议所有原发性醛固酮增多症患者初诊时行肾上腺 CT 检查以进行分析，同时除外肾上腺大腺瘤，大腺瘤有可能为肾上腺皮质癌。

2. 肾上腺静脉插管采血　肾上腺静脉插管采血（adrenal venous sampling，AVS）为鉴别原发性醛固酮增多症单侧或双侧病变的金标准。对原发性醛固酮增多症诊断明确，肾上腺 CT 提示：肾上腺双侧增生，其中一侧增生有优势，特别是一侧有明显结节，另一侧无明显结节；单侧结节性增生小于 1cm；多结节增生，对侧无明显增生者；建议行 AVS。双侧肾上腺静脉取血测醛固酮、皮质醇。左侧醛固酮/皮质醇与右侧醛固酮/皮质醇的比值 > 10，确定为单侧分泌；> 2，确定为优势分泌；< 1.5，确定为均衡分泌；在 2 ~ 1.5 之间，为不均衡分泌，需定期随访。其对单侧肾上腺病变诊断敏感性及特异性分别为 95% 和 100%，而 CT 分别为 78% 和 75%。因此，目前，AVS 越来越多地应用于上述情况的鉴别，并成为各种指南推荐的首选鉴别方法。但也必须指出，AVS 为以创伤性检查，且费用昂贵，因而，在确诊原发性醛固酮增多症后在需要的情况下进行此实验。

3. ^{131}I 碘化胆固醇肾上腺扫描　目前已很少用于临床。胆固醇是皮质激素合成原料，因而在肾上腺皮质浓聚，尤其是腺瘤及增生组织时，可用 ^{131}I 标记胆固醇后显示浓集部位。如一侧肾上腺放射性浓集，提示该侧有腺瘤。一般腺瘤在 1cm 以上者，90% 可正确定位。如两侧均有放射性浓集，提示为双侧增生，符合率为 70%。据上海瑞金医院报道，140 例行此检查者，其中 126 例腺瘤，定位正确者 115 例，错误及不能肯定者 11 例，准确率 91.3%；增生 14 例，诊断不符者 5 例，准确率 64.3%；该法对原发性醛固酮增多症的诊断总体符合率为 89.6%。

4. 肾上腺 B 超　在有经验的医生操作下，此检查亦有独特价值。对直径 > 1.3cm 的醛固酮瘤可显示，小腺瘤难与特发性增生鉴别。

5. 体位试验　APA 和 IHA 患者体内醛固酮分泌受到的调节机制不同，前者主要与血浆 ACTH 的昼夜节律相关，而后者主要与其对血管紧张素 Ⅱ 的敏感性增强相关，因此可以通过体位试验来鉴别 APA 和 IHA。受试者过夜平卧后，于上午 8：00 卧位取血测醛固酮、皮质醇，然后站立 4h（可稍行动或短暂取坐位）后再取血测上述激素浓度。正常人 8：00 卧位至中午 12：00，血醛固酮水平下降，与血皮质醇水平下降一致；若从 8：00 由卧位改为立位直至中午 12：00，则血醛固酮水平上升，表明体位的作用大于 ACTH 作用。特醛症患者基础血浆醛固酮仅轻度升高，站立 4h 后明显上升，至少超过 8：00 测值的 33%，这是由于患者站立后血浆肾素水平升高所致。醛固酮瘤患者基础血醛固酮明显增高，多超过 20ng/dl，站立后血醛固酮不增高或反而下降。这是由于醛固酮瘤患者醛固酮大量分泌，血容量明显扩张，强烈抑制肾素 - 血管紧张素系统的活性，即使站立 4h 也不足以兴奋肾素的释放；同时，由于腺瘤呈 ACTH 反应性，随着 ACTH 下降，血醛固酮亦见降低，故醛固酮不增高甚至降低提示醛固酮瘤。

6. 赛庚啶试验　赛庚啶为 5－羟色胺拮抗剂，而 5－羟色胺可调节醛固酮分泌。一次口服赛庚啶 8mg，并于服药前及服药后每 30min 抽血一次，历时 2h，测血浆醛固酮。原发性醛固酮增多症的腺瘤型患者醛固酮分泌呈自主性，不受血清素调控，血浆醛固酮服药前、后无明显变化；特醛症者血浆醛固酮下降 0.11mmol/L（4ng/dl）以上，或较基础值下降 30% 以上；多数患者在服药后 90min 下降更明显，平均下降约 50%。该试验的诊断特异性及敏感性有待评估，目前已很少开展。

7. 地塞米松试验　糖皮质激素可抑制性醛固酮增多症（GRA）患者醛固酮合成酶基因的编码序列区（CYP11B2）融合有 11－β 羟化酶基因调节区（CYP11B1），因地塞米松可抑制 ACTH 的分泌，使嵌合基因的表达水平下降，故醛固酮的生成也随之降低。患者午夜口服地塞米松 1mg，于清晨 8：00 再次口服地塞米松 0.5mg，立位 2h，取静脉血测定血醛固酮水平，如血醛固酮 ＜5ng/dl，对 GRA 有诊断意义，而且与 IHA 或 APA 无重叠。

五、鉴别诊断

对于高血压、低血钾的患者，鉴别诊断至关重要，误诊将导致错误的治疗。需加以鉴别的疾病有以下数类。

1. 肾上腺其他盐皮质激素分泌过多而引起的高血压与低血钾　包括：①皮质醇增多症：尤以腺癌和异位 ACTH 综合征所致者，可伴明显高血压与低血钾，但临床综合征可作鉴别；②先天性肾上腺皮质增生症（congenital adrenal hyperplasia）中，有 11－β 羟化酶和 17－α 羟化酶缺陷者都有高血压和低血钾，前者高血压低血钾系大量去氧皮质酮引起，于女性引起男性化，于男性引起性早熟，后者雌、雄激素与皮质醇均降低，女性性发育不全，男性呈假两性畸形。

2. 先天性 11β－羟类固醇脱氢酶缺陷　亦称表象性盐皮质激素过多综合征（AME）。先天性 11β－羟类固醇脱氢酶（11β－HSD）催化皮质醇转化为无活性的皮质素，从而调节皮质醇水平。该酶缺陷可引起明显的盐皮质激素增多症，使肾小管处的皮质醇可与盐皮质激素受体结合发挥盐皮质激素活性，从而引起盐皮质激素过多的临床表现。本病为常染色体隐性遗传性疾病。多见于儿童和青年人。临床表现近似原发性醛固酮增多症，有高血压、低血钾、碱血症。最初表现为血浆肾素活性降低，醛固酮降低，11－去氧皮质酮降低，尿 17－羟皮质类固醇及游离皮质醇轻度升高，尿中四氢皮质醇、别四氢皮质醇（皮质醇代谢物）与四氢可的松（皮质素代谢物）比值增加，但血浆皮质醇正常。用螺内酯治疗有效，用地塞米松治疗也有效。

3. Liddle 综合征　Liddle 综合征（Liddle syndrome）为先天性肾远曲小管重吸收钠增多引起的综合征（又称肾潴钠过多综合征），系常染色体显性遗传性疾病。此症为家族性，男女均可得病，有高血压、低血钾、碱中毒，但尿呈酸性，醛固酮排量和血浆肾素活性均降低。螺内酯不能纠正失钾，地塞米松治疗无效，氨苯蝶啶治疗有效，剂量为每次 100mg，每日服 3 次，待血钾、血压正常，改用维持量，每次 50mg，每日服 1~2 次。

4. Bartter 综合征　Bartter 综合征（Bartter syndrome）由肾小球球旁细胞增生所致，分泌大量肾素，继发醛固酮增高，引起失钾性低血钾症。由于细胞外液容量不足，对血管紧张素 Ⅱ 反应低下，患者不伴有高血压。本病有家族性，呈常染色体隐性遗传，发病机制不明，有人认为是肾小管回吸收钠和氯失常所致或由于前列腺素 E 及血管舒缓素（kailikrein）分泌增高所致，治疗可给予高氯化钠饮食、补钾及吲哚美辛（消炎痛）等。

5. 肾素瘤　肾素瘤（reninoma）由肾小球球旁细胞瘤分泌大量肾素，引起高血压和低血钾，多见于青少年，高血压严重，血浆肾素活性甚高，血管造影、CT、B 超等可显示肿瘤，切除肿瘤后可治愈。

6. 药物　甘草制剂、甘珀酸（生胃酮）及避孕药等均可引起高血压和低血钾，病史有助于鉴别。

7. 原发性高血压　患者服用失钾利尿剂或伴慢性腹泻而失钾，可根据病史鉴别。此外：①高血压病的恶性型；②肾动脉狭窄所致高血压；③一侧肾萎缩，也可引起继发性肾素增高，致继发性醛固酮增多。

六、治疗策略及评价

原发性醛固酮增多症的治疗主要包括手术治疗和药物治疗。对于一侧肾上腺有醛固酮优势分泌的患者，具备手术条件且有手术意愿者，首先考虑行腹腔镜下单侧肾上腺切除术。手术前患者应当常规口服螺内酯，以控制高血压并纠正低钾血症，术后尽早测定血浆醛固酮及肾素活性，监测血压和血钾水平，适时停止补钾和安体舒通，如需要，减少降压药的用量。

对于无手术指征或不愿手术者或术后血压未完全降至正常的原发性醛固酮增多症患者则采用药物治疗。盐皮质激素受体（MR）拮抗剂是原发性醛固酮增多症治疗的首选药物，其在有效降压的同时，还有独立于降压的靶器官保护作用。目前使用最普遍的是螺内酯。该药最常见的不良反应是男性乳房发育，女性月经紊乱等，因此长期服药应使用小剂量，每天 25～50mg。依普利酮是 MR 的选择性拮抗剂，起始剂量 25mg，每日两次，其拮抗 MR 的功效是螺内酯作用的 60%，无雄激素及孕激素拮抗作用，耐受性好，因此可作为不能耐受螺内酯的原发性醛固酮增多症患者替代治疗用药，但依普利酮价格较贵，且循证证据相对较少。上述 2 种药物在慢性肾脏疾病Ⅲ级的患者中应慎用，Ⅳ级者则禁用。

除了 MR 拮抗剂外，还可以使用阿米洛利，以助于纠正血钾和降压。加用钙离子拮抗剂等降血压药物以控制血压。由于原发性醛固酮增多症患者的肾素被抑制，因此 β 受体阻滞剂、ACEI 和 ARB 等药物的疗效不一定理想。对于 GRA 患者，可使用小剂量的糖皮质激素治疗来控制高血压并纠正低血钾，通常成人口服地塞米松，每日 0.5～1mg，用药后 3～4 周症状缓解。

研究显示，醛固酮瘤患者一侧肾上腺手术后，超过 30% 的患者治愈，即低血钾纠正，血压降至 140/90mmHg 以下，不需服用降压药物；超过 70% 的患者从中受益，包括低血钾纠正，减少降压药物使用数量，血压容易控制等。瑞金医院近 3 年的醛固酮瘤患者一侧肾上腺手术率为 19.4%，其中病理为腺瘤的 73%，增生 27%。平均术后随访 2.2 年，治愈率为 44.2%，血压改善 48.8%。特醛症手术后低血钾大多可被纠正，但高血压下降往往不满意，目前此类患者多不行手术治疗。ACTH 依赖型需长期地塞米松治疗。

由于醛固酮具有独立于血压以外的不良作用，因此，未经治疗的原发性醛固酮增多症患者与原发性高血压患者比较，发生心肌梗死、脑卒中、糖尿病的危险明显增高。本症如能及早诊治，大多患者可获良效。

（辛欢欢）

第三节　继发性醛固酮增多症

继发性醛固酮增多症（继醛症）是由于肾上腺外的原因引起肾素-血管紧张素系统兴奋，肾素分泌增加，导致醛固酮继发性的分泌增多，并引起相应的临床症状，如高血压、低血钾和水肿等。

一、病因

1. 有效循环血量下降所致肾素活性增多的继醛症

（1）各种失盐性肾病：如多种肾小球肾炎、肾小管性酸中毒等。

（2）肾病综合征。

（3）肾动脉狭窄性高血压和恶性高血压。

（4）肝硬化合并腹水以及其他肝脏疾病。

（5）充血性心力衰竭。

（6）特发性水肿。

2. 肾素原发性分泌增多所致继醛症

（1）肾小球旁细胞增生（Bartter 综合征）、Gitelman 综合征。

（2）肾素瘤（球旁细胞瘤）。

（3）血管周围细胞瘤。

（4）肾母细胞瘤。

二、病理生理特点

（1）肾病综合征、失盐性肾脏疾病，由于缺钠和低蛋白血症，有效循环血量减少，球旁细胞压力下降，使肾素－血管紧张素系统激活，导致肾上腺皮质球状带分泌醛固酮增加。

（2）肾动脉狭窄时，入球小动脉压力下降，刺激球旁细胞分泌肾素。

（3）醛固酮85%在肝脏代谢分解，当患有肝硬化时，对醛固酮的清除能力下降，血浆醛固酮半衰期延长，有30min延长至60~90min。同时由于腹水的存在，刺激球旁细胞肾素分泌增多，两者均可导致患者醛固酮水平明显增高。

（4）特发性水肿是由于不明原因的水盐代谢紊乱所致，水肿所产生的有效循环血量下降刺激肾素分泌增多，导致醛固酮水平增高。

（5）心衰可以使醛固酮的清除能力下降，且有效循环血量不足，均可兴奋肾素－血管紧张素系统，使醛固酮的分泌增加。

（6）Batter综合征（BS）：系常染色体显性遗传疾病，是Batter于1969年首次报道的一组综合征，主要表现为高血浆肾素活性，高血浆醛固酮水平，低血钾，低血压或正常血压，水肿，碱中毒等。病理显示患者的肾小球旁细胞明显增多，主要是肾近曲小管或髓袢升支对氯离子的吸收发生障碍，并伴有镁、钙的吸收障碍，使钠、钾离子重吸收被抑制，引起体液和钾离子丢失，导致肾素分泌增加和继发性醛固酮增多；前列腺素产生过盛；血管壁对血管紧张素Ⅱ反应缺陷；肾源性失钠、失钾；血管活性激素失调。

目前临床上将BS分为3型。①经典型：幼年或儿童期发病，有多尿、烦渴、乏力、遗尿（夜尿增多），有呕吐、脱水，肌无力，肌肉痉挛，手足搐搦，生长发育障碍。不治疗者可出现身材矮小。尿钙正常或增高，肾脏无钙质沉着。②新生儿型：多发病于新生儿，也可在出生前被诊断。胎儿羊水过多，胎儿生长受限，大多婴儿为早产。出生后几周可有发热、脱水，严重时可危及生命。部分患儿伴有面部畸形，生长发育障碍，肌无力，癫痫，低血压、多饮、多尿。儿童早期被诊断前通常有严重的电解质紊乱和相应的症状。常因高尿钙，早期即有肾脏钙质沉着。③变异型：即Gitelman综合征（GS）。发病年龄较晚，多在青春期后或成年起病，症状轻。有肌无力，肌肉麻木，心悸，手足搐搦。生长发育不受影响。部分患者无症状，可有多饮、多尿症状，但不明显。部分患者有软骨钙质沉积，表现为受累关节肿胀疼痛。是BS的一个亚型，但目前也有人认为GS是一个独立的疾病。

（7）Gitelman综合征（GS）：1966年Gitelman等报道了3例不同于BS的生化特点的一种疾病，除了有低血钾性代谢性碱中毒等外，还伴有低血镁、低尿钙、高尿镁。血总钙和游离钙正常。尿钙肌酐比（尿钙/尿肌酐）≤0.12，而BS患者尿钙肌酐比＞0.12。GS患者100%有低血镁，尿镁增多，绝大多数PGE_2GE_2为正常。

（8）肾素瘤：肿瘤起源于肾小球旁细胞，也称血管周细胞瘤。肿瘤分泌大量肾素，可引起高血压和低血钾。本病的特点：①患者年龄轻，但高血压严重；②有醛固酮增多症的表现，有低血钾；③肾素活性明显增加，尤其是肿瘤一侧肾静脉血中；④血管造影可显示肿瘤。

（9）药源性醛固酮增多症：甘草内含有甘草次酸，具有潴钠排钾作用。服用大量甘草者，可并发高血压，低血钾，血浆肾素低，醛固酮的分泌受抑制。

三、临床表现

继发性醛固酮症由多种疾病引起，各有其本身疾病的临床表现，下述为本症相关的表现：

1. 水肿 原有疾病无水肿，出现继醛症时一般不引起水肿，因为有钠代谢"脱逸"现象。原有疾病有水肿（如肝硬化），发生继醛症可使浮肿和钠潴留加重，因为这些患者钠代谢不出现"脱逸"现象。

2. 高血压 因各种原因引起肾缺血，导致肾素－血管紧张素－醛固酮增加，高血压发生。分泌肾素的肿瘤患者，血压高为主要的临床表现。而肾小球旁细胞增生的患者，血压不高为其特征。其他继醛症患者血压变化不恒定。

3. 低血钾 继醛症的患者往往都有低血钾。

四、实验室检查与特殊检查

（1）血清钾为 1.0～3.0mmol/L，血浆肾素活性多数明显增高，在 27.4～45.0ng/（dl·h）［正常值 1.02～1.75ng/（dl·h）］；血浆醛固酮明显增高。

（2）24h 尿醛固酮增高。

（3）肾上腺动脉造影，目的是了解有否肿瘤压迫情况。

（4）B 型超声波探查对肾上腺增生或肿瘤有价值。

（5）肾上腺 CT 扫描，磁共振检查是目前较先进的方法，以了解肿瘤的部位及大小。

（6）肾穿刺，了解细胞形态，能确定诊断。

五、治疗

1. 手术治疗 手术切除肾素分泌瘤后，可使血浆高肾素活性、高醛固酮症、高血压和低血钾性碱中毒所致的临床症状恢复正常。

2. 药物治疗

（1）维持电解质的稳定：低钾的患者补充钾盐是简单易行的方法，口服或静脉输注或肛内注入。手足搐搦或肌肉痉挛者可给予补钙、补镁。

（2）抗醛固酮药物：螺内酯剂量根据病情调整，一般每天用量 60～200mg。螺内酯可以拮抗醛固酮作用，在远曲小管和集合管竞争抑制醛固酮受体，增加水和 Na^+、Cl^- 的排泌，从而减少 K^+、H^+ 的排出。

（3）血管紧张素转换酶抑制药：ACEI 应用较广，它可有效抑制肾素－血管紧张素－醛固酮系统，阻断 AT I 向 AT II 转化，有效抑制血管收缩，减少醛固酮分泌，帮助预防 K^+ 丢失。同时还可降低蛋白尿，降高血压等作用。

（4）非甾体类抗炎药：吲哚美辛应用较广，它可抑制 PG 的排泌，并有效抑制 PG 刺激的肾素增高，保持血压对血管紧张素的反应性。另外，还有改善患儿生长发育的作用。GS 患者因 PGE_2GE_2 为正常，故吲哚美辛 GS 无效。

六、预后

BS 和 GS 两者均不可治愈，多数患者预后较好，可正常生活，但需长期服药。

（朱慧心）

第七章

糖尿病

第一节 临床表现

一、早期可疑表现

糖尿病不一定都有"三多一少"的典型症状，特别是 2 型糖尿病，其起病隐袭，通常无显著症状，仅在查体或其他疾病检查时才被发现。善于识别"糖尿病的早期非典型表现"，尽早确诊糖尿病，对于糖尿病科医师而言是必修课。

以下为糖尿病不典型症状或可疑表现，如果发现有这些表现，就应建议患者毫不犹豫地做进一步检查，尽早确定是否为糖尿病。

（1）有反应性低血糖表现：在午饭前或晚饭前感觉饥饿难忍、心悸、出汗、手颤、疲乏无力，进食后症状缓解。

（2）皮肤瘙痒，尤其是妇女外阴瘙痒。

（3）反复尿路、胆管、肺部、皮肤等感染者。

（4）四肢末梢疼痛及麻木或皮肤灼热不适者。

（5）结核病患者，对抗结核治疗药效不佳者。

（6）体重减轻而找不到其他原因者。

（7）年轻患者有动脉硬化、冠心病和眼底病变。

（8）口腔症状：如口干口渴、口腔黏膜瘀点、红肿、口内烧灼感、牙龈肿痛和牙齿松动。

（9）40 岁以上有糖尿病家族史者。

（10）明显肥胖者。

（11）有分娩巨大胎儿（胎儿体重 >4kg）史者。

（12）有多次流产、死胎、羊水过多和早产者。

（13）儿童夜间遗尿者。

（14）四肢溃疡或坏疽经久不愈者。

二、典型临床表现

1. 多食　多食是糖尿病患者的典型临床表现之一。糖尿病患者的葡萄糖利用率降低是主要原因。由于患者体内的降血糖激素——胰岛素绝对或相对不足引起一系列糖代谢紊乱，导致肝脏、肌肉及脂肪等组织内葡萄糖利用减少，虽然血糖处于高水平状态，但动静脉血中葡萄糖的浓度差很小，从而刺激摄食中枢兴奋，引起饥饿多食。另外，患者糖的利用率较差，大量从尿中排出，导致全身营养需求相对增加，通过反馈机制使信息传到下丘脑，也是食欲亢进的一个因素。还有部分糖尿病患者同时伴有胰升糖素、儿茶酚胺、糖皮质激素分泌增高，同样造成食欲亢进。

多食是 1 型糖尿病患者常见的症状，部分患者食量每餐可高达 500～1 000g，且善饥，每天进食可达 5 餐以上。此时的患者查空腹血糖可以获得确诊。值得重视的是，随着病情的进展，多食表现会越来越明显，一旦转为少食，常是病情严重及出现并发症或伴随症的标志。

2. 多饮　多饮是糖尿病患者的典型临床表现之二。因胰岛素绝对或相对不足，血糖不能有效地被利用，从而形成高血糖、高尿糖和渗透压升高，使肾小管回吸收水分减少，尿量增多，同时发生细胞内缺水而引起患者烦渴、多饮。

3. 多尿　多尿是糖尿病患者的典型临床表现之三。高血糖状态使肾脏肾曲小管葡萄糖溶质浓度增高，形成高渗性利尿，造成尿量增多。重症患者 24 小时总尿量可达 4~6L。但多尿未必都是真性糖尿病，还有许多疾病出现多尿症状，如尿崩症等。通过血糖的测定完全可以鉴别。

4. 消瘦　消瘦也是糖尿病患者的典型临床表现。糖尿病患者由于胰岛素相对或绝对不足而不能充分利用葡萄糖，导致体内动用脂肪和蛋白质，通过糖异生来补充能量及热量。另外，严重的糖尿病患者最终出现食欲及食量下降，摄取的营养物质减少，从而加重消瘦症状，尤其在 1 型糖尿病患者中消瘦症状会更加明显。

三、并发症的典型特征

因糖尿病早期或轻症糖尿病特别是 2 型糖尿病往往临床症状少，甚至无任何临床症状，也无任何体征，不少患者因为出现各种并发症和相关体征就诊时才确诊为糖尿病，因此认识常见糖尿病并发症和相关体征对糖尿病的诊断同样有临床意义。

糖尿病并发症有急性和慢性之分。特别值得临床医师重视的是有少数重度 1 型糖尿病患者，因出现昏迷或其他中枢神经系统的功能障碍等糖尿病急性并发症才确诊。对临床上常见的顽固性皮肤感染，如各型真菌感染，难愈的皮肤疖痈，反复发作的泌尿生殖系统感染、胆囊炎、牙周炎、牙龈溢脓及鼻窦炎等，均应警惕与糖尿病并存的可能性，应及时检查血糖，争取早日确诊。

四、家族史

糖尿病病因中遗传因素已经被肯定。据国外报道，25%~50% 的糖尿病患者有阳性家族史，而夫妻双方同时患有糖尿病其子代的糖尿病患病率为 5%~22%。最近的研究证实，患糖尿病的母亲比患糖尿病的父亲对后代的影响更明显，尤其在 2 型糖尿病患者遗传方面，母亲的影响更具有十分重要的作用。

（李合芹）

第二节　实验室检查

糖尿病的实验室检查是确定糖尿病诊断是否成立、进行分型、判断病情、预测预后的重要保障，也是进行糖尿病监测、为治疗提供依据的必不可少的手段。

一、血糖

（一）血糖

1. 血糖测定的方法　测定方法有葡萄糖氧化酶法、邻甲苯胺法、铜还原法、铁氰化钾还原法、己糖激酶法及干片化学法等。目前国内采用最多的是葡萄糖氧化酶法，部分单位用邻甲苯胺法。

（1）葡萄糖氧化酶法：血液中的葡萄糖经葡萄糖氧化物酶（GOD），生成葡萄糖酸和过氧化氢。过氧化氢经过氧化物酶（POD）作用，分解氧将无色的还原型 4-氨基安替比林与酚偶联氧化，并缩合成红色醌类化合物。其颜色深浅与血糖浓度呈正比。

（2）邻甲苯胺法：葡萄糖的醛基与邻甲苯胺的氨基在热乙酸溶液中，缩合成蓝色的西夫碱，其颜色深浅在一定范围内与血糖浓度呈正比。

2. 血糖浓度测定　是诊断糖尿病最主要的依据。存在于血液中的糖主要是葡萄糖，通过静脉取血，分离血浆或血清，而血细胞占相当部分，故血浆和血清中葡萄糖浓度较全血中葡萄糖浓度高约 15%。

为了防止葡萄糖为红细胞所消耗，全血应在 1 小时内将红细胞分离，并将血浆或血清存放在 4℃冰箱，以防止细胞消耗葡萄糖，也可抑制葡萄糖酵解酶的活性，防止葡萄糖丢失。

3. 测定时间和频率　临床上根据患者的实际情况、医生判断的需要以及经济承受能力的可能性，对血糖可采取不同时间和不等频率的测定。对一般门诊患者可测早晨空腹和早餐后 2 小时血糖（时间从早餐进食第一口开始计时），服药或应用胰岛素照常，不必停用。对 2 型糖尿病稳定期患者，3～7 日重复检查，血糖控制正常者可半个月至 1 个月重复检查。对于住院调控血糖的患者，可进行空腹、中餐前、晚餐前、临睡前血糖测定，也可在早餐后 2 小时、中餐后 2 小时，晚餐后 2 小时，甚至次晨 2 点加查血糖，以期发现夜间低血糖或黎明现象，掌握血糖控制情况，调整口服降糖药及胰岛素制剂和剂量的应用。对于急性并发症如酮症酸中毒、非酮症高渗性昏迷、急症抢救患者，可酌情增加血糖检查次数，如每 1～2 小时测定 1 次，及时调整治疗方案。

4. 正常范围　葡萄糖氧化酶法：正常空腹血糖 3.6～5.3mmol/L（65～105mg/dl），血浆 3.9～6.1mmol/L（70～110mg/dl）。

（1）增高：一般见于 1 型和 2 型糖尿病，其他可见于垂体功能亢进、甲状腺功能亢进、肾上腺皮质功能亢进、嗜铬细胞瘤、颅内出血、颅脑外伤、脱水、脑膜脑炎、麻醉、窒息等。此外，饭后、情绪紧张、运用激素治疗都可以引起血糖生理性升高。

（2）降低：可见于胰岛素分泌过多、垂体功能减退、甲状腺功能减退、肾上腺皮质功能减退、长期营养不良、肝炎、肝坏死、肝癌、肾小管中毒性糖尿、糖原累积病、磷和砷中毒、胰岛素治疗和甲状腺切除术后等。此外，运动后、饥饿、妊娠期等可引起血糖生理性减低。

（二）口服葡萄糖耐量试验（oral glucose tolerance test，OGTT）

为筛查糖尿病、糖耐量减低，对妊娠糖尿病、可疑糖尿病或有并发症的糖尿病患者、继发性糖尿病患者以及为明确肾性糖尿，应进行 OGTT，尤其空腹血糖在 6.1～6.9mmol/L 者。

1. 方法　试验前应嘱受试者每日至少食糖类 300g，持续 3 日，避免因糖类进入过少而使胰岛 B 细胞分泌胰岛素过低，出现糖负荷后假性糖曲线抬高，误诊为糖尿病或糖耐量减低。葡萄糖负荷（75g）前晚餐后不再进食，患者将无水葡萄糖 75g 溶解于 300ml 水中 5 分钟内喝完，儿童以 175g/kg 葡萄糖计算（最大不超过 75g），溶于水中顿服。服糖前空腹取静脉血，服糖开始计算时间，于半小时、1 小时、2 小时、3 小时分别取静脉血，用同样方法测定血糖浓度，从而得出一条曲线和曲线下面积（AUC），每次取血前留尿查尿糖。

2. 正常值　空腹血糖为 4.4～6.7mmol/L（80～120mg/dl），服糖后 0.5～1 小时血糖低于 8.3～10mmol/L（150～180mg/dl）。2 小时后恢复至空腹水平，3 小时后可低于空腹血糖。若空腹血糖低于 7.0mmol/L，2 小时血糖介于 7.8～11.0mmol/L，应属糖耐量减低（IGT）。

3. 适应证

（1）临床疑有糖尿病，单凭血糖化验结果不能确定者。

（2）已确认糖尿病，需对患者血糖波动等做全面了解。

（3）其他原因引起的糖尿鉴别，如肾性糖尿、滋养性糖尿等。

4. OGTT 减低临床意义　OGTT 减低是反映人体内糖类的某一种或数个环节有障碍，多数提示糖尿病的诊断或糖尿病的前期，但也可见于其他疾病引起的糖耐量异常，如发热、肝病、恶病质、急性应激、肾功能衰竭、情绪冲动者；一些药物如口服避孕药、噻嗪类利尿剂、糖皮质类固醇、过多甲状腺素、烟酸、苯妥英钠等均可降低糖耐量，造成假阳性反应。

二、糖化血红蛋白

（一）测定糖化血红蛋白的意义

糖化血红蛋白（glycosylated hemoglobin，GHb）是葡萄糖或其他糖与血红蛋白的氨基发生反应的产物，是一种不需要酶参与的直接反应，也是糖与氨基酸直接起反应的一种重要化学反应，称为非酶性蛋白糖化，简称蛋白糖化。这种反应符合质量作用定律，即反应产物与参加反应物的浓度成正比关系。以糖化血红蛋白举例，血糖浓度越高，则糖化血红蛋白含量也越高，在总的血红蛋白（Hb）中糖化血红蛋白所占的比例也越多。糖尿病患者测定糖化血红蛋白含量很重要，它可以很好地反映测定前 8~12 周期间患者血糖浓度的总体情况，反映前一段时间血糖的平均浓度。血中葡萄糖可通过红细胞膜上葡萄糖转运蛋白而进入细胞内，一个红细胞平均寿命为 120 天，血红蛋白 A 与血糖接触可达 120 天，但总有一部分红细胞新生，另一部分红细胞衰老，故总的红细胞中大约半数真正接触所处的血糖平均浓度之中，所以糖化血红蛋白 HbA1 和 HbA1c 水平只能反映取血标本之前 2~3 个月的血糖水平。然而糖化血红蛋白可以较好地反映糖尿病血糖控制的情况以及与血糖控制有关的各种糖尿病并发症的发生情况，在某种程度上可反映医疗水平是否得到提高和改进。

（二）糖化血红蛋白的合成

葡萄糖与血红蛋白的结合有两个步骤：第一步为缩合反应，即在红细胞中葡萄糖的醛基与血红蛋白 B 链中 N 端缬氨酸的氨基缩合而形成醛亚胺或 Schiff 碱基，其产物为 HbA1c 前体或易变成分，这一过程为可逆的反应；第二步为醛亚胺化合物经分子重排反应，通过氨基和葡萄糖连接成为酮胺化合物，即 HbA1c，由于该反应速度较慢且呈不可逆性，故称为稳定性 HbA1c。HbA1 代表 HbA1a、HbA1b、和 HbA1c。

（三）糖化血红蛋白的测定方法

测定糖化血红蛋白的方法有多种，如电泳法、柱层析法、比色法等。

1. 电泳法　目前有两种方法，即聚丙烯胺薄板电聚焦和琼脂电泳。聚焦电泳可清晰分离 HbA1c 和其他成分，但需较复杂的技术和设备。近年来提出的 pH6.3 琼脂电泳具有分离清楚和方法简便的优点，是有希望的常规临床测定方法。

2. 柱层析法　原理：阳离子交换树脂柱层析法测定 HbA1 为目前国外最常用的方法，且作为其他方法比较的标准。该法又分为大柱法和微柱法。大柱法可测 HbA1 在内的各个小成分的百分比，受 HbA1 干扰小，但方法较为复杂，测定时间较长，现仅用于研究性测定。新近国外采用 HPLC 法，即阳离子交换树脂、高压液相恒温装置、去不安定物质装置和计算机联合组成的全自动仪测定法。该法具有自动、快速、重复性好等优点，但设备价格昂贵。微柱法应用广泛，方法简便快速，数 10 分钟到 1 小时即可得结果。但只能测得总 HbA1、HbA1c。近年国内推出的亲和性微柱法，既比较廉价又具备以上优点，为糖尿病早期诊断的理想方法之一。影响柱层析法结果的重要因素为温度，故要严格温度的控制，异常蛋白也可干扰该法的结果。

3. 比色法　原理血红蛋白中具有酮胺键的糖化血红蛋白在酸性环境下加热，使己糖部分脱水，生成 5-羟甲基糠醛（5-HMF）化合物，后者可与一硫代巴比妥酸反应呈黄色，然后进行比色定量。

（1）试剂：生理盐水；甲苯；40% 三氯乙酸；0.5% NaCl 16ml，摇动溶解，加水至 100ml 冰箱保存备用；氯化高铁血红蛋白试剂。

（2）操作：经溶血液制备、水解、显色等程序。该法不受前 HbA1c 和其他异常血红蛋白的影响，操作简便。但标准化比较困难，重复性较差，加热时间较长，仅能用光密度表示结果。

（四）糖化血红蛋白测定的临床意义

1. 糖尿病筛选　HbA1c 作为筛选糖尿病是较为理想的指标，证实大多数有空腹血糖升高的糖尿病患者 HbA1c 值升高；对空腹血糖正常的糖耐量低减的患者 HbA1c 值升高，因此认为 HbA1c 和空腹血糖可作为大批人口普查糖尿病筛选试验的方法。餐后 2 小时血糖 > 12.67mmol/L（228mg/dl）时，HbA1c 才升高，所以 HbA1c 被认为是一个诊断糖尿病不敏感的指标，不能取代现行的糖耐量试验和血糖的测定。

2. 糖尿病控制监测　糖尿病患者 HbA1 或 HbA1c 值升高为正常的 2~3 倍，并且和过去的 2~3 个月间的平均空腹血糖值有明显密切关系。HbA1 与病程、年龄、体重无相关性。高值患者的视网膜病、神经损害及妊娠畸形胎儿分娩率均较高。糖尿病得到控制后，HbA1 的下降、恢复要比血糖和尿糖晚

3~4周。对1型糖尿病患者，可避免血糖波动对病情控制观察的影响，测HbA1c是有价值的指标。大多数2型糖尿病患者病情较稳定，检测血糖、尿糖较为经济，则HbA1c只有辅助价值。

3. 糖尿病并发症早期的监测　目前已发现血清蛋白、红细胞膜和胶原蛋白、细胞内的蛋白、眼晶状体等均有不同程度的糖化，提示糖尿病患者非酶蛋白糖化并非限于血红蛋白，而有全身倾向。Cohen等证实在糖尿病动物肾小球及底膜的胶原蛋白上有增加的酮胺连接的葡萄糖。有关研究证实HbA1c升高的患者周围神经传导速度减慢。Mcdnald发现HbA1c可造成对氧的亲和力增加，2，3 - DP - G敏感性下降。Steven等体外试验证实晶状体糖化可造成基质浊化、凝固性和聚合性质增加，对糖尿病白内障形成提供了依据。因此，糖化血红蛋白可用于糖尿病并发症的早期发现和防治。

4. 糖尿病妊娠监测　HbA1测定对监测妊娠的代谢具有重要的意义。HbA1在妊娠之前或妊娠开始升高，提示胎儿有畸形的可能，妊娠后期HbA1水平升高与胎儿体重增加有关。

总之，HbA1是一个较客观的、总体的、稳定的指标，能反映患者2~3个月以内的糖代谢情况，同时与糖尿病并发症尤其是微血管病变关系密切。糖耐量试验是诊断糖尿病的重要检验方法，但其结果受检查前糖类摄取量、激素、药物等因素的影响，并需多次抽血检查，不易被患者所接受。而HbA1的测定，方法简便、快速，较少受其他因素的干扰，因此用此法对糖尿病进行筛选，对于辅助诊断、病情监测、并发症尤其是微血管病变的早期防治、糖尿病妊娠代谢的监测均具有重要的临床价值。

三、糖化血清蛋白（果糖胺）

非酶糖基化不但可以发生在血红蛋白，也可发生在血清蛋白，如白蛋白及其他肽链N端为缬氨酸的蛋白质，形成高分子酮胺化合物，其结构类似果糖胺。测定血清果糖胺可以反映一定时间内经过整合的血糖均值。因为血清中蛋白质的半衰期较短，因此果糖胺测定只能反映采血标本前2~3周患者的血糖平均水平。血清果糖胺测定从技术上来看，不像GHb所需层析和电泳那么高的要求，因此可采用自动化测定。血清果糖胺的正常值为1.28~1.76mmol/L，平均为1.52mmol/L，批内误差为2%。糖尿病患者的血清果糖胺值为1.62~2.79mmol/L，平均为2.28mmol/L。果糖胺与HbA1c之间有高度相关性。果糖胺水平与空腹血浆葡萄糖浓度之间的相关性，$r = 0.73$；与糖化血红蛋白间的相关性，$r = 0.76$；与糖化白蛋白间的相关性，$r = 0.8$。它不受高脂血症、血红蛋白病和年龄的影响。由于它能反映最近1~3周血糖控制的情况，对于急性代谢失常的糖尿病患者如酮症酸中毒、非酮症高渗综合征，以及糖尿病并发妊娠、胰岛素强化治疗等尤为适用。果糖胺测定也适用于镰状细胞性贫血、血红蛋白病、尿毒症患者，但若患者的人血清蛋白浓度低于30g/L，检测血清果糖胺结果偏低，不能很好反映血糖实际浓度。果糖胺不能作为筛查糖尿病患者的依据，但是它对于追踪病情、观察疗效有一定的参考价值。

四、尿液分析

（一）尿糖

1. 测定方法　正常人每天可以排出少量的葡萄糖，为32~93mg，一般常规定性实验不能测出。糖尿通常指每天尿中排出糖超过150mg。

尿糖的测定方法有葡萄糖氧化酶法、班氏法、氰化高铁法。尿糖测定通常可作为判断血糖水平的一个指标，即血糖增高时出现尿糖阳性，血糖越高，尿糖越多，阳性程度越强；但尿糖来自膀胱容纳的尿量，若膀胱容量大，它可收集一段时间的来自肾脏的尿液，故不能反映即刻的尿糖情况，也不能反映即刻的血糖水平。为了更好地反映血糖水平，建议早晨先将尿液排空，然后再在半小时后留取尿液，测定空腹状态下的血糖和尿糖，以便两者比较，这对患者掌握自己的糖尿病血糖控制情况有一定好处。目前所用的尿糖试剂条含有葡萄糖氧化酶和过氧化氢酶，产生的过氧化氢作用于成色试剂而显色，从而通过肉眼比色可测出尿中葡萄糖含量。为了保护试剂条，应尽量不暴露在潮湿空气中，密闭保存，防晒防热，并按照所附的说明书进行操作。所有检查结果都应记录备查。

2. 尿糖原因

（1）妊娠期糖尿：妊娠期肾血流量增加，肾糖滤过超过肾小管再吸收，因而几乎半数孕妇呈现尿糖阳性。

（2）肾性糖尿：PPG、FPG 及 OGTT 均正常而出现糖尿。各种先天或获得性原因（良性家族性肾性糖尿、各种肾小管性酸中毒、慢性肾衰竭）引起肾糖阈值降低，肾小管葡萄糖再吸收减少而出现尿糖。

（3）滋养性糖尿：少数正常人在摄食大量糖类后由于小肠吸收糖过快而负荷过重，可出现暂时性糖尿。

（4）其他糖尿：非糖尿病患者还可出现其他糖尿，例如一些先天性代谢缺陷病可表现为半乳糖尿、果糖尿、戊糖尿等。

（二）尿蛋白测定

正常肾小球可滤出一些低分子量蛋白质，经近端肾小管重吸收，24 小时尿清蛋白排出量低于 30mg，尿蛋白定性试验呈阴性反应。当尿白蛋白量超过 300mg/24h，尿蛋白定性阳性。剧烈发热、运动、体位改变、寒冷等因素可引起一过性蛋白尿，属生理性蛋白尿。由于肾小球器质性病变引起的蛋白尿为持续性，故蛋白尿程度与病变部位和性质有关。糖尿病肾病主要以蛋白尿为临床医师所识别。1 型糖尿病患者中 35% ~45% 有糖尿病肾病，而 2 型糖尿病患者中 15% ~25% 有肾病。肾病患者最早表现为肾功能增强、肾血流量增加，肾小球滤过率增加 >150ml/min，临床不易发现，待到发现微量白蛋白时，才被认为是糖尿病肾病早期，24 小时尿白蛋白定量在 30 ~300mg 时，肾活检已见肾小球器质性病变。糖尿病患者出现微量白蛋白尿时，若不予积极治疗，任其发展，即可逐渐发展为显性蛋白尿，由间歇出现发展到持续性蛋白尿。肾功能会逐步减退，表现为肾小球滤过率降低，内生肌酐清除率下降，最终演变为氮质血症和尿毒症，即终末期肾功能衰竭。微量白蛋白是最早预示糖尿病肾病及发展的重要指标，同时也是血管内皮损伤的标志，意味着有大血管病变的存在。尿白蛋白排出呈昼夜变动，失水、运动、直立位、高血糖、食物蛋白过量均可增加其排泄量。如有尿路感染及月经期均不宜收集尿标本，以免影响其测定结果。

微量白蛋白尿测定方法有多种，如放射免疫测定法、比浊法、散射测浊法、辐射状免疫弥散法、酶联免疫吸附测定法等。这些方法具有较高的特异性、灵敏度和精确性，应防止尿白蛋白吸附到容器上。关于尿液收集方法尚未统一，有采用清晨第一次尿检测白蛋白量、规定时间收集过夜尿液、随意晨尿一次送检、24 小时尿液送检白蛋白排量 4 种。但一次检查尿白蛋白量有时难以确定糖尿病肾病诊断，需要在 3 ~6 个月内重复检 3 次，更能反映尿白蛋白的实际排出量，从而判断其性质。

尿白蛋白（μg）/肌酐（mg）比值（A/Gr）增高见于糖尿病肾病。正常值：男性≤17，女性≤25，相当于微量白蛋白排出率≤17 ~300mg；凡是尿白蛋白排出量超过 300mg/24h，称为白蛋白尿。所谓显性蛋白尿指 24 小时尿蛋白排量 >500mg，相当于白蛋白 >300mg。微量白蛋白尿多见于糖尿病诊断 5 ~10 年后，之后再经过 5 ~10 年可发生肾病综合征，肾小球滤过率明显降低，进而可演变为终末期肾功能衰竭。导致糖尿病肾病的危险因素除了微量白蛋白尿外，还与糖化血红蛋白增高有关，在 1 型糖尿病患者中 HbA1c≥8.1%，血压 >140/85mmHg（18.7/11.3kPa）及具有糖尿病肾病家族史等。微量白蛋白尿也是血管内皮细胞损伤的指标，它可见于胰岛素抵抗综合征，即高胰岛素血症、糖和脂肪代谢异常、肥胖、高血压、动脉粥样硬化等，故微量白蛋白尿是心血管疾病的独立危险因素。

（三）酮尿

胰岛素严重缺乏，尤其伴有对抗胰岛素的激素如肾上腺素、胰升糖素、糖皮质类固醇、甲状腺激素、生长激素等分泌增多时，可有靶细胞对葡萄糖摄取和利用减低，脂肪分解亢进，游离脂肪酸释放增加，经氧化代谢而产生 β - 羟丁酸、乙酰乙酸、丙酮，统称为酮体，β - 羟丁酸、乙酰乙酸为酸类物质，可消耗体内碱基贮备，而乙酰乙酸、丙酮可为硝普钠试验所检出，若乙酰乙酸和丙酮量增加时，呈紫色反应，所谓硝普盐反应阳性。β - 羟丁酸则不显示阳性反应。尿酮体阳性见于 1 型糖尿病、糖尿病酮症酸中毒、2 型糖尿病处于应激、感染、创伤、手术等情况。酮体阳性也见于长期妊娠哺乳、饥饿、高脂肪饮食、乙醇中毒、发热等。目前测定尿酮体不能测出 β - 羟丁酸，故尿酮体阴性不能除外体内仍有过多 β - 羟丁酸存在，尤其糖尿病患者有明显酸中毒，故尿酮试验阴性或弱阳性，仍不能忽视酮症酸中毒状态。测定尿酮体有助于早期修正治疗方法，及时进行积极治疗，降低酮症酸中毒的病残和死亡率。现市场供应的尿酮体试剂条已广泛使用，应按其操作程序进行。像血糖测试条一样，尿酮体测试条应妥善保管，避免日晒、受潮。

五、血脂质分析

脂质代谢紊乱在糖尿病及糖尿病并发症的病理过程中有着非常重要的作用，因此测定血脂含量对了解病情、分析和判断药物的治疗作用有很重要的意义。一般测定指标为血清胆固醇、血清三酰甘油、高密度脂蛋白和低密度脂蛋白，若需进一步探讨脂质代谢异常还可加查脂蛋白（a），载脂蛋白 A、B 等。

血清脂类包括胆固醇（TC）、三酰甘油（TG）、游离脂肪酸（FFA）、磷脂（PL）等。血脂除 FFA 不与白蛋白结合外，余均与蛋白结合，以脂蛋白（LP）形式存在。脂蛋白的核心为胆固醇酯（CE）和三酰甘油（TG）。脂蛋白（LP）根据密度的不同分为高密度脂蛋白（HDL）、低密度脂蛋白（LDL）、极低密度脂蛋白（VLDL）和乳糜微粒（CM）。

低密度脂蛋白（LDL）是致动脉粥样硬化的主要成分，根据其颗粒大小和所含成分不同而有各种亚组。低密度脂蛋白大小与血清三酰甘油浓度呈反比关系；小而密的低密度脂蛋白增多可伴有较高的冠心病风险，与动脉粥样硬化的发生有关。高密度脂蛋白（HDL）能够将周围组织包括动脉壁的胆固醇带回肝脏进行降解以胆酸由胆道排出处理，高密度脂蛋白具有防止动脉粥样硬化的作用，担负着将胆固醇逆向转运的功能。脂蛋白（a）类似低密度脂蛋白颗粒，其中载脂蛋白 B100 通过二硫键与脂蛋白（a）连接；脂蛋白（a）具有抑制纤维蛋白溶解作用，是导致动脉粥样硬化（冠心病、心肌梗死、脑血管病）的独立危险因子。极低密度脂蛋白（VLDL）是由肝脏合成的内源性脂蛋白，主要载脂蛋白为 B100、CⅠ、CⅡ、CⅢ和 E，所含三酰甘油量较乳糜微粒（CM）少，但所含胆固醇量则较乳糜微粒为多；极低密度脂蛋白残骸内含有更多胆固醇，与中间密度脂蛋白（IDL）所含较多胆固醇，均可促进动脉粥样硬化的发生。极低密度脂蛋白胆固醇又称 β-VLDL，如同低密度脂蛋白胆固醇一样，均可促进动脉粥样硬化的发生。

1 型糖尿病血糖控制差者血中三酰甘油、胆固醇、VLDL 均可增高，而 HDL-C 可降低；有酮症者可暂时出现高乳糜血症；经胰岛素治疗后，血糖转为正常，这些血脂异常可恢复到类似非糖尿病患者。2 型糖尿病患者常有血脂异常，包括三酰甘油升高，高密度脂蛋白胆固醇降低，总胆固醇和低密度脂蛋白胆固醇可正常，但小而密的低密度脂蛋白颗粒常增加，且伴有心血管疾病的危险性增加。血脂异常与胰岛素抵抗、高胰岛素血症有密切关联。血脂异常为胰岛素抵抗综合征的一个重要组成部分。糖尿病患者尤其 2 型糖尿病患者血清胆固醇、低密度脂蛋白胆固醇增高，而高密度脂蛋白胆固醇降低，与大血管病变的发生一致，血三酰甘油水平升高也是糖尿病大血管病变的致病危险因子，与其潜伏的小而密的 LDL 颗粒有关。低密度脂蛋白的化学修饰，包括乙酰化、糖基化和氧化，使细胞膜表面的清道夫受体活跃，从而使单核-巨噬细胞、平滑肌细胞吞噬大量胆固醇，形成泡沫细胞和动脉壁脂条纹，继而使纤维蛋白沉积、血小板黏附聚集、平滑肌细胞向内膜移行和增生，细胞外基质增加，进而产生动脉粥样斑块，斑块的破裂可导致心脑血管事件。

糖尿病患者不仅有血脂、脂蛋白和载脂蛋白异常，而且脂蛋白成分也可发生改变，例如，VLDL 中游离胆固醇、胆固醇酯、载脂蛋白 B 成分增加，而三酰甘油含量则降低；高密度脂蛋白有游离胆固醇增多，而胆固醇酯减少。糖耐量减低者和 2 型糖尿病患者还可有餐后血脂代谢异常，乳糜微粒和乳糜微粒残骸增加，游离脂肪酸进入肝脏增加，可提高肝细胞对胰岛素的抵抗，肝脏摄取葡萄糖减少，而富有三酰甘油的脂蛋白增多，大而漂浮的低密度脂蛋白颗粒经肝三酰甘油酯酶处理而转变为小而致密的低密度脂蛋白，促进动脉粥样硬化的发生和发展。

六、胰岛 B 细胞功能测定

胰岛由 B 细胞（分泌胰岛素）、A 细胞（分泌胰升糖素）、D 细胞（分泌生长抑素）和 PP 细胞（分泌胰多肽）所组成，它们有内分泌、自分泌和旁分泌作用，参与糖、脂和蛋白质代谢，尤其胰岛素和胰升糖素在精细地维持血糖动态平衡中相互促进又相互制约。1959 年 Yalow 和 Berson 首先创立应用放射免疫法测定胰岛素，该法特异性高、灵敏度强，为在体内探测胰岛 B 细胞功能创立条件，推动了内分泌学乃至整个生物医学的发展。

（一）胰岛素释放试验

1. 原理　应用以猪胰岛素为抗原取得特异抗血清组成放射免疫试剂，可以有效地测定人血清中胰岛素的含量。根据胰岛素释放的曲线，对糖尿病的分型、鉴别诊断、判断胰岛 B 细胞的功能、药物对糖代谢的影响等均具有非常重要的意义。

2. 方法　实验前受试者禁食 8～12 小时，糖尿病患者停用口服降糖药 1 周。取 75g 葡萄糖粉溶于 200～300ml，温开水中，要求在 5 分钟内饮完。分别取空腹，饮葡萄糖后 30min、60min、120min、180min 的静脉血测定血糖和血清胰岛素，画出曲线。

3. 临床意义

（1）胰岛素释放高峰：正常人多数在饮葡萄糖后 30～60 分钟出现。以后逐渐下降，至 3 小时血糖恢复到空腹时基础值，而胰岛素的恢复需要 4 小时左右。血中胰岛素和血糖的浓度呈平行关系。50g 葡萄糖负荷时，胰岛素的高峰值较 75g 低，3 小时降到基础值。

（2）糖尿病患者胰岛素释放有以下三型

1）胰岛素分泌不足型：空腹胰岛素水平较低，口服葡萄糖刺激后，仍未得到明显反应，曲线呈低平状态，表明胰岛素分泌绝对不足，称为胰岛素分泌不足型或低胰岛素分泌型；部分患者其高峰出现在 60～120 分钟后，表明胰岛素分泌迟缓，则称为低胰岛素分泌迟缓型，见于 1 型糖尿病患者。

2）胰岛素分泌增多型：空腹胰岛素水平正常或高于正常，口服葡萄糖刺激后，多数于 2 小时后达到高峰，胰岛素值明显高于正常。表明胰岛素分泌功能正常或偏高，其反应迟缓；提示胰岛素相对不足，称为胰岛素高迟缓分泌型。多见于 2 型糖尿病患者，尤其是肥胖者。肥胖者血中胰岛素反应性升高与肥胖程度呈正相关，表明存在有胰岛素抵抗。

3）胰岛素释放障碍型：空腹胰岛素水平略低于正常，而口服葡萄糖刺激后各时相胰岛素分泌值呈低水平状态，峰值低于正常值，且于第 2 小时出现。表明胰岛素分泌障碍致迟缓反应。多见于 2 型糖尿病、营养不良体形消瘦之糖尿病患者。

（二）血清 C 肽释放测定

1. 原理　胰岛素和 C 肽是以等分子量分泌。在到达体循环前要经过肝脏，由于肝对 C 肽的摄取量少，而对胰岛素的摄取量比 C 肽多 20%～40%，同时在外周对 C 肽降解速度比胰岛素慢，因此外周 C 肽比胰岛素浓度高 5%～10%。各种对胰岛素的刺激分泌，使两者在血中的浓度均有不同程度的升高，但 C 肽的种属特异性很强，用放射免疫测定法（RIA），不受动物的 C 肽、胰岛素及胰岛素抗体的影响，在有胰岛素抗体产生时和接受外源胰岛素治疗等情况下，C 肽更能反映胰岛 B 细胞的分泌功能。同时测定 C 肽和胰岛素可精确地了解内源性胰岛素的分泌动态，以及肝脏对两者的代谢情况，较单独测定胰岛素更有意义。

2. 方法　应用放射免疫法，分别测定空腹及葡萄糖负荷后 1h、2h、3h 血清 C 肽的含量。C 肽清除率为（5.1±0.6）ml/min，较胰岛素（1.1±0.2）ml/min 为高，C 肽每日含量相当于胰岛素的 5%，占胰岛素分泌总量的 0.1%。

3. 临床意义

（1）确定糖尿病类型及治疗方案：因糖尿病患者 C 肽水平与临床分型及病情的严重程度是一致的，所以通过测定 C 肽能反映机体胰岛 B 细胞的分泌功能。1 型糖尿病患者基础 C 肽水平及葡萄糖刺激后均呈低平反应或无反应。表明胰岛 B 细胞分泌功能较差，必须用胰岛素治疗。2 型糖尿病患者 C 肽水平较高，葡萄糖负荷后均呈高水平反应，多数于第 2 小时达到高峰，明显高于正常值。表现为高胰岛素血症，患者多为肥胖型，由于胰岛素受体数目减少，对胰岛素不敏感，一般不需要胰岛素治疗。

（2）反映胰岛 B 细胞分泌功能：对应用外源性胰岛素治疗的患者，尤其对 1 型糖尿病患者测定胰岛素难以辨别其胰岛素为内源性或外源性。外源性胰岛素中无 C 肽存在，所以只有通过测定 C 肽才能更精确地反映胰岛 B 细胞的分泌功能。

（3）协助诊断与鉴别诊断

1）胰岛素细胞瘤的辅助诊断：由于胰岛素细胞瘤能够自主分泌胰岛素，引起"内源性高胰岛素血症"，故血循环中常伴有胰岛素抗体，对测定胰岛素有干扰，通过测定 C 肽及其基础值和葡萄糖负荷后的反应升高，可有助于胰岛素细胞瘤的诊断。

2）判断胰腺术后残留组织及其功能　胰腺切除后，血液中仍能测出 C 肽，表明胰腺仍有分泌功能，C 肽水平与残留组织及其功能呈正比。

七、血清胰岛细胞抗体及胰岛素抗体测定

（一）胰岛素抗体

1. 原理　1 型糖尿病或部分 2 型糖尿病患者在胰岛素治疗的过程中，随着治疗时间的延长、剂量的增加，加之外源性胰岛素不纯，部分患者可能会产生胰岛素抗体。

2. 方法　放射免疫法、免疫沉淀法、补体结合法、凝结试验法、凝胶过滤法和免疫电泳法。因灵敏度高、方法简便而以放射免疫法最为常用。结合容量单位通常以 U/L 或 mol/L 表示。

3. 临床意义　凡接受过动物胰岛素治疗的患者，易产生胰岛素抗体。胰岛素抗体与胰岛素相结合，形成抗原 - 抗体复合物，从而使胰岛素失去生物活性，结果胰岛素用量不断增加而病情反而难以得到满意控制。所以凡胰岛素用量大而病情控制不满意的患者测定胰岛素抗体出现阳性者，表明产生胰岛素抗体。

（二）血清胰岛素受体的测定

1. 原理　胰岛素是蛋白激素，与细胞膜上的胰岛素受体结合，通过第二信使引起细胞内的变化。胰岛素受体具有高度特异性，它能识别胰岛素并与其结合，还能与含有胰岛素分子的胰岛素原结合，但不能与分解的 A 链或 B 链以及 C 肽结合。受体的亲和力与胰岛素的生物活性呈平行关系。

2. 方法　采用受体放射分析法。

3. 临床意义　胰岛素受体是一种糖蛋白，经胰蛋白酶作用后，其结合力下降或消失。在不同生理和病理情况下，胰岛素发挥作用的大小，取决于靶细胞中胰岛素受体的数目及对胰岛素的亲和力。受体数目与胰岛素浓度呈负相关。胰岛素浓度高时单核细胞受体数目减少，而控制热量摄入可使胰岛素降低和受体增多；肥胖者血中胰岛素浓度较高，而降糖效果较差，主要由于肥胖者体内肥大的脂肪细胞膜上的受体数目减少和亲和力降低。当肥胖者饥饿 48 ~ 72 小时，靶细胞膜上受体密度增高，胰岛素与其结合的亲和力得到恢复。长期进食量少、消瘦者受体数目可增高。胰岛素受体是一种蛋白质，故有抗原性，可产生胰岛素受体抗体。由于胰岛素受体的抗体存在，可导致严重的抗药性，往往血中胰岛素水平会很高，但胰岛素结合量很低；或对外源性胰岛素有很大抗药性，每日胰岛素用量很大，而血糖控制达不到满意。

（三）谷氨酸脱羧酶抗体（GAD - Ab）测定

1. 原理　1 型糖尿病为一种自身免疫性疾病，在体液中有相应的抗体存在。谷氨酸脱羧酶（GAD）是抑制性神经递质 γ 氨基酸（GABA）的合成酶，在人脑和胰岛中均有表达，在胰岛内具有抑制生长抑素和高血糖素分泌的作用，并可调节胰岛素的分泌及胰岛素原的合成。GAD - Ab 为胰岛 B 细胞上的一种抗体，为胰岛 B 细胞受到某种病毒刺激后释放变性蛋白（GAD）而产生，产生后反作用于胰岛 B 细胞的 GAD，通过抗原 - 抗体反应，对胰岛 B 细胞产生细胞毒作用，造成 B 细胞破坏。

2. 方法　利用大鼠胰岛组织制备 GAD 抗原，有放免法、酶免法、荧光免疫法等。

3. 临床意义

（1）1 型糖尿病的重要免疫标志：预测 1 型糖尿病的发生，及时干预免疫反应。GAD - Ab 的出现早于 ICA，阳性率高，且不像 ICA 那样在发病后短时间即消失，在病程较长的 1 型糖尿病患者中，虽然血清中测不出 C 肽，此时 ICA 阳性率下降至 10% ~ 20%，但 GAD - Ab 阳性率仍高达 70%，说明

GAD – Ab持续时间较长，消失较晚；敏感度可达60% ~80%，特异度几乎为100%，特异度与敏感度均大于ICA。并出现于高危人群1型糖尿病临床起病前期。

（2）1型糖尿病的正确分型：GAD – Ab 在初诊的 1 型糖尿病儿童及其一级亲属中阳性率高，而在 2 型糖尿病阳性率较低，胰岛素缺乏严重的患者阳性率明显高于非缺乏者，提示 GAD – Ab 可以作为 1 型糖尿病的分型诊断依据。在 2 型糖尿病患者中，每年有 1% ~2% 可转变为胰岛素缺乏型，称为 LA-DA，在早期胰岛素释放没有明显的变化，GAD – Ab 可预示其发展。

（3）作为 1 型糖尿病患者接受免疫治疗时疗效监测的指标。

（四）胰岛细胞抗体（ICA）测定

1. 原理　1 型糖尿病患者在发病过程中与免疫关系密切，在血清中可测得胰岛素细胞抗体（ICA）。胰岛细胞抗体是针对胰岛细胞内多种抗原的一组抗体，按其结合部位可分为胰岛素细胞胞浆抗体（ICA）和胰岛素细胞表面抗体（ICSA），现已证实 ICA 为免疫球蛋白 IgG。ICA 与 ICSA 阳性率无明显差异，随着病情的延续，ICA 阳性率逐渐下降，ICA 下降更为迅速。在 2 型糖尿病病人群中 ICA 阳性率为 1.5% ~8.3%，并非胰岛 B 细胞所特异，只可作为胰岛细胞的胞质抗原。

2. 方法　应用完整的胰腺组织或分离的胰岛细胞作为抗原，有免疫组化法、荧光免疫法、酶免法三种。

3. 临床意义

（1）糖尿病的分型：ICA 在 1 型糖尿病中阳性率高达 65% ~85%，随病情延长而降低。在 1 型糖尿病直系亲属中阳性率为 3%，而正常人仅 0.5%，表明 1 型糖尿病患者中阳性明显。临床新诊断的 2 型糖尿病中 ICA 阳性率为 10%，但长期随访这些患者均发展成 1 型糖尿病。ICA 阳性患者实际属于缓慢进展的 1 型糖尿病。ICA 阳性的非糖尿病患者 60% ~70% 发展成 1 型糖尿病，而非糖尿病 ICA 阳性的孪生子 5 年内 100% 发生 1 型糖尿病。

（2）ICA 与 1 型糖尿病：ICA 在 1 型糖尿病病人群中的阳性率为 30% ~50%，新发病者可高达 70% ~90%。随着病情的延长，阳性率逐渐降低。ICA 在非糖尿病病人群中阳性率为 0.7% ~1.7%。1 型糖尿病患者的一级亲属 ICA 阳性率可高达 6.1%；ICA 强阳性的 2 型糖尿病经数月或数年可转为 1 型糖尿病。

（3）ICA 与 2 型糖尿病：在 2 型糖尿病中 ICA 阳性率为 1.5% ~8.3%。ICA 阳性的患者，有下列临床特点：①应用口服降糖药发生继发性失效 ICA 阳性者高；②糖尿病病程 3 ~5 年，50% ~60% 的患者需要胰岛素治疗或有酮症倾向；而 ICA 阴性者极少需要胰岛素治疗；③其他器官特异性自身抗体可阳性；④体形多消瘦，女性多于男性，在家族中可有 1 型糖尿病。故 ICA 阳性者为成人晚发的胰岛素依赖型糖尿病（LADA）的重要标志，早期阶段类似 2 型糖尿病，最终需要胰岛素治疗。

（4）ICA 与妊娠正常妇女：在妊娠期间常出现尿糖阳性，同时伴有 ICA 阳性，则易发生 1 型糖尿病。

（周光清）

第三节　分型及诊断标准

一、分型

随着基础医学的不断发展，对糖尿病的认识日益深入，分型不断得到修正与完善。

（一）1 型糖尿病

1 型糖尿病为胰岛 B 细胞破坏导致胰岛素绝对缺乏。按病因不同又分 1A 型（免疫介导 1 型糖尿病）和 1B 型（特发性 1 型糖尿病）两个亚型。

1. 免疫介导 1 型糖尿病（1A 型 DM）　临床特点：起病急（幼年多见）或缓（成人多见）；易发生酮症酸中毒，需应用胰岛素以达充分代谢控制或维持生命；针对胰岛 B 细胞的抗体如胰岛细胞抗体（ICA 抗体）、IAA、谷氨酸脱羧酶抗体（GAD）、1A – 2 常阳性；可伴其他自身免疫病如 Grave's 病、桥本氏甲状腺炎等。

2. 特发性或非典型性 1 型糖尿病（1B 型 DM）　临床特点：酮症起病，控制后可不需胰岛素数月至数年；起病时 HbA1c 水平无明显增高；针对胰岛 B 细胞抗体阴性；控制后胰岛 B 细胞功能不一定明显减退。

（二）2 型糖尿病

2 型糖尿病主要表现以胰岛素抵抗为主伴胰岛素相对不足，临床最为多见，占糖尿病者中的 90% 左右。

临床特点：中、老年起病，近来青年人亦开始多见；肥胖者多见；常伴血脂紊乱及高血压；多数起病缓慢，半数无任何症状，在筛查中发现；发病初大多数不需用胰岛素治疗。

（三）其他特殊类型糖尿病

1. 胰岛 B 细胞功能遗传缺陷的糖尿病　胰岛 B 细胞功能遗传缺陷是一种单基因遗传性疾病；基因突变引起 B 细胞功能缺陷，胰岛素分泌减少而导致的成年发病的 2 型糖尿病（MODY）和线粒体遗传性糖尿病。MODY 是青年时发病的 2 型糖尿病。特点为：单基因突变致胰岛 B 细胞功能缺陷；常染色体显性遗传；有阳性家族史；25～30 岁前发病；发病后 5 年内不需要胰岛素治疗；随着年龄增长而胰岛 B 细胞功能进行性减退；微血管病变发病率较高，尤其糖尿病视网膜病变；MODY 占糖尿病 2%～5%；MODY 病因具有遗传异质性。

2. 胰岛素作用的遗传缺陷（胰岛素受体基因异常）　由于遗传因素使胰岛素受体突变引起胰岛素作用异常，产生胰岛素抵抗，导致糖尿病。可分为以下几型：①A 型胰岛素抵抗：由于胰岛素受体基因突变，产生的胰岛素受体数目和功能存在原发性缺陷引起胰岛素抵抗，导致糖尿病伴黑棘皮病、多囊卵巢综合征；②妖精样综合征：仅见于儿童。患儿发育迟缓，瘦小，前额多毛，四肢长，皮下脂肪少，皮肤松弛。具有特征性面部表现，畸形面容，鼻梁塌陷，下置耳，女婴中有卵巢性高雄性激素性血症、黑棘皮病，以及严重胰岛素抵抗等对婴儿致命性影响，最终夭折而亡；③脂肪萎缩型糖尿病：分全身性和局部性脂肪萎缩，遗传性和获得性脂肪萎缩。可能病变发生于受体后的信号传递障碍，目前不能证明该型糖尿病有胰岛素受体结构和功能异常。

3. 线粒体糖尿病　含线粒体 DNA 上常见 tRNAleu（UUR）基因 nt3243 A－G 等基因突变，与糖尿病、耳聋发生关联。以常染色体显性遗传的方式发生基因突变，影响胰岛素原转化为胰岛素，或胰岛素与胰岛素受体结合障碍而导致葡萄糖耐量减低。一般 45 岁前发病，不肥胖，常伴有轻度或中度耳聋，多数无酮体倾向，但需要胰岛素治疗。

4. 胰腺外分泌病所致糖尿病　为胰腺外分泌引起的糖尿病。凡能引起胰腺弥漫性损伤，或局部损伤胰腺破坏胰岛 B 细胞分泌胰岛素的功能而导致糖尿病。主要见于胰腺炎、创伤/胰腺切除术后、胰腺肿瘤、纤维钙化性胰腺病及其他。

5. 感染诱发糖尿病　某些病毒感染引起胰小岛炎，破坏 B 细胞发生 1 型糖尿病。这些患者血清中可有 1 型糖尿病的特征 HLA 和免疫标志物。常见的病毒有先天性风疹巨细胞病毒感染、柯萨奇病毒 B、腺病毒、流行性腮腺炎病毒等。

6. 药物或化学物诱发的糖尿病　长期服用下列药物，如糖皮质激素、甲状腺素、β 肾上腺素能激动剂、α 肾上腺受体抑制剂、噻嗪类利尿剂、苯妥英钠、α 干扰素、烟酸等均可致糖尿病。

7. 内分泌腺病引起的糖尿病　内分泌病继发糖尿病的主要疾病有垂体瘤（肢端肥大症、巨人症）、库欣氏综合征、胰高糖素瘤、嗜铬细胞瘤、生长抑素瘤、甲状腺功能亢进、醛固酮瘤等。

8. 免疫介导罕见型糖尿病　患者发生两种以上的内分泌腺体自身免疫疾病称为多发性内分泌自身免疫综合征，发病机制与 1 型糖尿病不同。多发性内分泌自身免疫综合征分 1 型和 2 型，两者共同点均有肾上腺功能不全；甲状腺、甲状旁腺、性功能低下和 1 型糖尿病；1 型多发性内分泌自身免疫综合征 4% 发生 1 型糖尿病；2 型多发性内分泌自身免疫综合征 50% 发生 1 型糖尿病；呈多代遗传特征，与 HLA－DQ、DR 有关；进行性腺体损伤；主要表现胰岛素自身免疫综合征（抗胰岛素抗体），抗胰岛素受体抗体等与胰岛素受体结合而阻断周围靶组织中胰岛素与其受体结合而导致糖尿病。

（四）妊娠期糖尿病（GDM）

1. **妊娠期糖尿病** 指正常妇女在妊娠期间，出现糖耐量减低，或糖尿病者，不包含糖尿病妊娠。妊娠期糖尿病患者中可存在其他类型糖尿病，只是在妊娠中显现而已，所以要求分娩后 6 周以上，按糖尿病常规诊断标准确认。

美国妊娠妇女有 1% ~ 4% 并发 GDM。通常在妊娠期间，尤其妊娠第 24 周以后易发生葡萄糖耐量减低。对 GDM 患者分娩后 6 周或 6 周以上进行 OGTT 试验，结果这些患者大部分血糖可以恢复正常，小部分表现为 IFG 或 IGT，极少数仍是 1 型糖尿病或 2 型糖尿病。

加强对 GDM 的检测，加强管理，合理治疗，必要时胰岛素治疗，分娩前监护等措施，可降低 GDM 分娩时的致病率和死亡率。

2. **妊娠期糖尿病的诊断** 妊娠 24 ~ 28 周需进行 50g 葡萄糖筛查试验：1 小时 > 7.8mmol/L 者应进行 100g 葡萄糖诊断试验；在 100g 葡萄糖诊断试验中，4 次血糖测定值中任意有 2 个或 2 个以上达到糖尿病诊断标准者即可诊断。对于年龄 ≤25 岁，体重正常，无糖尿病家族史或糖尿病高危群体中的孕妇，无须常规筛查。≥25 岁或 ≤25 岁但有肥胖，一级亲属中有糖尿病或高危群体的孕妇，必须在怀孕 24 ~ 28 周进行筛查。

二、诊断标准（表 7 - 1）

糖尿病典型症状为多尿、多饮、多食"三多"，同时伴有消瘦乏力"一少"，统称为"三多一少"症。糖尿病临床表现不一，差异较大，初诊时相当一部分 2 型糖尿病患者缺乏典型糖尿病症状，或体检中发现血糖尤其餐后 2 小时血糖升高；或因出现糖尿病急性酮症酸中毒，或高渗昏迷在急诊时发现糖尿病；或因出现糖尿病慢性并发症就医时，而发现糖尿病。关于糖尿病的诊断标准，几经修改，不断得到补充和完善。

表 7 - 1 糖尿病、IGT、IFG 诊断标准

	血糖 mmol/L（mg/dl）		
	静脉全血	毛细血管	静脉血浆
糖尿病（DM）			
空腹血糖（FBG）或	≥7.0（≥126）	≥7.0（≥126）	≥11.0（≥198）
餐后 2h/随机（PBG）	≥6.1（≥110）	≥10.0（≥180）	≥11.1（≥200）
糖耐量减低（IGT）			
FBG	<6.1（<110）	<6.1（<110）	<7.0（<126）
PBG	6.7 ~ 9.9（120.6 ~ 178.2）	7.8 ~ 11.0（140 ~ 198）	7.8 ~ 11.0（140 ~ 198）
空腹血糖受损（IFG）			
FBG	5.6 ~ 6.0（100.8 ~ 108）	5.6 ~ 6.0（100.8 ~ 108）	6.1 ~ 6.9（110 ~ 124.2）
PBG	<6.7（<120）	<7.8（<140）	<7.8（<140）

注：（1）该标准指出凡空腹血糖或餐后 2h 血糖之一达到标准者即可确诊为糖尿病；并确定糖耐量减低和空腹血糖受损的标准；

（2）血糖测定用葡萄糖氧化酶法；推荐以静脉血浆葡萄糖值为主；

（3）糖尿病前期——调节受损：指血糖水平高于正常而未达到糖尿病诊断标准，即空腹静脉血糖 ≥6.1mmol/L（110mg/dl）且 <7.0mmol/L（126mg/dl）称为空腹血糖受损（IFG）；葡萄糖负荷后 2h 血糖 ≥7.8mmol/L（140mg/dl）且 <11.1mmol/L（200mg/dl）称为糖耐量受损（IGT，以往称为糖耐量减低或减退）；IFG 和 IGT 均可发展为糖尿病，因此将两者称为糖尿病前期；

（4）空腹静脉血糖 <6.1mmol/L（110mg/dl）伴葡萄糖负荷后血糖值 <7.8mmol/L（140mg/dl）者可视为正常；

（5）mmol/L 转换 mg/dl 为乘以换算系数 18；

（6）2003 年 11 月国际糖尿病专家委员会建议将 IFG 的界限值修订为 5.6 ~ 6.9mmol/L。

2005 年 ADA 修正 DM 诊断标准：2 型糖尿病由于缺乏临床症状，约有 1/3 的患者被漏诊。2005 年 ADA 将评估糖尿病高危人群标准由 FBG≥6.1mmol/L（110mg/dl）修正为FBG≥5.6mmol/L（100mg/dl）；餐后 2 小时血糖仍然为≥7.8mmol/L（140mg/dl）。按新标准对高危人群评估其发展糖尿病危险性，确诊为糖尿病人数是 1999 年标准的 2 倍。

（孙雅军）

第四节　鉴别诊断

一、内分泌疾病

1. 尿崩症　由于脑垂体后叶病变，使抗利尿激素分泌和释放减少，引起中枢性尿崩症和肾小管对抗利尿激素反应降低而引起。肾性尿崩症。临床表现为多饮、多尿、消瘦、烦渴、失水等症状，与糖尿病相似，但尿崩症血糖、尿糖正常，尿比重 <0.004，尿渗透压 <280mOsm/kg，可与糖尿病相鉴别。

2. 甲状腺功能亢进症（简称"甲亢"）　为垂体分泌促甲状腺激素（TSH）过多，引起甲状腺合成和分泌甲状腺素增高，促进机体新陈代谢增强。临床表现多食、多饮、消瘦等症状；甲状腺素促进肝糖原的分解；提高儿茶酚胺的敏感性，抑制胰岛素的分泌而使血糖升高，与糖尿病相似。但甲亢主要为甲状腺功能各项指标如 T_3、T_4 等高于正常，并表现甲亢特有的症状和体征，可与糖尿病相鉴别。

3. 垂体瘤　由于垂体分泌和释放生长激素过多，拮抗胰岛素，促进糖异生，继发垂体性糖尿病或葡萄糖耐量异常。而垂体瘤具有典型的肢端肥大症和巨人症，血浆中生长激素水平高于正常，以及垂体瘤特有的症状等，可与糖尿病相鉴别。

4. 库欣综合征　由于肾上腺皮质分泌肾上腺皮质激素过多，抑制胰岛素的分泌，与胰岛素相拮抗，促进糖异生，抑制己糖磷酸激酶，导致葡萄糖耐量降低，诱发糖尿病，引起血糖中等度升高，糖尿病症状较轻。库欣综合征具有向心性肥胖，毳毛增多，出现脂肪垫、紫纹等特有的体征与症状，可与糖尿病相鉴别。

5. 胰岛 A 细胞瘤　由于胰岛 A 细胞分泌胰升糖素过多，拮抗胰岛素，促进糖异生和肝糖原分解，抑制胰岛 B 细胞分泌胰岛素，降低组织对葡萄糖的利用等，而引起血糖升高。而血浆中胰升糖素水平异常升高，结合 X 线透视、B 超、CT 等检查结果可与糖尿病相鉴别。

6. 胰岛 D 细胞瘤　由于生长激素抑制激素分泌过高，抑制胰岛素的分泌；与胰岛素相拮抗；促进糖异生而引起血糖升高，出现继发性糖尿病。在血液中，生长抑制激素水平显著高于正常标准，血糖呈中等度升高。同时通过 X 线、B 超、CT 等检测结果可与糖尿病相鉴别。

二、肝脏病变

因肝脏病变使肝糖原贮备减少，糖原异生降低，胰岛素在肝内灭活能力减弱，肝炎病毒可累及胰岛 B 细胞而引起继发性糖尿病；但大多数是可逆的，随着肝功能的恢复，糖尿病综合征的症状也得到缓解以至消失；同时有肝炎病史和肝病的特有体征，均可与糖尿病相鉴别。

三、胰腺疾病

因急、慢性胰腺炎，胰腺肿瘤，胰切除术后等胰腺病变，损伤胰岛 B 细胞分泌胰岛素，而出现继发性糖尿病。本病有其特殊的胰腺病变史，同时通过 X 线、CT 以及 B 超等检测结果可与糖尿病相鉴别。

四、肾性糖尿

慢性肾功能不全或尿毒症时，肾小管浓缩功能失常，可出现多饮、多尿，肾功能不全引起电解质紊乱，细胞内缺钾影响胰岛素释放，而致血糖升高或葡萄糖耐量异常。多因肾小管重吸收功能障碍，肾糖阈降低所致。本病有肾病史及肾功能不全的各项指标，且血糖及糖耐量正常，可与糖尿病相鉴别。

五、肥胖症

体重超过标准体重的10%～20%为肥胖症。肥胖者基础胰岛素水平高，胰岛素对糖类或含氨基酸食品需求增加，表现以餐后胰岛素浓度增高为特征。肥胖可引起胰岛素受体数目减少，对胰岛素敏感度降低，产生胰岛素抵抗，从而增加胰岛的负担，胰岛长期超负荷，可引起胰岛功能减弱，导致糖尿病。经过严格控制饮食，加强运动，减轻体重，纠正高胰岛素血症，提高胰岛素敏感性可得到恢复，以此与糖尿病相鉴别。

六、应激性糖尿

当颅脑外伤、脑血管意外、急性心肌梗死、感染、中毒、发热、外伤、手术、剧烈运动、剧烈疼痛、失水、失血、缺氧等应激情况下，体内大量肾上腺素释放，肾上腺皮质激素和生长激素等激素参与，而引起一时性血糖升高或葡萄糖耐量异常。但这种应激状态下出现的高血糖或糖耐量异常可在1周或10天恢复正常，如高血糖持续时间较久者，应考虑有无糖尿病。

七、药物性糖尿

长期大剂量服用肾上腺皮质激素、促肾上腺皮质激素、水杨酸类药、噻嗪类利尿剂、生长激素、女性口服避孕药、三环类抗抑郁剂等药物可引起血糖升高或葡萄糖耐量降低，停药后血糖可逐渐下降并恢复正常，因而可与糖尿病相鉴别。

八、其他

饥饿及营养不良者，体内组织利用葡萄糖的能力减弱，胰岛素分泌减少而致糖耐量减低或糖尿病。细胞内外低钾或低钙可影响胰岛素的分泌，末梢组织对葡萄糖的利用能力减弱，而致糖耐量减低。慢性病及长期体力活动减少或卧床休息者会使糖耐量减低，但空腹血糖一般正常。

（张　杰）

第五节　饮食疗法

防治糖尿病是人类当前面临的一个重大健康课题，糖尿病综合防治主要包括五方面：即糖尿病教育，饮食治疗，体育锻炼，药物治疗（降糖药、胰岛素等）和血糖监测。如果把糖尿病的治疗比作五匹马拉一套车的话，那患者就是驾车的主人，糖尿病教育、饮食治疗、体育锻炼、药物治疗和血糖监测就是那五匹马，而饮食治疗就应该是驾辕之马。无论哪种糖尿病患者，在任何时候都要进行糖尿病饮食治疗。可以说没有饮食的控制就没有糖尿病的理想控制。唐·孙思邈《备急千金要方》明确指出：消渴病患者，"所慎者三：一饮酒，二房事，三咸食及面"。同时代的王焘《外台秘要》更指出："此病特忌房事、热面并干脯、一切热肉、粳米饭、李子等。"孙思邈和王焘均强调，不节饮食，"纵有金丹亦不可救！"足见古代医家已充分认识到饮食治疗糖尿病的重要性。

一、饮食治疗的基本原则

糖尿病饮食治疗原则是：①合理控制总热量，热量摄入量以达到或维持理想体重为宜。②平衡膳食，选择多样化、营养合理的食物，合理安排各种营养物质在膳食中所占的比例。放宽对主食类食物的限制，减少单糖及双糖食物；限制脂肪摄入量；适量选择优质蛋白质。③增加膳食纤维摄入，多选择粗粮、蔬菜等；增加维生素、矿物质摄入。④提倡少食多餐，定时定量进餐。

（一）饮食量

指的是饮食摄入总热量的安排。量的原则是既要充分考虑减轻胰岛 B 细胞负担，又要保证机体正常生长发育的需要，以使体重保持在标准体重范围内。

（二）饮食结构

选择多样化、营养合理的食物，合理安排各种营养物质在膳食中所占的比例。大致概括为：较多的糖类，占总热量的 60%，较低的脂肪，少于总热量的 30%，中等量的蛋白质，占总热量的 10% ~ 20%，以及丰富的膳食纤维。

（三）进食方法

每天至少进食 3 餐，且定时定量。用胰岛素治疗的患者和易发生低血糖的患者，应在正餐之间加餐，加餐量应从原 3 餐定量中分出，不可另外加量。3 餐饮食均匀搭配。早、中、晚餐膳食可以按 1/5、2/5、2/5 分配或 1/3、1/3、1/3 分配。

（四）总热量计算

摄入食物量总热量的计算，应依据标准体重和机体状态（休息或活动）两个因素决定。40 岁以下者标准体重（kg）=身高（cm）-105；40 岁以上者标准体重（kg）为身高（cm）-100，实际体重超过标准体重的 10% 为超重，超过 20% 为肥胖，实际体重低于标准体重的 10% 为体重不足，低于 20% 为消瘦。

提倡的科学饮食构成是，糖类占总热量的 50% ~ 60%，蛋白质为 15% ~ 20%，脂肪为 20% ~ 25%。脂肪应以含多不饱和脂肪酸高的花生油、豆油为主，少食含饱和脂肪酸高的易致低密度脂蛋白、胆固醇升高的动物油，并将其热量控制为占总热量的 20% ~ 25%。蛋白质的摄入，一般成人以每天每千克体重 0.8 ~ 1.2g 计算。

二、各种营养素与糖尿病的关系

（一）糖类

糖类是糖尿病患者能量供给的主要营养素。合理摄入糖类是糖尿病营养治疗的关键。糖类所供给的能量应占总能量的 50% ~ 65%，它可以提高患者对葡萄糖的耐受性和对胰岛素的敏感性。全日糖类供给量应保持基本恒定，患者一日三餐的糖类及加餐量分配，应结合血糖、血脂、血压、工作量、生活规律及个人嗜好等全面考虑。

每日糖类进量控制在 250 ~ 350g，折合主食 300 ~ 400g。肥胖者酌情可控制在 150 ~ 200g，折合主食 150 ~ 250g。蜂蜜、白糖和红糖等精制糖，因易吸收、升血糖作用快，故糖尿病患者应忌食。在患者发生低血糖时例外。另外，土豆、山药等块根类食物，因所含淀粉为多糖类，其含量在 2% 左右，可代替部分主食。水果类含糖量不同，含糖量在 10% ~ 20% 的水果，因其吸收较快，对空腹血糖控制不理想者应忌食，对空腹血糖控制较好者应限制食用。对米、面等谷类，其含糖量约 80%，糖尿病患者按规定量食用。蔬菜类含少量糖类，含纤维素较多，吸收缓慢，可适量多用。另外，对于部分患者如喜欢食甜者可选用甜叶菊、木糖醇、糖蛋白等。

（二）蛋白质

蛋白质是非常重要的营养素，是维持生命的物质基础，没有蛋白质就没有生命，但并不是说越多越好。过多会增加肾脏负担。有资料提示，糖尿病患者的蛋白质摄入过多可能是引发糖尿病肾病的一个原因。故主张对糖尿病患者的蛋白质供给量以每千克体重 0.8 ~ 1.2g 为宜，日总量为 50 ~ 70g。病情控制不好出现负氮平衡的可适当增加。每日所供能量应占总能量的 10% ~ 20%，儿童、孕妇、乳母、营养不良及消耗性疾病患者，可酌情增加 20%。糖尿病肾病时，其蛋白质摄入量需明显减少，且需选用含必需氨基酸丰富的优质动物蛋白，如鱼类、蛋类，植物蛋白要限制摄入，以免导致或加重氮质血症。每日摄入蛋白质尽可能保证有 1/3 来自动物食物，因其含有丰富的必需氨基酸，可保证人体营养中蛋白质代谢的需要。虽然乳、蛋、瘦肉、干豆及其制品含蛋白质较丰富，谷类含蛋白质 7% ~ 10%，但因每天用量较多，故也是提供蛋白质不可忽视的来源，如每天食谷类 300g，相当于摄入蛋白质 21 ~ 30g，占全日供量的 1/3 ~ 1/2。

（三）脂肪

脂肪是人体不可缺少的能量来源，食物中脂肪一般可分为动物性脂肪，如牛油、羊油、猪油及乳、蛋、肉，其中所含胆固醇有升高血脂的作用。二是植物性脂肪，如花生、核桃、榛子等坚果中所含油脂也不少，植物脂肪中含不饱和脂肪酸较多，且不含胆固醇，有降低血胆固醇的作用。

全日供能以占总能量的 20% ~ 30% 为宜。饱和脂肪酸所供能量应低于总能量的 10%，多不饱和脂肪酸也不应超过 10%，其余由单不饱和脂肪酸补足。且多数主张饱和脂肪酸、不饱和脂肪酸和单不饱和脂肪酸比值为 1 ∶ 1 ∶ 1。为防止或延缓糖尿病的心脑血管并发症，必须限制脂肪摄入。如肥胖患者伴血脂蛋白增高者，或者有冠心病等动脉粥样硬化者，脂肪摄入量宜控制在总热量的 30% 以下。血胆固醇与心血管疾病有密切关系，每日摄入量应低于 300mg。

（四）膳食纤维

膳食纤维是一种不产生热量的多糖。高纤维饮食可延缓胃排空，改变肠转运时间。可溶性纤维在肠内形成凝胶时，可减慢糖的吸收，从而降低空腹血糖和餐后血糖，改善葡萄糖耐量，还可通过减少肠激素，如胰高血糖素或抑胃肽的分泌，减少对 B 细胞的刺激，减少胰岛素释放与增高周围胰岛素受体的敏感性，加速葡萄糖代谢。膳食纤维的供给方式以进食天然食物为佳，纤维在蔬菜中的含量为 20% ~ 60%，在水果和谷类中含量为 10% 左右。可在正常膳食基础上选用富含食物纤维的食品，如燕麦、玉米皮、南瓜等，以利延缓肠道葡萄糖吸收及减少血糖上升的幅度。须注意在补充不溶性纤维时，用量不宜过多，否则会影响无机盐和维生素的吸收。最好食物纤维与糖类混在一起食用以发挥作用。

（五）维生素

维生素是调节生理功能不可缺少的营养素，是糖尿病患者需重视补充的重要营养素，特别是存在急慢性并发症时，更应重视对维生素的合理补充。胡萝卜素有较强的抗氧化及调节免疫的作用。研究发现血浆类胡萝卜素低水平的人发生白内障的危险度是血浆类胡萝卜素中等水平人的 4 倍。维生素 B 族对糖代谢有重要作用，维生素 B_6 在代谢中起辅酶作用，是丙酮酸氧化脱羧必需的物质。维生素 B_6 不足可伴发葡萄糖耐量下降。动物、人胰岛素和胰高血糖素分泌受损，与色氨酸代谢作用有关。维生素 B_{12} 缺乏可导致神经细胞机能障碍，与多腺体自身免疫病和糖尿病神经病变有关。维生素 C 是人血浆中最有效的抗氧化剂，大剂量维生素 C 有降血糖作用。缺乏可引起微血管病变，与糖尿病发生中风有相关关系。在胰腺中发现维生素 D 受体和维生素 D 依赖性钙结合蛋白，并发现维生素 D 缺乏可引起胰岛素分泌减少。维生素 D 缺乏动物给予维生素 D 后可改善营养，增加血清钙水平，从而增加胰岛素分泌。维生素 E 是强抗氧化剂，长期补充能抑制氧化应激，有助于糖尿病控制，并能预防和延缓糖尿病并发症的发生；通过改善细胞膜对胰岛素的反应而明显增加胰岛素介导的葡萄糖非氧化消耗，使血糖下降；可抑制免疫反应对胰岛 B 细胞的损害，通过抑制脂质过氧化，促进前列环素（prostacyclin，PGI）合成而改善糖尿病患者的血液黏稠性，直接抑制胆固醇的生物合成。

（六）微量元素

微量元素对人体很重要，与胰岛功能有相关关系。锂能促进胰岛素的合成和分泌，能使 B 细胞有丝分裂过程中的 DNA 系列和细胞数目增多，能改善外周组织胰岛素敏感性。糖尿病及其并发症与锂缺乏有关。微量元素锌参与构成人体的新生细胞和蛋白质合成，能协助葡萄糖在细胞膜上转运，并与胰岛素活性有关。锌是体内多种酶的成分，帮助人体利用维生素 A，维持正常免疫功能。糖尿病患者血锌低是因糖尿病高锌尿症所致。血锌低使淋巴细胞、粒细胞、血小板的锌含量也较低。锌缺乏常伴胰岛素分泌减少，组织对胰岛素作用的抗拒性增强。锌对胰岛素分泌影响是双向性的，血浆浓度极高或极低均损害胰岛素分泌，可导致葡萄糖耐量降低。临床实践表明补锌能加速愈合老年糖尿病患者的下肢溃疡。糖尿病患者出现尿糖或酮症酸中毒可使过量的镁从尿中丢失，导致低镁血症，引起胰岛素抵抗。镁缺乏导致 2 型糖尿病对胰岛素不敏感，在补充镁后胰岛素分泌能力得到改善。缺镁与部分糖尿病视网膜病和缺血性心脏病有关。锰代谢障碍可引起葡萄糖不耐受。缺锰的实验动物可致葡萄糖耐受性损害。糖尿病患者62%血清锰水平增高，7%血清锰水平下降。糖尿病患者头发铬和血铬均较低，及时纠正铬的不足，有利于糖尿病的防治。

此外，长期饮酒对肝脏有损害，而且容易引起高三酰甘油血症，对应用胰岛素治疗的患者易发生低血糖。糖尿病患者多数伴有高血压或肥胖症，应低钠饮食，每天钠摄入量以 5 ~ 6g 为宜。

三、饮食治疗的方法

饮食治疗是各型糖尿病的基本治疗方法，不论病情轻重或有无并发症，也不论是否应用药物治疗，均应长期坚持和严格执行。认真坚持饮食治疗可以"扶正祛邪""保其正气"，提高人体自身免疫功能，增强抗病能力及预防并发症的发生。

（一）合理安排餐次，灵活加餐

合理安排餐次是糖尿病营养治疗中不可忽视的问题，是控制好血糖的必要措施。对不应用胰岛素治疗的 2 型糖尿病患者，每天供给 3 餐，定时定量。三餐的主食量可按如下分配：早餐 1/5，午餐 2/5，晚餐 2/5；或者各按 1/3 等量分配。对于使用胰岛素或口服降糖药物易出现低血糖患者，可适当加餐，除 3 次正餐外，应 2 或 3 次加餐。一般可在上午 9：00—10：00 时，下午 3：00—4：00 时，及晚上睡前加 1 次餐，可减少低血糖现象。加餐饮食的摄入量一定要算在全日总量之内。有的专家认为，即使对不应用胰岛素治疗的患者，如果每天主食超过 300g，采用少食多餐的方法，使每正餐主食量不超过 100g，多余部分作为加餐，对控制血糖也有好处。有些患者生活不规律，吃饭不定时（如出差、外出开会），易引起血糖变化，因此要随身携带一些方便食品，如方便面、咸饼干等，以便随时灵活加餐。

（二）科学制订食谱和使用食品交换份

1. 制订食谱　一个人每天吃多少食物才能保证身体健康并满足一天的工作学习的需要呢？营养学上是以一个人每天消耗多少热量（用千卡表示）来推算食物需要量的。如果每天吃的食物所提供的热量 > 消耗量，久之就会变胖，反之变瘦，甚至营养不良。估计一个人每天所需的热量要根据年龄、性别、现实体重、劳动强度、季节等因素来计算，其中以体重和劳动强度为主。热量的供给以达到或维持理想体重为宜。糖尿病患者要控制饮食，先计算出每天所需的总热量，即可以按平衡合理的膳食原则将热量分配到各种食物中去。

肥胖者按总热量减少 15%，偏瘦者、体重未达标准的营养不良者总热量应增加 15%，正在发育期的儿童，妊娠期的妇女、哺乳期的妇女可按 20% ~ 30% 提高总的热量。

2. 食品交换份　只要掌握好热量，糖尿病患者也可以吃和健康人相同的食品，为了使所选食物丰富多样而操作又不复杂，使用食品交换份是一个简单、准确方便的办法。

食品交换份是将食物按照来源、性质分成几大类，同类食物在一定重量内所含的蛋白质、脂肪、糖类和热量相似及不同类食物间所提供的热量也是相等的。糖尿病患者可以根据自己的饮食习惯、经济条件、季节、市场供应情况等选择食物，调剂一日三餐。在不超出或保证控制全天总热量，保证充足营养的前提下，糖尿病患者可以和正常人一样吃饭，使膳食丰富多彩。食品交换份将食物分成四大类（级分可分成八小类），每份食物所含热量大致相仿，约 90kcal，同类食物可以任意互换。食物交换份的好处：易于达到膳食平衡；便于了解和控制总热量；做到食品多样化；利于灵活掌握。

（丁　明）

第六节　运动疗法

运动治疗是指除了围绕生存、生活、工作的基本活动之外而特意设计的运动而言，是指在医师指导下长期坚持的体育锻炼。运动治疗是糖尿病的基本治疗方法之一，无论糖尿病病情轻重或是否接受药物治疗，均应坚持运动治疗。我国是世界上最早提出运动疗法治疗糖尿病（消渴病）的国家，早在 1 300 多年前我国隋朝医学家巢元方就提出糖尿病患者应进行适当的运动锻炼。随后唐朝医学家王焘进一步提出散步和体力活动对治疗的重要性。1995 年世界糖尿病日把饮食治疗、运动治疗、药物治疗、血糖监测及糖尿病教育作为现代糖尿病治疗的五个方面，现称为糖尿病治疗的 5 驾马车，每一个方面都很重要，缺一不可，不能相互取代，但相互之间可能有协同作用，达到更好的疗效。美国糖尿病协会（ADA）指出"运动对于 2 型糖尿病的益处十分明显"。运动作为糖尿病的治疗方法确实是便利而且有效的。

一、运动疗法的作用

（一）有利于控制血糖

运动的即时（急性运动）常能降低运动时和运动后的血糖水平，运动 2h 后可见 2 型糖尿病非胰岛素依赖组织的葡萄糖摄取增加，这一作用可持续数小时或数天，长期规律运动可使单次运动的效果累加，葡萄糖利用的改善可维持数月，糖化血红蛋白可下降 1.0%～1.5%，从而使血糖长期得到控制。运动时肌肉的收缩需要能量，耗能增加 7～40 倍，最初运动所消耗的能量物质主要是血糖和内源性糖原，血糖随运动的持续而下降，要经过一定的运动时间后肝糖异生和脂肪分解才成为主要能量物质。运动时胰岛素分泌虽减少，但由于肌肉收缩其血流供应增加，血流增快及毛细血管普遍扩张，因此，到达肌肉组织的胰岛素并未减少。运动还可使胰岛素与肌细胞膜上的受体相结合，增加外周组织对胰岛素的敏感性。新近的研究还发现运动可促进肌肉的活动因子（一种类胰岛素结构的肽类，具有类胰岛素样作用）的释放，增强胰岛素的作用。

长期慢运动可使血浆去甲肾上腺素反应减弱，同时，增加对糖的利用和分解能力，有利控制血糖和改善代谢。长期运动锻炼可增加代谢中各种酶的活性，改善肌细胞对糖的氧代谢能力。研究表明，经 6 个月运动可使己糖激酶活性增加 35%，琥珀酸脱氢酶活性增加 75%。经长期运动，机体糖原合成酶活性提高，肌糖原的贮存能力增强，血糖波动减少。另一方面，维持血糖稳定的激素如儿茶酚胺变动较小，在运动时增加的幅度也较少，这样有利于维持糖代谢稳定。长期运动对糖耐量低减和具有一定胰岛功能的 2 型糖尿病（空腹血糖≤11.1mmol/L）以及伴有高胰岛素血症的 2 型糖尿病患者尤为有效，有改善其糖耐量的作用。运动不仅可降当时的血糖，而且运动结束后血糖还会持续下降，中等量运动的降糖作用可持续 12～17h。

（二）运动改善脂代谢

有氧运动可提高卵磷脂－胆固醇转酰基酶的活性，促进胆固醇转变成胆固醇酯，加速胆固醇的清除和排泄；运动还可提高肌肉脂蛋白酯酶的活性，加速极低密度脂蛋白（VLDL）的降解，使部分 VLDL 的密度达到高密度脂蛋白（HDL）水平，增加 HDL 含量，使低密度脂蛋白胆固醇和三酰甘油水平下降。因此长期有规律的运动可使血 HDL 含量明显增加，而 LDL 和 VLDL 含量下降，减少动脉粥样硬化、冠心病和周围血管病变的发生。

（三）运动增强胰岛素敏感性

胰岛素抵抗是 2 型糖尿病的主要特点之一，它贯穿于疾病的整个发生发展过程中。运动能增加胰岛素敏感性，特别是对参加运动的肌肉而言，运动使胰岛素与受体结合率增加，且使受体以后的代谢反应增快，从而降低血糖起到治疗作用。

有报道，6 周的有氧运动能显著增加肥胖妇女 INS 敏感性；运动后，空腹胰岛素水平下降 26%，利用葡萄糖钳夹技术发现葡萄糖利用率增加，胰岛素抵抗改善。临床随机试验发现，2 型糖尿病进行高强度的有氧运动每周 3 次，持续 2 个月，其胰岛素敏感性提高 46%。利用葡萄糖钳夹技术发现即使不伴体重下降，葡萄糖利用率、胰岛素与其受体结合率也会增加，胰岛素抵抗改善。耐力运动员与一般人群相比，其葡萄糖代谢清除率及 INS 与红细脑膜 INS 受体结合率明显增高。动物实验发现：糖尿病大鼠血糖浓度明显升高，血 INS 浓度显著下降，肝细胞膜胰岛素受体浓度显著增加；而糖尿病大鼠经过 6～7 周的运动训练后，血糖下降，肝细胞膜胰岛素受体亲和力和受体浓度降低，并趋向于正常。提示运动训练能恢复糖尿病时的肝细胞膜胰岛素受体的异常，降低周围组织 INS 抵抗，改善糖代谢紊乱。

就运动强度而言，即使是对最大摄氧量（VO$_{2max}$）不产生影响的轻度的身体锻炼，如果长期坚持，也能够改善个体的胰岛素感受性。有研究表明，葡萄糖代谢率的改善度（AMCR）与步数计所示的每日步数呈正相关。在以改善胰岛素感受性为中心的锻炼效果中，肌肉重量增大、糖酵解及三羧酸循环通路的酶活性的改变、葡萄糖转运蛋白-4（GLUT4）等受体后阶段的肌性因素起到很重要的作用。如果不实施运动疗法，即使体重减少也不能改善肥胖2型糖尿病的胰岛素敏感性低下。锻炼能减少体内脂肪量，使脂肪细胞体积缩小。随着脂肪组织量的减少，由脂肪组织分泌的肿瘤坏死因子（TNF-α）在血中的浓度也降低，也有可能帮助改善个体的胰岛素敏感性。

运动增加胰岛素敏感性的机制，目前主要认为是通过改善胰岛素受体功能和受体后缺陷，从而增加外周组织细胞对胰岛素的敏感性，减轻胰岛素抵抗。因为葡萄糖跨膜转运进入肌肉细胞是依赖于细胞膜上的GLUT4转运完成的，而这个步骤又是肌细胞摄取和利用葡萄糖的主要限速步骤，因此骨骼肌细胞膜上的GLUT4以及决定其转运率的转运蛋白信息核糖核酸（GLUT4 mRNA）的减少，是2型糖尿病胰岛素抵抗中的重要环节之一。运动能使糖尿病大鼠骨骼肌细胞内GLUT4 mRNA增多，从而GLUT4蛋白含量增加，运载葡萄糖的能力增强，肌肉摄取葡萄糖增加。对2型糖尿病患者的肌活检也发现，有氧运动可提高肌肉细胞内GLUT4 mRNA的含量，以及细胞内GLUT4蛋白的含量。2型糖尿病患者进行45～60分钟60%～70% VO$_{2max}$的运动后，骨骼肌肌膜上GLUT4增加74%，糖运载能力增加，血糖下降。由此可见，运动锻炼加速肌细胞内GLUT4基因转录，增加细胞内GLUT4蛋白含量，加强了肌细胞对葡萄糖的摄取和利用。也有人认为，细胞内GLUT4含量糖尿病患者和非糖尿病患者无显著性差异，只是2型糖尿病患者肌膜上的GLUT4较少，即2型糖尿病患者GLUT4存在转运障碍，影响糖的运载，但运动能改变细胞内机制，增加GLUT4向肌膜的转运。

值得注意的是，运动锻炼增加外周组织细胞对胰岛素的敏感性，减轻胰岛素抵抗，这种作用不但对糖尿病有治疗意义，而且对其他胰岛素抵抗综合征同样有防治意义。

（四）控制肥胖

肥胖是2型糖尿病发病的重要因素之一。40岁以上的患者中有2/3的患者在病前体重超过10%。据调查，超重10%者，糖尿病的发病率是正常体重人的1.5倍；超重20%者为3.2倍；超重25%者为8.3倍。肥胖症发病前多食欲亢进，血糖升高，致使胰岛素分泌增加；或由于肥胖者周围组织的胰岛素受体减少，同时对胰岛素的敏感性减弱，机体必须分泌更多胰岛素才能满足需要，久而久之胰岛细胞功能损伤，分泌相对减少，从而导致糖尿病。

大部分2型糖尿病患者肥胖，与正常对照组相比，肥胖者有更明显的INS抵抗，中心型肥胖的危害更大。非裔美国女性的腰围显著增加，和非肥胖人相比，其2型糖尿病发病的危险性增加23倍。运动能使糖尿病患者腰臀比下降体重减轻，从而使2型糖尿病的发病率显著下降。肥胖者、肥胖型2型糖尿病患者，实施饮食限制和身体锻炼还可选择性地减少脂肪，从而减轻体重，改善其代谢控制情况，减少心血管疾病的危险因素，但在无脂肪体重（lean body mass，LBM）时则变化不大。低热饮食加运动训练能使2型糖尿病患者体重下降，糖代谢改善。

（五）运动改善心、肺、肾等器官功能

微血管和大血管并发症是2型糖尿病患者致残和死亡的主要原因，空腹或餐后血糖轻度升高是发生大血管并发症的驱动力，高血糖能加速动脉粥样硬化的形成。心血管功能与2型糖尿病的发病显著相关，与非糖尿病女性相比，糖尿病女性最大摄氧量降低。单纯控制血糖并不足以阻止2型糖尿病患者心血管疾病的发生，但运动却可直接改善心肺功能。老年2型糖尿病患者常伴有全身小动脉硬化，血管舒缩能力降低，运动疗法有明显的改善糖尿病患者血液流变学的作用，减少患者血管并发症的发生。

肺部微血管病变是影响弥散功能的因素之一，高血糖水平位肺组织胶原蛋白发生反应造成肺组织弹性减弱，可能与限制性肺通气功能障碍有关。国外有学者认为心肺功能与空腹葡萄糖低减（IFG）和2型糖尿病显著相关。

长期而有规律的运动可改善心、脑、肺功能，促进血液循环，增加冠脉供血量及血管弹性；运动还

可通过上述降血压、降体重，增加胰岛素敏感性，防治"代谢综合征"，有利于防治糖尿病大血管及微血管病变的发生。

（六）运动影响新陈代谢

内环境的重要特征之一是它们的理化性质能保持相对恒定，以保证细胞的各种酶促反应和生理功能得以正常进行，这是维持整个机体生存的基本条件。细胞的正常代谢活动需要内环境理化因素的相对恒定，而代谢活动本身又经常造成内环境理化性质在一定的允许范围内波动。运动系统的活动必将影响人体的新陈代谢活动，从而影响机体内环境的稳态。

运动使代谢活动加强亦使波动范围增大，并可经过机体的各种调节机制进行不断的调整，如此反复进行，始终维持着相对恒定的动态平衡，在此过程中机体各系统各器官的调节能力不断得到协调和加强。然而，整个机体的生命活动正是在稳态不断受到破坏而又得到恢复的过程中进行，因此运动对整体功能的调整有着十分重要的意义。

（七）运动提高机体适应性

英国糖尿病前瞻性研究资料显示，运动能使毛细血管与肌纤维比值增加从而改善体力。从运动中获得的心理功能的改善可增加对日常活动的信心，消除紧张应激状态，积极改变不良的生活方式，增强社会适应能力。运动还可以陶冶情操，培养生活情趣，放松紧张情绪，提高生活质量。

（八）运动可以改善和预防骨质疏松症

老年人和更年期均易发生骨质疏松症，而糖尿病加重骨质疏松。适量的运动可以提高骨密度，促进钙质的吸收，改善骨的生物力学，从而起到防治骨质疏松症的作用。

二、运动的方法

运动治疗的疗效与运动方法的合理性和可行性有关，应因人而异，根据每个糖尿病患者具体情况设计具体方案，最好是根据患者的年龄、性别、体型、饮食习惯、从事的工作性质及劳动强度、病情、所用药物治疗方案、是否有并发症等方面制定具体运动项目、运动频率、运动强度和运动量。

（一）运动强度

运动疗法中运动强度决定运动的效果，运动强度太低只能起到安慰作用，但如果运动强度过大，无氧代谢增加，则易引起心血管负荷过度或运动器官损伤不利于治疗。

适当的强度为最大运动强度的 60% ~ 70%。

运动时脉率加快，根据脉率的快慢来判定运动强度的大小。

男子最大运动强度时的脉率 = 220 - 年龄（次/分钟），女子为男子的 90%。如一个 50 岁的男性，达到最大运动强度时，脉率为 220 - 50 = 170 次/分钟，他运动强度适当时的心率 = 170 × （60% ~ 70%）= 102 ~ 119 次/分钟。

对于没有运动习惯、全身状况较差的患者，开始时运动强度再小些，以后渐加大。最重要的问题就是必须坚持。

（二）运动持续时间

运动时间长短是保证运动疗效和安全的关键，运动时间太短达不到体内代谢效应，运动时间过长，如再加上运动强度过大，易产生疲劳，诱发酮症，加重病情。一般主张每次 10 ~ 20 分钟，体力较好的可持续 0.5 ~ 1 小时，每日 1 ~ 2 次，或每周 3 ~ 6 次，每次训练达到适宜心率的时间须在 5 分钟以上。尚要做好运动前准备工作。

（三）运动频率

如果病情允许，糖尿病患者主张每天锻炼，每天运动的量可分 2 次或 3 次完成。一般安排在早、中、晚餐后一两小时进行。这样既有利于更好更平稳地控制血糖，又有利于预防低血糖的发生。

（四）运动方案

包括三部分：热身运动、锻炼部分和最后放松活动。准备活动是指每次运动开始时 5～10min 的四肢和全身活动，如步行、太极拳和各种保健操等，其作用在于逐步增加运动强度，以使心血管适应，并可提高和改善关节肌肉的活动效应。中断一段时间后运动或在寒冷天气下进行运动，准备活动的时间相应延长。

每次运动结束后应有放松活动 5～10min，可以慢走、自我按摩或其他低强度运动。主要通过放松活动促进血液回流，防止突然停止运动造成的肢体淤血，回心血量下降引起昏厥或心律失常。放松运动最好是将脉率控制在安静脉率 ±（10～15）/分钟，并维持 5～10min。对老年患者每次活动结束的放松运动更显得重要，应给予重视，在长期的运动治疗中坚持执行。

运动锻炼是治疗糖尿病的重要组成部分。一般主张用于治疗糖尿病的运动最好是有氧运动（即耐力运动），此时机体大肌群参加持续的运动，能量代谢以有氧运动为主，无氧酵解提供能量所占比重很小。一般所采用的运动强度以最大耗氧量 40%～60%，或达到靶心率为宜；运动持续时间可渐长至 20～30min 为合适。这样的运动对增加心血管功能和呼吸功能，改善血糖、血脂代谢都有明显作用。常用的有氧运动有：步行、慢跑、游泳、划船、骑自行车、做广播体操及各类健身操、球类、跳舞、上下楼梯、太极拳、跳绳、滑雪等，都是有氧运动锻炼方法，可根据个人的爱好和环境条件加以选择。一项好的运动方式应该是：强度易制订，有利于全身肌肉运动，不受时间、地点、设备等条件限制，符合自己的兴趣爱好，便于长期坚持。以下简单介绍各种运动治疗的具体方法。

1. 步行　步行是一种简便易行、经济、有效的运动疗法，它不受时间、地点、条件限制，可因地制宜，结合平时生活、工作习惯随时进行。同时步行运动强度较小，老少皆宜，比较安全，特别适合年龄较大、体弱的糖尿病患者。步行可结合工作和生活的具体情况灵活实施，可选择上下班路上，也可选择在公园、花园、林荫道等环境幽雅处进行，当然也可以选择住家附近、逛街途中，把运动治疗融入平时工作、娱乐中，使之在不知不觉的平时生活中获得有益的治疗效果。

步行的缺点是运动强度较小，要想取得运动治疗的效果，步行的运动量要达到一定的强度。步行的运动量由步行速度与步行时间决定。步行速度分快速步行、中速步行和慢速步行，每分钟 90～100m 步行速度为快速步行，每分钟 70～90m 为中速步行，每分钟 40～70m 为慢速步行。刚开始步行锻炼宜以慢速步行开始，适应后逐渐增加步行速度。步行的时间也可以从开始的 10min，渐延长至 30～60min，中间可以穿插一些爬坡或登台阶等，可根据个人实际运动能力，调整运动量。可根据步行或慢跑等的速度和时间推测其消耗能量，即可推算出其运动量。步行 30min 约耗能 418.4kJ（100kcal），快速步行 1h 可耗能 1 255.2kJ（300kcal），骑自行车与快速步行耗能相当，跳舞 1h 耗能 1 387.2kJ（330kcal），球类运动每 1h 耗能 1 673.6～2 092.1（400～500kcal），快速划船每 1h 耗能 4 184kJ（1 000kcal）。

2. 慢跑　慢跑是一种简单易行、较为轻松、不会出现明显气喘的锻炼方法。它也不受时间地点及条件限制，不需任何器械。其运动强度大于步行，属中等强度，运动效果较明显，适合较年轻、身体条件较好、有一定锻炼基础的糖尿病患者。缺点是下肢关节受力较大，易引起膝关节或踝关节疼痛。对于缺乏锻炼基础的糖尿病患者，宜先步行，再过渡到走跑交替，使机体慢慢适应，最后进行慢跑锻炼。进行测算外，还可根据运动中脉搏数计算：能耗（kJ/min）=（0.2×脉搏 -11.3）×4.184/2。

（1）间歇跑：是慢跑和步行相交替的一种过渡性练习。跑 30s，步行 30～60s，渐渐延长跑步时间，重复进行 10 次左右，总时间 10～30min，并根据体力情况逐步增加运动量。

（2）常规慢跑：从 50m 开始，渐渐增至 100m、200m、400m，速度一般为 100m/30s，每 5～7d 增加 1 次，距离达 1 000m 时不再增加，而以加快跑速来增加运动强度。上述慢跑宜每天或隔日进行 1 次，若间歇 4d 以上应从低一级重新开始。

3. 登楼梯　登楼梯也是一种有氧运动，在任何住处和工作场所均可进行。登楼梯运动可锻炼心肺功能，提高机体耐力，减少心血管疾病的发生。有人做过一项研究，发现每天登 5 层楼梯，坚持不懈，持之以恒，可使心脏病发生率比乘电梯的人减少 25%；每天登 6 层楼梯 3 次，其病死率比不运动者减少 1/4～1/3。

登楼梯的方法有走楼梯、跑楼梯和跳台阶三种形式，可根据患者体力选用。开始时先选走楼梯，当能在 1min 内走完 5~6 层楼梯时或能连续进行 6~7min 时，即可进行跑楼梯锻炼，但每次以不感明显劳累为度。登楼梯的能量消耗比静坐多 10 倍，比步行多 1.7 倍，下楼的能量消耗为上楼的 1/3。

运动治疗时其运动类型应选择有节奏的有氧运动，如上述慢跑、登楼梯等，抗力运动如举重等虽也能改善葡萄糖的利用和血浆脂蛋白质，但因其可能引起髋关节和肌肉损害，以及潜在的对血管的不良反应而不被推荐。同时进行运动治疗时应选择合适的锻炼时间，通常以餐后 30min 至 1~1.5h 为宜。正在应用胰岛素或口服降糖药治疗的患者应避开药物作用的高峰时间进行运动。当然更重要的是要想取得运动治疗成效，必须是长期并有规律地进行，三天打鱼两天晒网是很难取得效果的。因此依从性是个重要问题，在制订运动方案前应考虑患者的依从性，应选择患者感兴趣的运动类型，并选择出几项运动类型可供更换调整。当然也应选择便利的场地进行运动，如尽量选择住所或工作地附近，更易于长期坚持；同时患者的行动应得到家庭及相关医务人员支持，一个人参加运动易感孤单，易中断，如组织数人一组的运动小组则更有利患者长期坚持运动。为鼓励患者并使患者得到运动带来的好处，可选用一些能反映运动带给机体好处的定量指标，如测心率、体重等，尽量不要制定难以达到的目标值。

三、运动注意事项

（一）适应证与禁忌证

1. 适应证　①肥胖型 NIDDM 患者；②稳定期的 NIDDM 患者；③血糖在 16~17mmol/L 以下的 NIDDM 患者；④无严重并发症的患者。

2. 禁忌证　血糖控制尚不稳定；有视网膜病变；糖尿病性肾病变；心肺功能不全，血压升高未控制；急性并发症期间或严重并发症者以及糖尿病妊娠期间。

糖尿病与运动量不足、能量蓄积密切相关。运动疗法作为糖尿病治疗基本疗法，更应引起专业工作者与患者的重视，制订糖尿病运动方案和方法，并切实落实到糖尿病的治疗实践中。

同时把运动疗法作为预防糖尿病的早期干预手段，推向易患人群及健康人群，减少糖尿病的患病率。

（二）运动前注意事项

运动疗法对 1 型和 2 型糖尿病患者都有治疗作用，但为了安全起见，运动前最好对将实施运动治疗的糖尿病患者进行全面体格检查，查清是否有各种并发症，根据检查结果选择适宜的运动项目。病情较重者应停止运动治疗。最好进行 1 次心电图运动负荷试验，以发现潜在的心血管疾病，判断患者心血管系统对运动的反应能力，以此作为判定运动方案的依据。运动量的判定应考虑运动的有效性和安全性。选择下肢运动应指导他们保护足部，选择合适的鞋，鞋底要厚些，要有较好的弹性，以减少下肢关节的撞击应力，避免在过热或过冷的气候或代谢控制较差时运动；对使用胰岛素或口服降糖药患者应注意监测血糖，并根据运动量适当减少或调整药物；如有较剧烈或较长时间的运动，可根据运动强度和时间以及运动前血糖水平等因素临时加餐，以防低血糖发生，如运动前血糖在 6mmol/L 以下，可适当进食15~20g 糖类或半斤苹果；如运动前血糖在 6~8mmol/L，则应根据运动后血糖情况决定是否加餐。在运动前应适当喝些水，以防脱水。为防止低血糖应注意以下几点：运动宜在餐后 1h 左右进行，尽量不要空腹进行；长时间、中等强度以上运动，在运动前可适当进食，或减少药物剂量；随身携带含糖食品以备急用；运动时应随身携带糖尿病卡，卡上应有患者姓名、疾病名称、家庭电话及目前使用治疗药物名称和剂量，如出现意外，其他人发现后可帮助处理。

（三）运动中注意事项

运动量应循序渐进，由小到大，运动时间亦由短到长，逐步适应，逐渐提高运动能力。要坚持长期锻炼，持之以恒，不要随意中断，要经长期锻炼才会显效，运动锻炼越久，疗效越明显。运动必须持续长久，还要做到有规律和适度。同时要根据天气和自身情况灵活掌握运动时间，刚开始运动时，要注意自我感觉，以不疲劳、能适应为原则，尽量不要勉强。

（四）运动后注意事项

运动后应做放松运动，以加速代谢产物的清除，促进体力恢复。放松运动最好是将脉搏控制在平静心率±（10～15）次/分，并维持5～10min，运动后如出汗较多，不宜马上洗冷水澡或热水澡，应在运动后心率恢复正常后，擦干汗，再洗温水浴。每次运动后可根据自我感觉对运动方案进行调整。运动后心率在休息后5～10min内恢复，并自我感觉轻松愉快，虽有些疲乏，肌肉酸痛，但短时休息即可消失，次日体力充沛为运动量适宜。如运动后10～20min心率仍未恢复，且出现心慌、胸闷、气短，食欲睡眠不佳等状况，次日周身乏力，说明运动量过大，应减少运动量或暂停运动。如运动后周身无发热感，无汗，脉搏无明显变化或在2min内恢复，表明运动量过小。

运动疗法有可能使有糖尿病并发症病情加重。并发糖尿病肾病者，由于运动时肌肉血流量增加，肾血流量减少，毛细血管对蛋白通透性增加，可造成尿蛋白增加。并发增殖性视网膜病变的糖尿病患者，运动时血压可能升高，某些运动增加头部血管压力或头低位可引起眼底出血。下肢感觉减退的糖尿病患者，运动可能造成外伤。有并发冠心病者，运动过度可引起心绞痛或心肌梗死。因此对有严重高血糖及有严重急慢性并发症的糖尿病患者禁忌运动治疗。

在糖尿病的治疗中，运动疗法的必要性也已被大多数研究证实。运动疗法能够增加胰岛素敏感性，改善2型糖尿病患者糖脂代谢，减少降糖药物的用量，使血糖得到较好控制。对降低医疗费用开支，减少个人与社会的经济负担，起到积极的作用。运动疗法还能减少心血管系统的损害，增加心血管功能，在延缓或预防糖尿病并发症方面有重要意义。

（刘彩艳）

第七节　糖尿病口服降糖药物治疗

一、磺脲类降糖药

磺脲类降糖药可以刺激胰岛B细胞产生胰岛素，使得胰岛素分泌水平升高，因而使血糖水平降低。同时研究还表明：磺脲类降糖药物还可以减缓肝脏葡萄糖向血液中的释放速率，并可增加细胞膜上胰岛素受体的数量，所以增加胰岛素作用强度，提高胰岛素敏感性。磺脲类药物的降糖特点是适合于较消瘦的2型糖尿病患者，降糖作用相对较强，容易发生低血糖，并可以发生继发性失效，即开始治疗1个月或更长时间有效，之后治疗效果减弱，最后失效。有时还可以出现过敏现象。

磺脲类（sulfonylureas，SUs）降糖药在结构上都有磺基、脲酰基及两个辅基。其中磺基和脲酰基为基本结构。由于两个辅基不同，而形成不同的磺脲类药物，也是决定药物作用强度、作用时间、代谢特点的基本结构。SUs包括第1代的甲苯磺丁脲（tolbutamide）、氯磺丙脲（chlorpropamide）、妥拉磺脲（tolazamide）、醋磺己脲（acetohexamide），及第2代的格列本脲（glibenclamide）、格列齐特（gliclazide）、格列吡嗪（glipizide）、格列波脲（glibornuride）、格列喹酮（gliquidone）等。另有格列美脲（glimepiride），有人称之为第3代磺脲类降糖药。

（一）适应证

（1）2型非肥胖型糖尿病，单纯非药物治疗病情控制不好者。

（2）用胰岛素治疗每天用量少于20～30U者。

（3）2型肥胖型糖尿病在严格控制饮食的情况下也可选用，但一般应结合双胍类药物。

（4）用胰岛素治疗但对胰岛素不敏感的糖尿病患者可适当联合磺脲类药。

（二）不良反应

其中以低血糖和消化系统反应最常见，还可见皮肤、血液系统反应，神经症状及肝功能损害等。

1. 低血糖

（1）饮食不合理、运动过量、药物用量偏大又没能及时调整是老年人发生低血糖反应的常见诱因，有的可能在停药后仍反复发作，持续 2~3d。其中以格列本脲所致的低血糖反应最为常见，其他如格列齐特、格列吡嗪、甲苯磺丁脲也不少见。

（2）药物作用越强、半衰期越长，代谢产物有活性及排泄慢的药物引起的低血糖反应必然重。因此在药物性低血糖发生后应立即纠正，并宜连续观察 2~3d 以上，以确保安全。

（3）肾功能不全者慎用该类降糖药，因肾脏排泄障碍，药物易在体内蓄积，所诱发的低血糖反应也更严重，且不易纠正。

2. 胃肠道反应　主要是恶心、食欲减退、腹胀、腹泻，还可见腹痛，一般减量后症状可减轻或消失。服药时吃少量无糖食物或蔬菜可减轻胃肠道反应，但有少数患者必须停药。

3. 皮肤反应　包括瘙痒、红斑、荨麻疹样皮疹及斑丘疹等，减少用药量多可明显减轻并逐渐消退。但如持续不退，应停用该类药物。偶见发生严重的剥脱性皮炎，必须立即停药。极少数可引起光敏反应。

4. 血液系统改变　以白细胞减少较多见，尚有粒细胞缺乏、血小板减少、溶血性贫血、再生障碍性贫血等。

5. 肝功能损害　表现为谷丙转氨酶、碱性磷酸酶升高、胆汁淤积性黄疸等。

6. 神经症状　有嗜睡、眩晕、视物模糊、四肢震颤等。临床一旦发生应小心观察，必要时及时处理或停药。酸中毒、高渗性昏迷及乳酸性酸中毒。

（三）禁忌证

（1）所有 1 型糖尿病。

（2）低血糖。

（3）仅通过单纯饮食、运动和身心治疗血糖可以得到满意控制者。

（4）体形肥胖，空腹血糖 <11.1mmol/L（200mg/dl）者，一般宜首先选用双胍类药。

（5）严重肝、肾功能不全（如内生肌酐清除率 >60ml/min，使用胰岛素困难者可小心小剂量用格列本脲。内生肌酐清除率 <60ml/min 但 >30ml/min 者，可用格列喹酮）。

（6）糖尿病者在严重应激情况下如感染严重、大手术及大面积的烧烫伤等，宜用胰岛素治疗。

（7）糖尿病患者妊娠或妊娠糖尿病。

（8）处于哺乳期的糖尿病患者。

（9）出现急性并发症如糖尿病酮症。

（四）注意事项

1. 增加降糖效应的因素　某些药物因减弱糖异生，或降低磺脲类药物与血浆蛋白结合和改变其在肝、肾中的代谢，因而可增加磺脲类的降糖效应，如大量饮酒、水杨酸制剂、磺胺药、氨基比林、保泰松、氯贝丁酯、利血平、β 受体阻滞药、吗啡、异烟肼等，须小心低血糖。

2. 降低降糖效应的因素　部分药物因抑制胰岛素释放或拮抗胰岛素，可降低磺脲类的降糖效应，如利尿药、氯丙嗪、糖皮质激素、较大剂量的甲状腺素等，应及时调整磺脲类药物的用量。

3. 降糖药效果不理想　对应用磺脲类降糖药效果不理想者，首先应询问饮食是否合理控制，如是则考虑用量是否足够。在确保用法正确的情况下，该类药物的有效率约为75%。

（1）部分无效者，即使严格控制饮食，药量用足，疗程超过 1 个月，仍不能显示出治疗效果，称为磺脲类药的原发失效，其机制尚不清楚，胰岛功能下降可能是其重要因素。

（2）另有部分患者，在开始治疗的 1 个月时间之内有效，之后疗效逐渐减弱，最后疗效丧失，称为继发失效，其原因一般有病例选择不当、饮食控制不力、肥胖体型没有得到控制、药量不足、暂时性应激等。一旦这些原因得到纠正，还会显示出治疗效果。

（3）原发失效者宜更换其他类药物或胰岛素治疗，继发失效者可继续予磺脲类药或合并其他类药治疗。

（五）常用磺脲类降糖药

1. 甲苯磺丁脲（tolbutamide，D_{860}）

作用特点：在磺脲类降糖药中，作用强度最弱，作用时间短，可用于有适应证禁忌证的老年患者。

用法用量：口服初始剂量从小剂量开始，血糖 <11.1mmol/L 及老年患者初始剂用 0.125g，2 次/d；血糖高者，可用 0.25g，2 次/d 或 3 次/d。半个月后调整。最大剂量每天 3g。维持剂量一般每天 0.5 ~ 1g，但可因人而异。服药次数每天用量 <0.5g 者可早餐前 1 次服用；≥0.5g 者宜分 2 或 3 次服用。

不良反应：①少数患者有低血糖反应；②少数患者发生胃肠道反应，如厌食、上腹部不适；③个别患者出现药疹，如红斑、荨麻疹等；④长期使用，个别患者可能导致肝、肾功能异常。

注意事项：①肾小球滤过率 <60ml/min 时，慎用此药；②注意避免低血糖反应。

2. 氯磺丙脲（chlorpropamide，P_{607}）

作用特点：半衰期长，作用时间持久，停药后仍有持续的降糖作用。每天只需服 1 次。

用法用量：宜小剂量开始，每天 25mg，半个月调整 1 次用量。增加剂量宜缓慢，一般 1 次 25 ~ 50mg。血糖升高显著者，也可从每天 50 ~ 100mg 开始。最大剂量因半衰期长，持续用药剂量不宜过大，以免蓄积发生低血糖。维持剂量每天 0.1 ~ 0.5g，最多不超过 0.5g。服药次数每天 1 次给药。

不良反应：①部分患者可发生低血糖反应，且低血糖持续的时间长，不易纠正，有一定的危险性；②部分患者可出现粒细胞减少；③少数患者可引发对酒精的过敏，个别可出现胆汁淤积性黄疸。

注意事项：①用药剂量不宜过大，预防因药物蓄积而引发的低血糖；②一旦发生低血糖，应积极抢救，连续观察 5 ~ 7d；③慢性肾功能不全及老年糖尿病患者，应慎用此药。

3. 格列本脲（glibenclamide，优降糖）

作用特点：降糖作用强，约为甲苯磺丁脲的 250 ~ 500 倍，有效作用时间也较长，没有明显蓄积作用。

用法用量：开始剂量一般每天 1.25 ~ 2.5mg，和早餐或第 1 次主餐一起服用，也可分别于早晚餐前服用。维持剂量以控制血糖为标准，1.25 ~ 20mg 均可。如日用量≤2.5mg 宜早餐前 1 次性服用，2.5 ~ 10mg 宜分早、晚两次服用，10mg 以上则宜分早、午、晚 3 次服用。增加剂量通常每周不超过 1 片，老年人则宜半片。但口服降糖药尤其磺脲类治疗较久者，往往对磺脲类药较不敏感。如果已经充分了解患者病情的个性特征，为了迅速控制血糖，也可以根据患者的具体情况，1 次性增加 2.5 ~ 5mg。最大剂量每天≤20mg。服药次数据量而定，宜同时吃少量无糖饮食或蔬菜，以减少对胃的刺激。

不良反应：①少数患者可发生低血糖，尤其夜间低血糖；②过敏反应，有发热、皮疹等；③胃肠道反应有恶心、呕吐等。

注意事项：①降糖作用强，半衰期长，宜用小剂量，早晨 1 次服用；②老年患者慎用；③因其代谢产物从肝、肾各排出 50%，故肝、肾功能不全，内生肌酐清除率 <60ml/min 时，应慎用；④近来研究发现，由于本药对磺脲类受体（SUR）的非选择性阻断，可能增加糖尿病患者心血管事件的危险性。

4. 格列喹酮（gliquidone，糖适平）

作用特点：①主要在肝中代谢，代谢产物从胆汁排泄，对肾脏的损害小；②口服吸收快，代谢迅速，不易蓄积；③改善胰岛功能效果较好，不良反应较少。

用法用量：①开始剂量：一般 15 ~ 30mg。②维持剂量：不固定，常 30 ~ 60mg 足以控制病情。③最大剂量：一般每天 120mg，但临床有用到 180mg/d 者。④服药次数：每天 15 ~ 30mg 者，于早餐前 1 次服下，>30mg 则分早、晚两次服为宜。

不良反应：①个别患者可发生低血糖，但较轻；②少数患者可有皮疹；③少数患者有胃肠道反应。

注意事项：①严重的肝、肾功能不全，尤其肾小球滤过率 <30ml/min 者，仍应慎用；②肝功能不全者应慎用。

5. 格列齐特（gliclazide or Diamicron，达美康）

作用特点：有抗血小板聚集功能，可降低血小板内物质释放速度，并可促进纤维蛋白溶解，改善微循环。本药对 SUR1 可能具有一定的选择性，因而可能对心血管系统的不良反应较小。

用法用量：①初始剂量：多用 40 ~ 80mg。②最大剂量：每天 400mg，但一般不超过 240mg。③维持剂量：因人而异，一般 80 ~ 160mg。④服药次数：每天可 1 次（≤80mg/d）。如每天超过 80mg，宜分 2 次服用。

不良反应：①偶有皮肤过敏、皮疹；②胃肠道反应，有恶心、呕吐、胃痛、腹泻、便秘；③少数患者可有血小板减少、粒细胞减少、贫血等血液系统反应；④部分患者也可出现低血糖反应。

注意事项：①有磺胺过敏者，应慎用此药；②如有胃肠道反应，可餐后服药；③有肝、肾功能不全者慎用，肾小球滤过率 <60ml/min 者禁用。

6. 格列吡嗪（glipizide，美吡达、灭糖尿、瑞易宁、唐贝克）

作用特点：①能抑制血小板聚集，提高纤维蛋白溶酶活性；②可能有降低血胆固醇及三酰甘油作用，提高高密度脂蛋白水平；③半衰期短，反复服用可能不易引起蓄积；④吸收和代谢不受食物的影响；⑤对 SUR1 可能具有一定的选择性，因而对心血管系统的不良反应可能较小。

用法用量：①初始剂量：一般 5mg，老年患者或有肝脏病者用 2.5mg，早餐前半小时服药。需增加药量时，通常每次增加 2.5 ~ 5mg。②每天最大剂量 30mg。③维持剂量：不固定，以最低有效剂量维持，一般 5mg 即可。④服药次数：可根据血糖高峰出现的时间安排，小剂量（每天≤10mg）可安排一日服 1 次；如剂量较大（每天≥15mg），最好分为 2 或 3 次服用。⑤常用于控制餐后高血糖，服药时间根据具体情况安排在出现餐后高血糖的当餐之前。

不良反应：①低血糖反应：少数患者可出现低血糖，主要见于肝、肾功能差及老年糖尿病患者。通常肾小球滤过率 <60ml/min，禁用本品；②有一定的胃肠道反应，表现为恶心、呕吐、腹泻、腹痛等；③可见皮肤过敏反应，出现皮疹、皮肤瘙痒等；④罕见血液系统改变。

注意事项：①凡服用格列吡嗪者均不宜饮酒，应嘱患者戒酒，以免产生戒酒硫样（antabuse like）反应；②应严密观察，尤其是早晨服药而又没有早餐习惯或早餐进食过少者，小心发生低血糖；③有胃肠反应及皮肤过敏反应者，经对症处理可继续服用本品，有的可自行消失；严重者停药可消失。

7. 格列波脲（glibornuride，克糖利、糖克利）

作用特点：降糖作用较强、多数认为没有明显不良反应、口服吸收迅速、完全。

用法用量：①初始剂量：一般 12.5mg（半片），早餐前 1 次服。如效果不好，3 ~ 7d 后可增加 12.5 ~ 25mg。②最大剂量：每天 75mg，如每天用量超过 75mg，其疗效不再增加。③维持剂量：25mg，但可因人而异，以控制血糖为准。④服药次数每天用量少于 50mg 者，可于早餐前 1 次服用；每天用量 >50mg 者，宜早餐前服 50mg，晚餐前服用剩下部分。

不良反应：①个别人可发生低血糖；②少数患者可发生胃肠道反应，如恶心、呕吐；③偶有皮肤过敏反应。

注意事项：①虽不良反应较少，但亦应注意低血糖的发生；②轻微的胃肠道反应或皮肤过敏反应可自行消失，重者必须停药。

8. 格列美脲（glimepiride，万苏平、亚莫利）

作用特点：①其结构虽与格列本脲相似，但二者的作用位点不同，前者作用于 65Kda 亚单位磺脲类受体，而后者作用于 140Kda 亚单位磺脲类受体；②与 SUR 结合快，是格列本脲的 2.5 ~ 3 倍，解离也快，较格列本脲快 8 ~ 9 倍；③具有一定的胰外作用并强于格列本脲；④对 SUR1 具有一定的选择性，不增加心血管事件的危险性；⑤为目前最强大的磺脲类降糖药；⑥有人将其视为第 3 代磺脲类降糖药。

用法用量：①初始剂量：根据空腹血糖而定，一般每天 1 ~ 2mg。②最大剂量：一般 6mg，极量不得超过 8mg。③维持剂量：因人因血糖而定，一般不宜超过 2 ~ 4mg，否则加用其他口服降糖药或改用胰岛素。④服用次数：每天 4mg 以下宜每天 1 次；如 >4mg 可分早晚两次服用，但没有必要每天 3 次服药。

不良反应：低血糖，偶见头痛、头晕、恶心、呕吐、腹胀及过敏反应。

注意事项：①初用本品者，降血糖效应似有逐步增加的趋势，因此加量时要稍慢一些；②所引发的低血糖与格列本脲相似，难以自行缓解，纠正较缓慢，应延长观察时间；③服药后出现头昏但血糖并不低者时而可遇到，但停药则恢复。

（六）临床应用

1. 基本结构特征　磺脲类降糖药（SUS）由于在结构上的共同性，决定了其药理作用和代谢具有一些共同特征。磺基及脲酰基的基本结构是该类药促进胰岛素释放的基础，也决定了其降血糖的基本特性必须是胰岛功能尚存。因此 1 型糖尿病是不适合磺脲类降糖药的。一般 2 型糖尿病患者在被诊断时胰岛功能丧失在 50% 左右，这时应用磺脲类效果最好。随着病情的进一步发展，当残存的胰岛功能下降至 30% 以下时，往往就会发生磺脲类药失效，进而需要胰岛素治疗。由于两个 R 基的不同，又使得这些共性产生一定的差异。如在作用强度上，格列美脲（2mg）最强，其他依次为格列本脲（2.5mg）、格列吡嗪（5mg）、格列波脲（25mg）、格列喹酮（30mg）、格列齐特（80mg）、甲苯磺丁脲（500mg）。可以看出这一排列顺序与规格剂量相关，每片药剂量较小者作用较强，剂量较大者作用较弱。有学者根据长期临床用药经验建议，格列齐特的片含量定得太大，宜以 60～75mg 为好。按此来看，以上药物每片的药效基本相同，临床在更替用药时可大致按 1 片对 1 片来进行。每种药最大用量为每天 6 片。但目前不主张用到最大剂量。因药物结构的共同性，在患者饮酒时该类药均可引起戒酒硫样反应，尤其是氯磺丙脲发生的机会高，格列吡嗪发生的机会也较其他药稍多一些。

2. 代谢及排泄特征　磺脲类降糖药血浆蛋白结合率高，可以和其他高结合率的药物发生竞争性拮抗；也有的药物可减弱糖异生，或降低药物在肝脏的代谢及从肾脏的排泄，从而促进血糖降低，在与磺脲类降糖药同用时有可能诱发低血糖。如水杨酸（包括阿司匹林等）及盐类、磺胺药、氨基比林、保泰松、双香豆素抗凝药、单胺氧化酶抑制药、胍乙啶、利血平、可乐定、氯贝丁酯、氯霉素。也有些药物可能因抑制胰岛素释放，或拮抗胰岛素的作用，或加速该类降糖药的降解等，可能使该类药的降糖作用减弱。如维拉帕米、硝苯地平等钙拮抗药、噻嗪类利尿药、呋塞米、利福平、糖皮质激素、苯巴比妥、苯妥英钠、口服避孕药、雌激素、降钙素、部分三环类抗抑郁药等。临床在使用时应加以考虑。

3. 作用时间与临床应用的关系　不同的磺脲类药的作用起效时间、高峰作用时间、半衰期及作用持续时间都不尽相同。临床通常要根据患者的血糖谱特点进行合理选择，发挥各药的自身优势，才能取得相对更好的血糖控制效果。第 1 代磺脲类降糖药除甲苯磺丁脲临床还有应用外，其余基本不用了，本处不作过多讨论。甲苯磺丁脲的作用时间与第 2 代磺脲类降糖药相似，起效时间都较快，一般口服后半小时起效。大多服药后 2h 达到药物作用高峰。但格列吡嗪达高峰作用时间快 1 倍，餐后血糖升高快者宜用本品；甲苯磺丁脲、格列本脲达高峰作用时间慢 1 倍，血糖高峰明显后延者用之最宜。半衰期格列喹酮、格列吡嗪最短；甲苯磺丁脲、格列美脲居中；格列本脲、格列齐特、格列波脲则较长。作用时间以格列美脲、格列本脲、格列齐特最长，达 24h 左右；甲苯磺丁脲、格列吡嗪、格列波脲、格列喹酮则较短。因此，一般格列喹酮、格列吡嗪、甲苯磺丁脲可三餐前服用，血糖轻度升高者也可每天服 2 次，甚或 1 次，宜用于餐后血糖升高更显著者；格列美脲、格列本脲、格列齐特、格列波脲则可每天服 1 次，较大剂量可每天服 2 次，足量也可分 3 次服用，宜用于基础血糖升高显著者。格列本脲引起延迟的单相胰岛素释放，使胰岛素峰值出现较晚并维持较长时间高水平，因而特别适合于近餐点血糖升高不突出，而远餐点尤其空腹血糖升高相对显著者。例如，某患者早晨空腹血糖为 6.2mmol/L，早餐后 2h 血糖为 16.2mmol/L，午餐前血糖为 11.3mmol/L，午餐后 2h 为 14.9mmol/L，晚餐前为 13.5mmol/L，晚餐后 2h 为 13.2mmol/L，22 点血糖为 10.7mmol/L。若单用磺脲类药，则宜选用格列吡嗪或格列喹酮，没有明显症状者残存的胰岛功能稍好一些，可三餐前各半片开始并逐步调整；症状显著者残存的胰岛功能更差一些，三餐前各 1 片开始以尽快控制症状。但如果患者空腹血糖为 9.5mmol/L，则宜选用格列齐特或格列本脲等，每天服 2 次，可早餐前 1 片半、晚餐前半片或 1 片开始。

4. 代谢产物排泄与临床应用的关系　药物的代谢及排泄主要涉及肝肾损害。凡使用磺脲类降糖药，都应当对患者当前的肝、肾功能有较好的了解。常用的几种磺脲类降糖药，格列齐特代谢产物肾排率最大，而且排出缓慢（24h < 5%），尤其应注意其肾损害，在肾小球滤过率 < 60ml/min 时应视为禁用。如果根据下列简易公式计算：

男性内生肌酐清除率 = （140 - 年龄）×标准体重（kg）/［72 ×血肌酐(μmol/l)］×100%

女性内生肌酐清除率 = 男性内生肌酐清除率 ×0.85

年龄 60 岁、标准体重 55kg（身高 160cm）的患者，当血肌酐超过 101.85μmol/L（男）或 86.57μmol/L（女）时，就应当停止使用格列齐特。这一点非糖尿病专科医师往往忽视，以为格列齐特改善微循环，反而在肾损害时用之。

格列吡嗪代谢物肾排率也达 90%，排泄也缓慢，肾小球滤过率 <60ml/min 时也当禁用。格列本脲代谢物 50% 从肾排，50% 从肝排，肾小球滤过率 <60ml/min 时，在没有更好条件的地方可考虑慎重小剂量使用。该药已有做成透皮贴剂的报道，其药效及药代动力学尚需进一步证实。格列美脲、甲苯磺丁脲与格列本脲排泄情况相似。甲苯磺丁脲排泄更快，在肾小球滤过率 <60ml/min 时可能比格列本脲稍安全一些，但仍应小心从小剂量开始。格列喹酮代谢产物肾排率低，并且排泄快，肾小球滤过率 <60ml/min 时可用之，但如肾小球滤过率 <30ml/min 也当慎用。

由于该类药都在肝脏代谢，肝功能受损者都当慎用，严重受损者禁用。代谢产物由肾排少者一般经肝由胆道排泄就较多，因此在肝功能受损时应更为谨慎或不用，如格列喹酮。

5. 特殊作用的临床选择　磺脲类降糖药除具有共同的降糖作用外，由于两个 R 基的不同，又各具有其特殊的作用即降糖之外的有益作用，这往往也是临床用药的考虑因素。例如，格列齐特具有一定抗血小板作用，可降低血小板内物质的释放，促进纤维蛋白的溶解，这一活性主要来源于其 R_2 位上的双环氮杂环结构。对并发早期糖尿病性微血管病变者，如不能接受胰岛素治疗，内生肌酐清除率在 60% 以上者，可优先考虑使用格列齐特，如糖尿病背景性视网膜病变。格列齐特减轻氧化应激，促进自由基清除，并减少肾 NAD（P）H 氧化酶的表达，并增加 MnSOD 和 eNOS 表达，对肾小球巨噬细胞的滤过和系膜的扩张有利。体外研究格列齐特还可直接作用于内皮细胞，阻止由高胰岛素血症导致中性粒细胞、内皮细胞黏附和细胞间黏附分子 - 1（ICAM - 1）的表达，格列本脲、格列美脲、那格列奈等 K（ATP）阻滞药没有此作用。氯磺丙脲具有直接抗利尿作用，而其他磺脲类降糖药主要通过影响血管升压素或血管升压素受体而发挥抗利尿作用。

近来研究发现格列本脲也有抗血小板黏附、聚集作用，并且可能减少慢性心力衰竭者室性心律失常。因为心肌细胞 ATP 敏感的钾通道［K（ATP）］开放诱导心律失常，而格列本脲阻断该通道。有人对 207 例失代偿慢性心力衰竭（CHF）患者用 24h Holter 监测研究，证实磺脲类（如格列本脲）治疗对严重的 CHF 患者可减少复合性室性异位心率。但在动物实验中此作用有完全相反结论的报道。此外格列本脲可能直接增加肝脏抗氧化物酶（奥古蛋白 SOD 和过氧化氢酶 CAT）的活性，对肝脏抗氧化损伤有利。

磺脲类降糖药有导致高胰岛素血症的趋势，并可能增加体重和胰岛素抵抗，但格列美脲可能例外。有人对 66 例服用格列本脲的 2 型糖尿病患者改服格列美脲。治疗 6 个月后观察到相对高胰岛素血症患者的空腹血浆 IRI 显著降低，伴随胰岛素抵抗者体重也减轻。提示格列美脲能改善格列本脲治疗的高胰岛素血症患者的胰岛素抵抗。因此格列美脲特别适合于格列本脲不能充分控制、超重又同时具有胰岛素抵抗的患者。

磺脲类降糖药对缺血预适应的损伤作用是近年来研究的热点，而这些结论主要是从动物实验中得到的，且并非所有的磺脲类降糖药都具有显著的缺血预适应损伤。如有人在试管及动物实验研究中发现，在急性缺血中格列本脲对缺血心肌的预适应（IPC）及心律失常的保护有损害作用；但格列美脲及格列齐特则似乎对缺血预适应没有影响。缺血预适应或预先用尼可地尔能明显缩小再发心肌梗死面积。在本动物实验中发现格列本脲可阻断缺血预适应或尼可地尔所带来的这种保护作用，格列齐特则无不良影响。尼可地尔引起线粒体膜电势部分去极化，格列本脲可阻断之，格列齐特则无阻断作用。然而临床研究结论并不支持上述观点。英国前瞻性糖尿病研究所（UKPDS）研究提示格列本脲与氯磺丙脲及胰岛素比较没有心血管损害，且有临床研究证实格列本脲可能降低失代偿性慢性心力衰竭患者的室性心律失常。通过对 562 例急性心肌梗死患者的研究，证实所有并发糖尿病的急性心肌梗死患者长期生存率都较非糖尿病者下降，用磺脲类（格列本脲）抗糖尿病治疗者、急性心肌梗死前有糖尿病但未用磺脲类药者、心肌梗死时新诊糖尿病者三组之间的长期生存率没有差异。提示关键在于发生急性心肌梗死时或后不宜用磺脲类药。

6. 妊娠糖尿病用药　妊娠糖尿病用胰岛素治疗在国内已是共识。但有部分患者坚持拒绝胰岛素治疗，如单纯饮食治疗不能有效控制血糖，不予药物治疗可能危害性更大。因此，国外研究了磺脲类降糖药治疗妊娠糖尿病的可行性。对于妊娠 3 个月以后的妊娠糖尿病患者，在单独饮食治疗失败后给予格列本脲。开始每天 2.5mg，以后根据具体情况可逐渐增加剂量直至每天 20mg。治疗目标是平均空腹血浆葡萄糖（FPG）≤5mmol/L，平均餐后 2h 血糖≤7.5mmol/L。不能达到上述目标者，改为每天 2 次胰岛素治疗。结果 197 例妊娠糖尿病患者中，124 例单独饮食控制达到了治疗目标，73 例用格列本脲治疗。73 例中的 59 例（81%）达到了治疗目标，59 例中的 44 例格列本脲用量不超过每天 7.5mg，11/59 生产了巨体婴儿；8/59 发生了与格列本脲有关的明显不良反应；仅 1 例中断妊娠。妊娠糖尿病药物治疗中最常见的危险是低血糖。临床研究发现妊娠糖尿病用胰岛素治疗者低血糖发生率为 63%，且其中 84% 发生在夜间；格列本脲治疗者低血糖发生率为 28%，白天与夜间发生率相似；饮食治疗者无低血糖发生。提示妊娠糖尿病尽可能选用饮食控制以达标；如不能达标而又无更好的可行办法，适当使用格列本脲也可考虑。

7. 不良反应　格列本脲由于其在全球应用最为广泛，对其不良反应关注也较多，其中低血糖是较为突出的问题，尤其是自购药治疗或非糖尿病专科医师经治的糖尿病患者。有人经过 2 年观察了 124 例 80 岁或以上发生低血糖的糖尿病患者，74% 是服用格列本脲，不少是非专科医师治疗并没有得到有效血糖监测。用格列本脲者，使用氟喹诺酮类如环丙沙星可导致严重低血糖（持续 24h 以上），原因不明。有人通过对初诊 2 型糖尿病患者进行疗程为 2 年的临床观察，证实与胰岛素治疗相比，格列本脲确实促进了胰岛功能的减退。部分原因可能与磺脲类药物促进胰岛淀粉样蛋白沉积有关。几项动物实验研究证实磺脲类治疗增加 B 细胞自身抗体表达。对于缓慢进展的 1 型糖尿病或成人迟发自身免疫性糖尿病（LADA），这种情况对保护残存的 B 细胞功能不利。研究发现，对胰岛细胞抗体（ICA）及抗谷氨酸脱羧酶抗体（抗－GAD 抗体）阳性的糖尿病患者，单独的胰岛素治疗可促使 ICA 的转阴，胰岛素加格列本脲治疗则无此作用。无论单独胰岛素治疗还是联用格列本脲，对抗－GAD 抗体均无影响。另外，有人证明格列本脲和格列美脲都有促进脂肪组织细胞肥大的效果，但格列本脲更为明显，从而促进 TNF－α 的表达，可能加重胰岛素抵抗。格列本脲可能恶化血压控制，可能与其增加胰岛素抵抗有关。给做冠脉搭桥术的糖尿病患者用挥发性麻醉剂异氟烷能获得明显的心脏保护作用，但这种保护作用可被口服降糖药格列本脲消除。如术前将格列本脲更换为胰岛素治疗则又可恢复使用异氟烷的获益。格列本脲的这些不良反应实际上多为磺脲类药所共有，但可能存在轻重程度的不同，临床使用时都应适当考虑。格列吡嗪与格列齐特由于代谢较慢，低血糖的危险性并不比格列本脲少见，老年人、并发显著自主神经病变者、使用 β 受体阻断剂者都当慎用；而格列喹酮、甲苯磺丁脲作用时间短、排泄快，发生低血糖的危险性相对小一些。此外，该类药都具有一定的消化道不良反应，但对临床应用的影响较小。

二、双胍类降糖药

双胍类降糖药包括二甲双胍、苯乙双胍等。苯乙双胍由于可能引发乳酸中毒等较严重不良反应，发达国家已经停止使用。但由于其价格低廉，国内一些偏远的地方仍应用于临床。而目前临床广泛使用的是二甲双胍。二甲双胍是含两个胍基的基本结构加上一个含两个甲基的侧链，其血浆半衰期约 1.5h，大部分以原形由尿排出。继 20 世纪 70 年代进入使用低潮后，1992 年以后认识到其在糖尿病防治中无可替代的作用而使用成倍增加。

（一）适应证

（1）因不增加甚至降低血清胰岛素浓度，故不刺激食欲，用于体形偏胖或肥胖的 2 型糖尿病患者较好。

（2）单用磺脲类药血糖控制不理想的病例，联用双胍类常可提高治疗效果。

（3）用胰岛素治疗的 2 型糖尿病患者，如无禁忌证，也可联合用双胍类药，尤其胰岛素用量较大、有胰岛素抵抗者。

（二）禁忌证

（1）对于有肾功能不全、严重肝功能损害及重度动脉硬化，或伴心、脑、眼底并发症者不宜用本类药。

（2）处于较强的应激状态或伴缺氧性疾病者，有诱发乳酸性酸中毒的危险，宜慎用或减量，重者不宜用。

（3）中重度贫血慎用或不用。

（4）伴充血性心力衰竭的患者、1型糖尿病有酮症者。

（5）严重的呼吸系统疾病，尤甚严重缺氧者，不宜用本类药。

（三）不良反应

常见胃肠道不良反应，如恶心或呕吐、腹痛、腹胀、腹泻等，少数不得不减量或暂停使用。

（四）常用双胍类降糖药

1. 苯乙双胍（phenformin，降糖灵、苯乙福明）

作用特点：①降血糖作用强；②对于肥胖的糖尿病患者，有一定的协助降低体重的作用；③有一定的抗胰岛素抵抗作用，能提高胰岛素与受体结合的敏感性。

用法用量：①初始剂量：一般用25mg，1次/d，血糖较高的肥胖糖尿病患者可用25mg，2次/d。②最大剂量：一般每天用50～75mg已足，最大剂量每天150mg。③维持剂量：每天多用25～50mg，但可因人而异。④服药次数：多数认为与降糖效果没有明显关系，每天1次服用或分2或3次服用均可，但分次服用有可能减轻胃肠道不良反应。⑤服药时间：一般主张在餐后即服。

不良反应：①肝、肾功能不全者，易诱发乳酸中毒；②心肺功能不全者，加重细胞内缺氧，亦易诱发乳酸中毒；③治疗剂量与中毒剂量较接近，宜严格控制最大剂量；④美国、德国医师认为本品对心血管有不良反应，使心血管疾病的病死率升高；⑤有外伤、感染、痈疮、溃疡等患者，应慎用，重者不宜用。

2. 二甲双胍（metformin，美迪康、格华止）

作用特点：①有一定的降低体重的作用，可协助减肥；②有明显降低三酰甘油作用；③能改善胰岛素抵抗；④对预防血管并发症有一定的作用；⑤由于抑制肝糖的输出，对控制空腹血糖有较好效果；⑥可以人为分为快作用、慢作用、长期作用三个层面来理解，有利于指导临床用药。快作用即发生在服用后4h（或6h）以内所发生的降糖作用，效果主要来源于胃肠道作用；慢作用主要指发生在服药后6～8h或10h内发生的降糖作用，可能主要与抑制糖异生及肝糖的输出有关；长期作用主要指长时间持续服用本品所发挥的胰岛素增敏作用及由于减轻体重对糖尿病患者带来的益处。

用法用量：①初始剂量：一般每天0.5g，1次或分2次服。②最大剂量：一般控制在每天1.5g，特殊情况也不能超过每天3.0g。③维持剂量：因人而异，通常0.5～1.0。④服药次数：一般2或3次分服，可减少胃肠道不良反应。⑤服药时间：普通片餐后即服可减少胃肠道不良反应。

不良反应：①肝、肾、心、肺功能不全者，可引发乳酸中毒，但较苯乙双胍轻；②胃肠道反应重于苯乙双胍，尤其恶心常见，腹胀也不少见；③可能抑制维生素B_{12}的吸收，导致维生素B_{12}缺乏症，应予注意，尤其长期服用本品的患者。可加服维生素B_{12}制剂或钙剂来防治。

注意事项：①有缺氧性疾病的患者，服用本品要监测乳酸；②有维生素B_{12}缺乏者，注意补充维生素B_{12}，重者宜停药；③对于每天2次预混胰岛素30R能良好控制三餐后及午、晚餐前血糖，但早晨空腹血糖难控制者，可于睡前加服适量二甲双胍，常能取得理想效果。

（五）临床应用

双胍类降糖药中主要以二甲双胍广泛应用于临床。二甲双胍不但能降低血糖，还能控制糖尿病的危险因素及因糖尿病而引发的临床不良事件。

1. 控制血糖

（1）作用机制：二甲双胍控制血糖的内在机制还不十分清楚，一般认为：①可延缓葡萄糖在消化道吸收；②促进肌肉等外周组织摄取葡萄糖；抑制糖异生和肝糖输出；③长期应用单向改善不良体质，增加胰岛素作用的敏感性。

（2）临床应用：临床可有条件地应用于糖尿病的二级预防和三级预防，尤其代谢综合征向糖尿病衍化及肥胖的 IGF 向糖尿病衍化。以二甲双胍降血糖可以从三个方面来考虑其使用：①控制餐后血糖：应选用速溶的普通二甲双胍片剂，餐前服用嚼咬更好。其缺点是易于产生消化道不良反应，尤其是有消化道出血史者应谨慎。②控制清晨空腹高血糖：如果用其他药物已经将午餐及晚餐前后、早餐后血糖控制理想，但清晨空腹血糖仍较高，在排除夜间低血糖的情况下，可于晚间 22 时服用 $0.25 \sim 0.5g$ 二甲双胍以使清晨空腹血糖得到良好控制。要注意是否并发胃轻瘫。③改善胰岛素抵抗和控制体重，有益于维持长期血糖控制，在无禁忌证的情况下长期服用二甲双胍。

其实，上述三种作用往往是同时发生的，只是因使用目的不同而临床应用指征的重点有细微差异。

另有部分患者血糖波动较大，血糖高峰值出现的时间摇摆不定，如能排除不定时进食原因，可能与肝糖输出异常有关，可试予缓释或控释二甲双胍制剂，常有助于稳定血糖。

2. 控制糖尿病危险因素

（1）阻断葡萄糖耐量受损（IGT）或空腹葡萄糖受损（IFG）：IFG、IGT 是糖尿病的早期征兆。研究已经证实，生活干预（包括改变不良饮食习惯和增加运动）、二甲双胍干预均能有效减少糖尿病发病率（分别减少 20% 和 8%）。单纯生活模式改变不能很好控制糖尿病发病者，可及时加用二甲双胍。

（2）调整糖尿病患者体质：二甲双胍不但能减轻体重，更重要的是能降低体脂重量，增加非脂体重；增加基础代谢率，减少热量的贮存。

（3）改善胰岛素抵抗（IR）：二甲双胍除通过降低体重以间接改善 IR 外，本身也有直接的胰岛素增敏作用。如研究表明二甲双胍直接逆转 2 型糖尿病高危个体的胰岛素抵抗可能与调节 TNF $-\alpha$ 系统活性有关；并且能显著对抗急性脂质负荷所导致的胰岛素抵抗。对极端的 IR 如黑棘皮病亦有良效。

（4）治疗代谢综合征（MS）：二甲双胍治疗 MS 具有治本和治标双重作用。治本即改善胰岛素抵抗，治标即减轻体重，升高有益因素如脂联素，并降低有害因子如同型半胱氨酸等，有利于血糖、血脂（包括餐后三酰甘油）、饮食的控制。这是目前其他药物无可比拟的。

（5）对多囊卵巢综合征（PCOS）：IR 可能诱发糖尿病，同时也可导致高胰岛素血症。在高胰岛素环境中卵巢产生雄激素增加，为形成 PCOS 创造了条件。二甲双胍改善 IR、降低血浆胰岛素水平，对 PCOS 也有确切疗效。

3. 防治糖尿病并发症　二甲双胍防治糖尿病并发症的机制是多途径的：①除降低血糖及：HbA1c 外，已经证实二甲双胍具有不依赖于降血糖作用的抗糖化效应，并抗血小板聚集。②可改善内皮功能，降低可溶性血管细胞黏附因子 -1、可溶性 E $-$ 选择素、组织型纤溶酶原激活剂、纤溶酶原激活剂的阻滞药、血浆游走抑制因子（MIF）等血管炎性因子。③降低炎性标志物 C $-$ 反应蛋白浓度。④具有确切的抗氧化作用：体外研究证实二甲双胍可剂量依赖性与羟自由基（OH $-$）发生反应。

通过上述作用，以达到抗动脉粥样硬化、降低冠心病发生率，减少心血管事件的效果。二甲双胍能降低 2 型糖尿病心血管病死率，可能与其阻止内皮细胞中高血糖诱导的 PKc $-$ B2 易位（结构染色体畸变）有关。

4. 不良反应

（1）消化道反应：凡服用二甲双胍后出现消化道症状，都要考虑可能与二甲双胍有关。如症状并不突出，继续服用或改为餐后即服，症状可逐渐自行缓解乃至消失。

（2）维生素 B_{12} 及钙缺乏：长期服用二甲双胍可能因其抑制钙的吸收，因维生素 B_{12} 的吸收依赖于钙吸收，故可能导致维生素 B_{12} 及钙的缺乏，但对叶酸没有影响。因此，长期服用二甲双胍者可适当补充钙与维生素 B_{12}。

（3）乳酸性酸中毒：一般认为，这是二甲双胍较为严重的不良反应，它可影响二甲双胍的用量。但有随机平行对照研究显示，大剂量二甲双胍组（7 227 例）的严重不良事件与常规量治疗组（1 505 例）相似（10.3%，11.0%，$P = 0.43$），所有原因致死率为 1.1%：1.3%，住院率为 9.4%：10.4%，均无统计学差异，两组均没有乳酸中毒发生。提示临床使用二甲双胍是安全的。

三、α-葡萄糖苷酶抑制药

最早的一种糖苷酶抑制药是由游动放线菌属菌株所产生的麦芽四糖类似物，称作阿卡波糖（acarbose）。另两种用于临床降血糖的是米格列醇（miglitol）和伏格列波糖（voglibose）。发现具有糖苷酶抑制作用的其他药物：①枯茗醛是 Cuminum cyminum L 种子中的成分，具有醛糖还原酶和 α-葡萄糖苷酶双重抑制作用；②Konno 等通过对血、尿中淀粉酶活性测定，发现阿卡波糖代谢产物对淀粉酶的抑制作用较阿卡波糖更为显著；③鸭跖草煎剂或水提物在活体内或试管内都具有葡萄糖苷酶抑制活性，作用强度呈剂量依赖性，甚至较阿卡波糖作用更为显著。

（一）适应证

由以上分析可以看出，α-葡萄糖苷酶抑制药的作用特点是抑制餐后血糖升高，并可能因此而间接降低胰岛素水平。

（1）主要适用于餐后高血糖及血糖轻度升高的糖尿病。

（2）单纯控制饮食，或单用磺脲类或双胍类或胰岛素血糖控制不理想者，可加用本类制剂。

（3）与磺脲类联用可减少磺脲类药的用量，因其不增加血中胰岛素的量，单用不会引起低血糖。

（二）禁忌证

（1）严重酮症、多种原因引起的昏迷或昏迷前患者，以及严重感染、创伤和对本类药过敏者。

（2）对手术前后、有腹部手术史或肠梗阻史、伴有消化或吸收障碍的慢性肠道疾病、Roemheld 综合征、重度疝、大肠狭窄、溃疡及肝、肾功能不全者，不宜用本类制剂。

（3）慎用于高龄及正在服用其他降糖药的患者。

（4）与双胍类药同用可显著增加胃肠道不良反应，对老年人二者不提倡联用。

（三）常用 α-葡萄糖苷酶抑制药

1. 阿卡波糖（glucobay、acarbose，拜唐苹、阿卡波糖、卡博平）

作用特点：①抑制食物多糖分解为单糖，使糖的吸收减慢；②控制餐后高血糖；③可使 1d 内血糖浓度趋于平稳，减少波动幅度。

用法用量：①初始剂量：每次服 50mg 阿卡波糖，每天服 3 次。老年患者或已用其他降糖药者，宜从每次 25mg，每天服 3 次开始。服药 1 周后血糖控制不理想者可增加剂量，一般每次增加 25mg。也可根据三餐后血糖的具体情况，灵活调整当餐前的用量。②最大剂量：通常不宜超过每次服 200mg，每天服 3 次。③维持剂量：一般每天 150～300mg。④服药时间：宜在餐前，直接用液体吞服；也可与头几口饭一起嚼服。

不良反应：①时常出现胀气、肠鸣，偶有腹泻和腹痛；②长期较大剂量服用，可使肠道内细菌大量繁殖，并随之产生其他不良反应，因此应随时注意；③部分患者有过敏反应；④极少为发生肝损害甚至肝坏死。

注意事项：①如果不按糖尿病饮食进餐，肠道不良反应可能加重；如严格服用糖尿病饮食仍有严重不适，则应减少剂量；②因为本品对儿童和青少年的疗效及耐药性方面的有关资料还不全，所以不适用于 18 岁以下的患者；③患有 Roemheld 综合征、严重的疝气、肠梗阻和肠溃疡等的患者，因服本品引起肠胀气有可能恶化病情；④妇女怀孕期间应禁服本品；⑤建议妇女在哺乳期间不要服用本品；⑥本品虽不会引起低血糖，但如和其他降糖药联合使用，尤其是磺脲类，仍有发生低血糖的可能。这时服用普通食品不利于迅速缓解低血糖，而应用葡萄糖；⑦应避免与抗酸药、考来烯胺、肠道吸附剂和消化酶制品同时服用，因为这些药有可能降低阿卡波糖的作用。

2. 伏格列波糖（voglibose，倍欣）

作用特点：①对 α-葡萄糖苷酶的抑制作用较阿卡波糖强，对胰腺的 α-淀粉酶的抑制作用弱；②由于服用本品后胰岛素的升高受到抑制，有利于控制高胰岛素血症；③由于持续抑制餐后高血糖而减少了胰岛素的需要量，因此减轻了胰岛 B 细胞的负荷，从而抑制了胰岛病变（纤维化）的发生。

用法用量：①初始剂量：每天服 3 次，每次服 0.2mg；老年人应用 0.1mg，每天服 3 次开始。②最大剂量：未确立，但有每天用 0.9mg 的报道，有人提出可以用到 0.6mg，3 次/d，但剂量越大，消化道不良反应也越突出。③维持剂量：多每次服 0.2mg，每天服 3 次，但应因人而异，以患者能耐受的最小有效剂量维持。④服用方法：临餐以液体送服，也可饭中服用。

不良反应：①与其他降糖药并用时，有时会出现低血糖；②有时出现腹部胀满、肠道排气增加等，由于肠内气体等的增加，偶尔出现肠梗阻症状；③偶尔出现伴随黄疸、GOT、GPT 上升等的严重肝功能障碍；④消化系统偶见腹胀、软便、腹鸣、腹痛、便秘、食欲缺乏、恶心、呕吐等；⑤偶见麻痹、颜面等处水肿、朦胧眼、出汗等。

注意事项：①禁用于严重酮症、糖尿病昏迷或昏迷前的患者。②禁用于严重感染、手术前后或严重创伤的患者，以及对本品过敏者。③慎用于严重肝、肾功能障碍。有腹部手术史或肠梗阻史者，以及伴有消化和吸收障碍的慢性肠道疾病、Roemheld 综合征、重度疝、大肠狭窄、溃疡等患者。④只用于已明确诊断的糖尿病患者，对只能进行饮食与运动治疗的患者，只限于用在餐后 2h 血糖 > 11.1mmol/L（200mg/dl）以上者。⑤对同时用口服降糖药或胰岛素制剂的患者，服用本品者血糖值须在 7.8mmol/L（140mg/dl）以上。⑥服用本品期间须定期监测血糖值。假如用药 2～3 个月后，控制餐后血糖的效果不满意，餐后 2h 静脉血浆血糖在 11.1mmol/L 以上，必须考虑换用其他更合适的治疗方法。如果餐后血糖得到充分控制，餐后 2h 静脉血浆血糖 < 8.9mmol/L，饮食、运动疗法或并用口服降糖药或胰岛素制剂就能充分控制血糖时，应停止服用。⑦必须向患者说明，出现低血糖时首先考虑服用葡萄糖，而不是其他食品。

（四）临床应用

α-糖苷酶抑制药（AGIs）临床主要用于控制餐后血糖及糖尿病的二级预防，尚兼有降低三酰甘油、抗动脉硬化及降低心梗病死率、防治肝性脑病、治疗餐后低血压、潜在抗肿瘤作用、治疗代谢综合征与克罗米酚抗的 PCOS 及获得性免疫缺陷综合征（AIDS），有的可能有抗血小板活性等。

1. 控制血糖 本类药的作用特点是抑制餐后血葡萄糖的迅速升高，使餐后血糖峰值降低，吸收时间延长。在糖类控制较严格的情况下（糖尿病患者往往属于这种情况），其作用效果是餐后近餐点血糖降低，而远餐点血糖变化不大。对空腹血糖的影响则因人而不同。胃肠排泄较快者，因未来得及分解吸收就被送入大肠的糖类增多，效果类似于进食减少，空腹血糖降低。胃肠排泄较慢或同时进食糖类量又较多者，如果糖类食物在胃及小肠滞留的时间超过药物有效作用时间（如糖尿病胃肠功能紊乱），则空腹血糖可能升高。这些情况在临床都可见到。由于本类药影响的是糖类分解，其对以糖类为主食者方有效；对以蛋白质或脂肪食物为主食者不具有降血糖作用。

2. 糖尿病的二级预防 本类药可在高危人群尤其是 IGT、IFG 及肥胖者中应用以预防 2 型糖尿病。药物经济学也是 DM 预防领域研究的重要内容。据 DPP 资料，用米福明在 3 年内每预防 1 例新发糖尿病总花费为 69 122.95 元（皆为人民币），但用普通二甲双胍则需 21 666.63 元；在中止 2 型糖尿病（STOP-NIDDM）中用阿卡波糖在 3.3 年时间内每预防 1 例新发糖尿病所花费用为 154 116.05 元。而在上海平均治疗每例糖尿病患者的年花费为 9 143.70 元。加拿大生活干预花费更高，药物干预更经济。

有人对随机对照研究资料进行了文献荟萃分析，发现在为期 2.5～4 年的研究期中，预防或延缓糖尿病发生的药物，奥利司他相关系数（RR）为 0.63，95% CI 为 0.46～0.84，二甲双胍 0.6g，0.57～0.83，阿卡波糖 0.75，0.63～0.90，曲格列酮 0.45，0.25～0.83。但实验结束后进行进一步跟踪随访发现其变化率为 43%～96%。这些药是阻止或是延缓糖尿病的发生尚不清楚。故提出目前没有一种药物可以肯定地推荐用来预防糖尿病。

3. 降低三酰甘油（TG） 血浆葡萄糖与三酰甘油之间关系密切，两者不但存在热量供给竞争，也存在相互间转化。在"糖脂病"概念提出后，两者之间的关系更受关注。阿卡波糖降低餐后血糖，是否也能影响 TG？Ogawa 将正常 TG（≤1.7mmol/L）的 2 型糖尿病者 60 例分为 A、B、C 三组，高 TG（>1.7mmol/L）的 2 型糖尿病作为 D 组。A 组为对照，B 组在 1 673.6kJ 平衡热量的膳食耐受试验

（MTT）中观察每天 1 次阿卡波糖 100mg 对血脂水平的影响。C 组与 D 组分别给予每天 300mg 的阿卡波糖共 8 周，并做 1 次剂量的阿卡波糖 MTT 试验。结果阿卡波糖治疗降低血浆葡萄糖的水平和 INS 的分泌。在 A、B、C 三组之间比较，阿卡波糖显著降低了餐后血浆 TG 水平。D 组阿卡波糖治疗 8 周后，无论空腹还是餐后：FFA、TG、VLDL 水平都降低。同时餐后升高的乳糜微粒（CM）在 B、C、D 组均被阿卡波糖降低。说明 2 型糖尿病血 TG 和 CM 基础水平无论正常或升高，阿卡波糖均可使之降低。Mori 等观察到在蔗糖负荷实验中，伏格列波糖在降低餐后血糖的同时也能降低餐后门脉三酰甘油水平。Goke 的随机平行研究发现，吡格列酮（129 例）能降低 TG（2.1±0.8）mmol/L，伴 HDL 升高；阿卡波糖（136 例）能降低 TG（1.9±0.4）mmol/L，但伴 HDL 轻度降低。但 Mine 研究发现，伏格列波糖和格列本脲一样对降低餐后 TG 无效。另一项大型荟萃分析结果提示所有的 AGIs 对血脂都没有效果。

（五）不良反应

（1）肝损害：Kawakami 等报道 1 例 76 岁 DM 妇女接受 INS 治疗 9 年，加用伏格列波糖 39 个月。升高的血浆胆红素和转氨酶浓度在停伏格列波糖并加用氢化可的松治疗 1 周后恢复正常。体外周围血测试发现伏格列波糖激活淋巴细胞；肝活检提示为亚团块和带状坏死。1 年后样本提示恢复正常。dela Vega 等报道 1 例 57 岁 2 型糖尿病妇女服用阿卡波糖 100mg，3 次/d，2 个月后患上急性肝炎（ALT 2 300U/L），可排除其他肝损伤。停用阿卡波糖后 3 个月，所有实验室检查均恢复正常。3 年后该妇女再次服用阿卡波糖 100mg，3 次/d，同时还服用格列本脲每天 15mg。服用 2 周后又出现了急性肝炎（ALT 2 778U/L）。再次停用阿卡波糖 2 个月后肝功能恢复正常。

（2）胃肠道反应：胃肠胀气发生率伏格列波糖为 56.7%，阿卡波糖为 90%；腹胀伏格列波糖发生率为 10%，阿卡波糖为 16.7%。腹泻、肠鸣也常见。

（3）消化性溃疡、梗阻、Roemheld 综合征、吸收障碍的肠道疾病等，本类药可能使病情加重。

（4）低血糖：本类药单用不发生低血糖，但和其他降糖药联用可能发生低血糖。如服较大剂量本类药而发生较重的低血糖，进行口服食物纠正时，应用单糖食物如葡萄糖。

（5）过敏反应：少数患者可发生。

四、噻唑烷二酮类

核激素受体超家族配基依赖的转录因子，包括过氧化物酶增殖体活化受体 γ（PPARγ）、PPARα、PPARδ 等，对人体代谢具有重要调节作用。其中 PPARγ 激动增加胰岛素（INS）敏感性，决定对生长因子释放、细胞因子的产生、细胞增生和迁移、细胞外基质的重塑和对细胞循环节数和分化的控制等的调节；PPARγ 与 PPARδ 作用几乎相反；PPARα 激动药主要用于降低血脂。噻唑烷二酮类（thiazolidine-diones，TZDs）是 PPARγ 激动药，包括曲格列酮（troglitazone，TRO）、罗格列酮（rosiglitazone，ROS）、比格列酮（pioglitazone，PIO）、环格列酮（ciglitazone，CI）、达格列酮（darglitazone，DAR）。另有 PPARγ 与 PPARα 双激动药如 ragaglitazar。

（一）适应证

（1）因仅改善胰岛素抵抗而并不提供或增加血中胰岛素，故重点适用于胰岛素相对不足的 2 型糖尿病患者。

（2）胰岛素绝对不足的 2 型糖尿病患者，联合使用其他降糖药尤其磺脲类与胰岛素，可提高治疗的效果。

（二）禁忌证

（1）不宜用于 1 型糖尿病或糖尿病酮症酸中毒的患者。

（2）持续使用，可能使患有多囊卵巢综合征的妇女或伴有胰岛素抵抗的绝经前和无排卵型妇女恢复排卵，应注意避孕。

（3）不宜用于有严重心功能不全的患者。

（4）原有肝功能异常者，可能加重肝损伤，但一般对肾脏是安全的。

（三）常用噻唑烷二酮类降糖药

1. 罗格列酮（avandia, rosiglitazone，马来酸罗格列酮、文迪雅）

作用特点：①直接改善胰岛素抵抗；②可能有延缓糖尿病进程的潜在作用；③对老年或肾损害的糖尿病患者无须特别调整剂量；④不伴有任何意义上的药物相互作用；⑤本身不会引起低血糖。

用法用量：①初始剂量：单用本药或与磺脲类或二甲双胍联用时，每天服1次量4mg。②最大剂量：未明确，一般8mg，分2次或1次服用均可。③维持剂量：以理想控制血糖为标准，每天4～8mg均可。④服用方法：空腹或进餐时服用均可。

不良反应：①可引起液体潴留，使血容量增加，产生轻、中度水肿，可能加重或引发充血性心力衰竭或肺水肿；②轻度至中度贫血；③与二甲双胍合用，贫血的发生率高于单用本品或磺酰脲类药物合用；④有肾损害者禁忌与二甲双胍合用；⑤罕见的肝功能异常，主要为肝酶升高。如患者有活动性肝脏疾患的临床表现或血清转氨酶升高（ALT超过正常上限2.5倍），不应服用本品；⑥可能发生过敏反应。

注意事项：①使用本品应确定胰岛素抵抗的存在。不宜用于1型糖尿病或酮症酸中毒患者；②无排卵妇女应注意避孕；③与其他降糖药合用可能发生低血糖；④妊娠和哺乳期妇女应避免服药；⑤不推荐用于18岁以下的患者。

2. 吡格列酮（pioglitazone HCL，卡司平、艾汀、艾可拓）

作用特点：同"罗格列酮"。

用法用量：①初始剂量：一般为每天1次15mg或30mg。②最大剂量：未明确，一般45mg。③维持剂量：以患者能耐受的最小有效剂量维持，一般15～30mg。④服用方法：服药与进食无关，每天服1次即可。

不良反应：①少数患者可能出现过敏反应，应停止应用；②有活动性肝病的临床表现或血清转氨酶升高者，可能加重肝损害；③可能导致水钠潴留而不利于心力衰竭及水肿患者；④和其他降糖药联用时，有发生低血糖的风险；⑤轻度贫血。

注意事项：①不应用于1型糖尿病或糖尿病酮症酸中毒治疗；②有活动性肝病的临床表现或血清ALT超过正常上限2.5倍者，不应开始本品治疗，治疗中如患者ALT水平持续超过3倍正常上限或出现黄疸，应停药；③可能导致患多囊卵巢综合征的胰岛素抵抗患者重新排卵，应采取避孕措施；④按照纽约心脏病学协会（NYHA）标准评定心功能为Ⅲ级和Ⅳ级的患者，不宜使用。

（四）临床应用

TZDs主要用于防治糖尿病，近来发现具有其他直接或间接作用，如心血管保护、治疗PCOS、预防2型糖尿病、治疗非酒精性脂肪肝炎、增加骨密度、调整夜间血压、抗炎等。

1. INS增敏　增敏作用是这类药基本的作用，通过激动PPARY来实现。但对其实现增敏的方式又有不同的认识。

（1）大量增加HMW脂联素多聚体，导致肝INS增敏。

（2）影响脂肪的分布，如降低肌肉脂肪，促进肌肉、内脏脂肪转移到皮下；缩小脂肪细胞容积，增加皮下小脂肪细胞的数量。

（3）降低高雄激素血症。

（4）改善：INS和磷脂酰肌醇-3，4，5-（PO$_4$）激活蛋白激酶C-zeta的缺陷，从而改善INS对葡萄糖的转运等。不少研究证实了TZDs的增敏效果。

如对于具有显著的胰岛素抵抗（IR）而更易发生2型糖尿病的非洲美国人（AA），TRO治疗24个月后增加了AA的INS敏感性；PIO每天45mg治疗10周，可使INS敏感性增加65%。DAR治疗14d，在降低24h血浆葡萄糖曲线下面积的同时，也使24h血浆。INS曲线下面积降低。如果在格列本脲10mg，2次/d，治疗的2型糖尿病加用TRO，并与加入二甲双胍对照，以高INS正葡萄糖钳铗试验测定胰岛素抵抗指数（Ⅱ），则TRO组下降的幅度是二甲双胍组的2倍。ROS每天4mg或8mg治疗26周，可分别降低 16.0％或 24.6％。联用 ROS 和二甲双胍治疗 2 型糖尿病 550 例，以稳态模型（HOMA model）评估 IR 和 B 细胞功能，则 ROS 4mg，4 次/d，能降低 IR16％，增加 B 细胞功能 19％；8mg，4 次/d，能降低 IR37％，增加 B 细胞功能 33％。但对 2 型糖尿病高危的西班牙青年妇女，TRO 没能显示出增敏效果。

2. 降低血糖 主要通过增加 INS 敏感性来实现，可使 INS 刺激的葡萄糖摄取增加和糖原合成增加。适量的 INS 和肯定的 IR 是 TZDs 发挥降糖作用的必备条件。当对胰岛功能和 IR 作适当评估，以利更好应用 TZDs。大庆研究提示，我国 1/3IGT 没有明显 IR；日本研究发现 BMI≥27 的 2 型糖尿病 88％有 IR，21.5~27 者 50％有 IR，≤21.5 者仅 8％有 IR。

3. 对心血管的影响 心血管事件对糖尿病患者具有重要意义。一宗研究涉及 137 例 2 型糖尿病的后代，伴随 IR 但糖耐量正常，随机分为 TRO 组（40 例，200mg/d）和安慰剂（PLA）组（97 例），疗程 24 个月。结果与基础比较，TRO 组脉搏波速率（PWV）明显增加（$P < 0.001$），而 PLA 组没有变化。Satoh 等将 136 例 2 型糖尿病随机分为 PIO 组（30mg/d，70 例）和对照组（66 例），疗程 3 个月。结果与对照组比较，PIO 降低高血糖、高胰岛素和 HbA1c 水平，增加血浆脂联素浓度（$P < 0.001$），同时显著增加 PWV。进一步分析显示，HbA1c 下降<1％组（30 例）和 HbA1c 下降>1％组（40 例），都具有明显的抗动脉粥样硬化效果，提示 TZDs 抗动脉硬化作用可能独立于降血糖。

4. 对多囊卵巢综合征（PCOS）的影响 血浆高 INS 浓度有利于类固醇向雄激素转化。TZDs 增加 INS 的敏感性可降低血浆 INS 水平，从而有利于 PCOS 的治疗。

5. 调脂作用 TZDs 大多对血脂有一定的影响，但各药的影响特点有一些区别。此外 TZD 由于增加脂肪酸流量，可对抗 INS 对脂肪酸流量的抑制。

6. 其他作用 预防 2 型糖尿病；治疗非酒精性脂肪肝病（NASH）；但有动物实验提示本类药可能增加骨质疏松的危险；抗炎症反应 ROS 可增加内皮依赖性血管扩张，快速降低 C 反应蛋白（CRP）、血浆淀粉状蛋白 A（SAA）、SE - 选择素。ROS、CI 都可对抗角叉胶诱导的鼠爪炎症水肿，并可被糖皮质激素受体拮抗药 RU486 逆转。常见的不良事件为水肿、体重增加、白细胞减少、贫血。

五、格列奈类

格列奈类口服降糖药包括瑞格列奈、那格列奈、米格列奈（KAD - 1229）、BTS67582，均为氯茴苯酸衍生物。

（一）适应证

适用于尚具有适当 B 细胞功能的 2 型糖尿病。

（二）禁忌证

严重的肾功能损害者应当慎用。虽然其发生低血糖的情况较磺脲类低，但仍具有导致低血糖危险性，尤其是餐前低血糖。

（三）常用的格列奈类降糖药

1. 瑞格列奈（novonorm，repaglinide，诺和龙）

作用特点：①为新型的短效口服促胰岛素分泌降糖药，有别于一般的磺脲类降糖药。②刺激胰腺释放胰岛素，使血糖水平快速地降低。此作用依赖于胰岛中有功能的 B 细胞。③诺和龙与其他促胰岛素分泌的口服降糖药的不同之处在于，其通过与不同的受体结合以关闭 B 细胞膜中 ATP 依赖性钾通道。它使 B 细胞去极化，打开钙通道，使钙的流入增加。此过程诱导 B 细胞分泌胰岛素。④吸收快、排泄也快，模拟生理性胰岛素分泌，长于降低餐后高血糖。

用法用量：①初始剂量：如尚未服其他降糖药，每次服 0.5mg，每天 3 次；如已用 α - 糖苷酶抑制药，停用后加诺和龙 0.5mg，每天 3 次；如已服磺脲类降糖药，停用后加诺和龙 0.5~1mg，每天 3 次。②最大剂量：一般每天 3g，如血糖控制不理想，加用其他降糖药尤其二甲双胍。如仍不理想，更换其他类型降糖药。③维持剂量：不定，以最小有效剂量维持。④服药方法：餐前进餐服药，不进餐不服药。

不良反应：①一般认为无肾脏毒性作用或肾毒性很小，不损伤肾脏；②无明显肝脏毒性作用；③胃肠道反应罕见；④低血糖危险性低，不会引起严重低血糖；⑤可能不加速 B 细胞功能衰竭，但还需要更多证据；⑥有过敏可能。

注意事项：①适用于饮食控制、降低体重及运动锻炼不能有效控制高血糖的 2 型糖尿病；② 1 型糖尿病及 C - 肽水平低下的 2 型糖尿病患者，酮症酸中毒者禁用；③妊娠或哺乳期妇女、12 岁以下儿童禁用；④严重肝、肾功能不全者禁用；⑤不宜与 CYP_3A_4 抑制药或诱导剂合并应用。

2. 那格列奈（nateglinide，唐瑞、唐力）

作用特点：①为餐时血糖调节药，起效快，可模拟初相胰岛素分泌；②作用时间短，清除快，对胰岛细胞影响小；③安全性和耐受性较好，引起低血糖少；④有组织选择性，与心肌、骨骼肌亲和力低；⑤可单独使用或与二甲双胍联用。

用法用量：①初始剂量：小剂量开始，一般可每次 15 ~ 30mg。②最大剂量：通常成人每次服 60 ~ 120mg，每天服 3 次。如不能很好控制血糖则加二甲双胍，仍不行更换药物。③维持剂量：因人而异，宜小剂量。④服药方法：餐前 1 ~ 15min 内服用。

不良反应：①可有过敏反应，皮疹、瘙痒和荨麻疹；②仍有导致低血糖的危险性；③极少出现一过性肝功能受损。

注意事项：①过敏者忌用；②不用于妊娠及哺乳期妇女、12 岁以下儿童；③忌用于 1 型糖尿病或酮症酸中毒者；④对肝、肾功能影响小，轻中度肝、肾功能受损可正常使用，但严重肝、肾功能不全者不建议用；⑤不与磺酰脲类并用。降糖作用可被非甾体类抗炎药、水杨酸盐、单胺氧化酶抑制药和非选择性 β - 肾上腺素能阻滞剂加强；被噻嗪类、泼尼松、甲状腺制剂和类交感神经药削弱。

（四）临床应用

格列奈类口服降糖药控制餐后高血糖较好，并可能良性影响三酰甘油（TG）和具有抗氧化效果。

1. 控制餐后血糖　本类药被称为"餐时血糖调节药"，口服后胰岛素早相释放在 25min 之内显著增加，有人认为这是作为生理的方法恢复早相 INS 分泌，从而有效抑制肝糖输出和糖异生，降低餐后血糖升高的幅度。如那格列奈口服后在 0 ~ 30min 内快速吸收，与进餐同时服用其吸收快于食物的吸收。既然是以控制餐后血糖为其要点，因此主要适合于突出表现为餐后血糖升高的患者；如患者突出表现为空腹高血糖，则不是本类药的适应证。如空腹血糖与餐后血糖均高，本类药也不宜作首选，如选用也必须联合其他口服降糖药。瑞格列奈和那格列奈对餐后血糖控制效果相似；但对 HbA1c 及 FBG 的控制，瑞格列奈显著优于于那格列奈。

2. 服药期间的监测　本类药物以增加早相胰岛素释放，更有利于控制餐后血糖为特点，相对于磺脲类降糖药来讲，餐前较不易发生低血糖。因选用本类药患者，都突出表现为餐后高血糖。因此，用本类药应以监测餐后血糖为主，有助于迅速将显著增高的餐后血糖降下来。当餐后血糖控制到 7 ~ 9mmol/L 时，宜监测餐前及空腹血糖。其意义有两点：一是发现餐前高血糖。因本类药半衰期较长的瑞格列奈也仅为 1.3h（此为文献报道数据。生产商资料为 1h），对餐前血糖的作用较小。二是有利于预防餐前低血糖。虽本类药半衰期短，但仍为双相胰岛素促泌剂，即使餐后 2h 以后血浆胰岛素水平仍然是升高的，甚至对空腹血糖产生影响。

由于本类药促进胰岛素分泌的作用只与服药有关，而与是否进食无关。因此无论何时只要服药，在胰岛功能尚存的情况下就有相应强度的胰岛素分泌。如进餐时忘记服药，餐后是否补服则要根据具体情况来评估。如刚进完餐或不超过半小时，患者本身血糖也较高，作用更快更短的格列奈类，如那格列奈可以减量补服，减多少则必须根据具体血糖值来确定，并且及时监测餐前血糖。但如餐后时间已经较长，例如超过 3h，则即使是那格列奈类更短效格列奈类也不宜补服。

3. 对心血管的影响　对心血管的影响是糖尿病治疗实践中选药的重要依据。接受胰岛素促分泌药作用的磺脲类受体（SURs）属于 ATP 结合超家族成员，可感受细胞内 ATP/ADP 浓度的变化，细胞内 ATP 浓度升高时 KATP 关闭，ATP 浓度降低时 KATP 开放。胰岛素促泌剂通过作用于 SUR 以关闭 KATP

而发挥生物学作用。SUR 亚型不同决定 KATP 对 SU、ATP 的敏感性不同。SUR 有 SUR1 和 SUR2 两个亚型。其中 SUR1 位于胰岛 B 细胞，可调节胰岛素的分泌。胰岛素促泌剂通过关闭胰腺 B 细胞膜上 ATP 敏感的 K 通道（KATP）以增加 INS 的分泌。心血管细胞膜上是 SUR2，包括 SUR2A 和 SUR2B。SUR2A 位于心脏。心脏 KATP 通道有重要功能。首先，冠状肌细胞 KATP 通道控制休息和低氧状态下的冠状血流；其次，心肌细胞内膜的 KATP 通道（sarcKATP 通道）是心脏适应应激所必需的，并且 sarcKATP 通道和线粒体内膜 KATP 通道（mitoKATP 通道）开放在缺血预适应中起着中心作用。sarcKATP 通道的开放也是心电图 ST 段抬高的基础，后者是急性心肌梗死溶栓治疗开始的主要依据。因此 INS 促泌剂阻断心血管 KATP 通道被认为增加心血管危险。SUR2B 位于血管平滑肌，可调节血管的紧张度。不同的胰岛素促分泌药对不同亚型的 SUR 作用的敏感性不同，决定了其对心血管系统的影响不同。为了避免胰岛素促泌剂对心血管的负面影响，对于特定的病例如心血管事件高危患者、高血压难以控制的患者，宜选用对 SUR2 影响较小甚至不发生作用的促泌剂（高选择性）。根据电生理实验显示，促泌剂对胰腺和心血管 KATP 通道的选择性不同，可分为高选择性（大约 1 000x，包括那格列奈、米格列奈等短效磺脲类），中选择性（10～20x，包括格列本脲等长效磺脲类），非选择性（<2x，如瑞格列奈）。

4. 餐后血糖调节药的选择　实际上，各种降糖药都可降低餐后血糖，空腹血糖的控制也有利于餐后血糖的调节。但由于各类药的侧重点不同，这里讨论主要用于控制餐后血糖的糖苷酶抑制药和格列奈类。已经知道，格列奈类主要通过刺激早相 INS 释放以降低餐后血糖，服用后血浆 INS 的浓度是增加，血糖的降低与 INS 的分泌量相关，进食的食物种类对其降糖效应影响不大。虽然半衰期一般在 1h 左右，但降糖效应一般可持续 3～4h。糖苷酶抑制药通过抑制糖类在肠道的分解从而阻碍糖类的吸收，适用于以糖类为主食的糖尿病患者。如患者主要吃动物性食物，则服用糖苷酶抑制药无效。糖苷酶抑制药作用特点是小剂量延缓糖类吸收而吸收的总量不减少，其效果是餐后血糖降低而餐前影响不大或可略有升高；大剂量减少吸收、增加糖类从消化道的排除，其效果相当于减少了进食量。可见其降糖效应与血浆 INS 浓度没有直接关系。

根据以上认识，可以看出这两类药虽均主要降低餐后血糖，但适应对象略有不同：格列奈类的适用对象必须要有残存的胰岛功能，患者在突出表现为餐后血糖升高的情况下，餐前血糖也稍有升高，这样既可使餐后血糖得到控制，又不至于餐前低血糖。就国内常用的那格列奈与瑞格列奈比较而言，后者较前者对餐前血糖的影响更大。米格列奈与那格列奈相似，BTS67582 与瑞格列奈相似。显著胰岛素抵抗者应同时注意改善胰岛素的敏感性。而对于餐后血糖轻度升高如 7.8～10mmol/L，餐前血糖正常者，小剂量的糖苷酶抑制如阿卡波糖当餐中服 25mg 就更为适合；如餐后血糖升高显著如 10～14mmol/L 或以上，而餐前血糖正常或接近正常低限，则可用较大剂量的糖苷酶抑制药如阿卡波糖 50～100mg。

5. 其他作用　可能有降低餐后 TG 的作用，其机制可能与促进早相 INS 分泌有关；对氧化应激与炎症有保护作用。

六、其他口服药物

现正在研发或初上市的口服抗糖尿病药物尚有以下几类。

1. 基于肠促胰素的降糖药物

（1）胰高血糖素样肽 - 1（glucagons - like peptide - 1，GLP - 1）受体激动剂和类似物：GLP - 1 是一种强降血糖肽，是前胰高血糖素原的片段，由小肠上皮 L 细胞分泌。GLP - 1 可刺激胰岛 B 细胞分泌胰岛素和抑制餐后胰高糖素过度分泌，减少肝糖生成，刺激胰岛 B 细胞增殖和分化，抑制食欲及摄食，增加饱食感，延缓胃内容物排空等。研究发现，2 型糖尿病患者持续皮下注射 6 周 GLP - 1 能明显增加胰岛素的分泌。这种促胰岛素分泌作用是血糖依赖性的，即血糖浓度越高作用越强，低血糖发生少。短时间内使用 GLP - 1 治疗 2 型糖尿病的价值和安全性已经得到证实，但是内源性 GLP - 1 的血浆半衰期仅 1 分钟。Exendin - 4，是一种源自毒蜥蝎唾液的类 GLP - 1 物质，和人 GLP - 1 有 53% 的同源性，具有极强的 GLP - 1 受体激动作用。由于其缺乏 DPP - 4 酶解的位点，不是 DPP - 4 的底物，能够对抗 DPP - 4 的降解，因而半衰期较长。Exenatide 是美国 Amylin 和礼来制药公司共同开发人工合成的 Exendin - 4，商品名 Byetta，主要适用于 2 型糖尿病的治疗，其在体内的半衰期达到 4h 左右，目前批准的制剂为皮下注射，每天两次。2 型糖尿病患者治疗后，能降低餐前、餐后血糖水平和 HbA1c 水平，对 B 细胞具有明显的保护作用。Exenatide 还能降低 B 细胞的凋亡率、增加胰岛素敏感性，并能延迟胃排空和抑制食欲，表明其治疗作用的多重性。目前研发并在临床使用的 GLP - 1 类似物较多，诺和诺德公司研制的 Liraglutide，是一种酰胺化修饰的 GLP - 1 类似物。Liraglutide 经皮下注射后逐渐被机体吸收，在 9~12h 后达到峰值，其半衰期为 12h。LEAD 研究结果显示，每天一次注射，Liraglutide 具有优异的降糖效果，无论单独应用还是与其他口服降糖药联用，均能迅速、高效和持久地降低血糖及 HbA1c 水平。有研究表明在二甲双胍控制不佳的 2 型糖尿病患者，加用 Liraglutide 较加用西格列汀能更好地降低 HbA1c。此类药物目前临床已有长效剂型，如瑞士罗氏公司研制的长效 GLP - 1 类似物 Taspoglutide，每周使用一次，现已在国内进入Ⅲ期临床试验。加拿大 Coniuchem 公司研发的 CJC - 1131 也是 GLP - 1 化学修饰后的物质，其与白蛋白共价结合的共价复合物，既有与白蛋白同样的半衰期，也具有 GLP - 1 生理活性。GLP - 1 受体激动剂和 GLP - 1 类似物不良反应包括：注射部位反应、味觉改变、失眠、与华法林合用时国际正常化比值（INR）延长、过敏反应和胃肠道反应。

（2）二肽基肽酶 - Ⅳ 抑制剂（DPP - 4）：GLP - 1 皮下注射后很快被 DPP - 4 降解，半衰期极短。DPP - 4 抑制剂则能抑制 GLP - 1 和 GLP 的降解，保护内源性 GLP - 1 免受 DPP - 4 的迅速破坏，从而使血清 GLP - 1 水平升高，致使葡萄糖刺激的胰岛素分泌增加。而且此类药物不增加糖尿病患者体重，刺激胰岛素的作用与血糖相关，致低血糖风险小，又能保护胰岛，促进胰岛再生。此类药物有 Sitagliptin（Januvia，西格列汀），Vildagliptin（维格列汀）和 Saxagliptin（沙格列汀）等。西格列汀为默克公司产品，于 2006 年 10 月和 2007 年 3 月相继获得美国食品与药品监督管理局（FDA）及欧洲药品管理局（EMEA）批准上市，2009 年 9 月，西格列汀单药治疗 2 型糖尿病获得中国国家食品药品监督管理局（SFDA）批准，成为首个登陆中国的口服 DPP - 4 抑制剂。西格列汀能够有效地降低血糖，没有水肿和体重增加的不良反应。P. Aschner 等比较了西格列汀单药与二甲双胍单药治疗初治 2 型糖尿病患者的疗效和安全性，研究共纳入 1 050 例初治的 2 型糖尿病患者，发现西格列汀组 HbA1c 的改善水平同二甲双胍组相当，耐受良好，西格列汀组胃肠道相关不良反应发生率低。T. Seck 等对二甲双胍单药无效（≥1 500mg/d 持续 8 周以上）的 172 例 2 型糖尿病患者，随机双盲的接受西格列汀或格列吡嗪的 2 年研究观察，显示两组降糖效果相当，西格列汀组低血糖的发生更低，不增加体重，更好地保护 B 细胞功能。另有研究用于考察西格列汀和其他降血糖药（二甲双胍）联合用药，结果表明作为糖尿病的初始治疗二甲双胍和西格列汀联合同样有效。2007 年 3 月 30 日，西格列汀与二甲双胍复方制剂——Janumet 也通过了 FDA 的审批，成为第一个由 DPP - 4 抑制剂和其他降血糖药组成的复方制剂。诺华公司生产的维格列汀也在欧洲于 2007 年批准上市，临床研究表明其不仅可以有效降低空腹和餐后血糖、HbA1c，还可以显著下调空腹和餐后胰高血糖素的水平。该药耐受性良好，最常见不良反应是轻度头痛和鼻咽炎，无明显的低血糖产生，但在动物实验中出现皮肤坏死和肾损伤的不良反应，而临床试验未观察到。百时美施贵宝与阿斯利康公司联合开发的 DPP - 4 抑制剂沙格列汀在美国已经批准上市，在亚洲（包括中国）已完成Ⅲ期临床研究。武田公司生产的 Alogliptin 和勃林格殷格翰开发的 Linagliptin（Ondero），临床试验进展顺利，已经向 FDA 提出审批申请。DPP - 4 除了降解 GLP - 1、GIP 和 PACAP 外，还可能降解其他肽类，如神经肽 Y、P 物质和趋化因子等。DPP - 4 抑制剂不良反应包括鼻塞、流涕、咽喉痛等上呼吸道感染样症状，腹泻、头晕、皮疹、血管性水肿、荨麻疹等，低血糖反应少见。1 型糖尿病患者和糖尿病酮症酸中毒时禁用此类药物。

2. 第二代胰岛素增敏剂　metaglidasen（Metabolex 公司）与第一代噻唑烷二酮类（TZDs）不同，它是 PPAR 受体的选择性调节剂，而不像 TZDs 是 PPAR 全面的激动剂，metaglidasen 和它的类似物能够直接调节与胰岛素敏感性相关的基因表达，因而不会出现增加体重和体液潴留。一般用量是 200~400mg/d。metaglidasen 的类似物有 MBX - 044。

PPARα/γ 联合激动剂——tesaglitazar（Galida）：是一种全新的 PPAR 联合激动剂 glitazars 家族中的一员，其激活 PPAR - γ 降低血糖，同时激活 PPAR1 的作用降低三酰甘油，升高 HDL - C。

PPARα 激动剂会使体重增加，体液潴留。PPARα 激动剂的耐受性普遍较好，可致肝损害。

3. 高选择性二肽基肽酶Ⅳ（DPP-4）抑制剂——alogliptin 它是通过抑制 DPP-4 活性而升高血糖素样肽-1（GLP-1）的浓度及其活性，从而刺激胰岛素分泌。

神经肽-Y（NPY）是 DPP-4 最好的底物之一，可促进食欲的激素。NPY 不仅存在于脑脊液作为中枢传导的神经递质，血浆中也有低浓度的 NPY 存在。已经证实，人类脂肪细胞可分泌 NPY，并有其受体存在。NPY（1~36）可被 DPP-4 降解为 NPY（3~36），使之与受体的亲和力发生改变，与 NPY 受体 Y1（介导 NPY 发挥抗亲脂作用）亲和力减弱，与受体 Y4 和 Y5 亲和力增加。因此，2 型糖尿病患者应用 DPP-4 抑制剂（被用于降糖治疗），能影响 NPY 对脂代谢的调节作用。NPY 在腹部皮下组织的旁分泌研究显示：NPY 被脂肪组织衍生的。DPP-4 所调节，而之前一直认为 DPP-4 来源于血管内皮细胞。内源性腹部皮下组织衍生的 DPP-4 在肥胖受试者体内减少，提示 DPP-4 抑制剂可能会轻微减少腹部皮下组织的体积，这也解释了为什么 2 型糖尿病患者使用 DPP-4 抑制剂可以减轻体重。相反，体瘦受试者的脂肪蓄积通过 NPY 的抗亲脂作用有所增加，正如我们以前观察到 NPY 会在体内胰岛素治疗中增加，这对高胰岛素血症有实际的临床意义。

4. 阿那白滞素 该药是用于治疗风湿性关节炎的药物。白细胞介素-1B 可导致 2 型糖尿病。瑞士科学家研究发现，阿那白滞素属于白细胞介素-1 受体抑制剂，能阻止白细胞介素-1B 发挥作用。科学家发现服用阿那白滞素的患者血糖水平降低，胰岛素分泌增多，同时机体系统性炎症反应减少，而这正是糖尿病并发症的致病因子。瑞士科学家认为，该药是一种很有前景的新型糖尿病治疗药物，该药物有望在 3~5 年内投放市场用于治疗 2 型糖尿病。该药的不良反应很少。

5. 选择性大麻碱受体 CBI 阻滞剂 作用于内大麻素系统，能降低 HbA1c，调节异常血脂，控制高血压，减轻体重和腰围等。

6. 磷酸烯丙酮酸羧基酶 科学家发现该酶能抑制体内生成葡萄糖代谢通路的一个关键酶，避免葡萄糖生成过多，为治疗糖尿病另辟了一条途径。如果能研制一种改变这种关键酶活性的化合物，防止 2 型糖尿病患者肝脏中生成葡萄糖过多，从而达到治疗和控制 2 型糖尿病的目的。

7. 淀粉不溶素（amylin）类似物 人淀粉不溶素为人 37 个氨基酸组成的神经内分泌激素，与胰岛素一起由胰岛 B 细胞分泌，通过延缓胃排空、减少血浆胰高血糖素和增加饱食感影响糖代谢，降低餐后血糖。已上市的药物为普兰林肽（pramlintide），普兰林肽是 B 细胞激素胰淀素的合成类似物，目前，普兰林肽获得作为胰岛素的辅助治疗在美国使用。普兰林肽在餐前皮下给药，可延缓胃排空，抑制血糖依赖型胰高血糖素的产生，且主要是降低餐后血糖。临床研究中发现普兰林肽可降低 HbA1c 0.5%~0.7%。由于是在餐前注射，其主要的临床不良反应为胃肠道反应，试验中近 30% 的治疗者出现恶心，治疗 6 个月后伴体重下降 1~1.5kg，体重下降的部分原因可能是胃肠道不良反应。

8. PKCe 最近澳大利亚 Garvan 糖尿病联络部的 Trevor Biden 副教授和 Carsten Schmitz-Peiffer 博士发现了一种称为"PKCepsilon"（PKCe）的酶，该酶在有糖尿病和缺乏胰岛素时具有活性。缺乏 PKCe 可恢复胰腺生成胰岛素的能力，阻断 PKCe 虽不能阻止胰岛素抵抗的发生，但可通过恢复胰腺功能而加以弥补。通过这种方式调控胰岛素的生成是目前靶向胰腺的治疗药物的一大进展。在糖尿病研究领域，这是一项突破性的发现。

（左莹莹）

第八节 糖尿病的胰岛素治疗

补充胰岛素是治疗糖尿病的重要手段。近年来随着糖尿病及其并发症防治研究工作的不断深入，医学界对胰岛素的认识也在不断深化，强化胰岛素降糖疗法在糖尿病及其并发症防治中的作用，正日益受到重视。

一、胰岛素的生理作用

胰岛素是体内调节糖代谢的重要激素，对脂肪和蛋白质代谢也有调节作用，胰岛素对这些物质代谢的总和作用是促进这些代谢性营养物质以不同形式保存起来。胰岛素作用的主要靶器官是肝脏、脂肪组织和骨骼肌，促进每天摄入的三大营养物质储存在这三种组织中。

（一）对糖代谢的作用

1. 促进葡萄糖进入细胞内　血中葡萄糖只有进入细胞内才能被利用，机体不同组织的细胞膜对葡萄糖的通透性不同。肝细胞膜允许葡萄糖自由通过，但葡萄糖要通过肌细胞、脂肪细胞膜时则需要通过细胞膜上的运糖载体，胰岛素能增加葡萄糖载体的转运速度，促进葡萄糖进入这些组织，这一作用在注入胰岛素后 2 ~ 3min 即出现。葡萄糖转运至细胞内的速度是这些组织利用糖的限速步骤，影响膜糖载体转运，就可影响糖代谢速度。胰岛素能促进葡萄糖转运至细胞内，这主要是由于胰岛素能促进葡萄糖转运体 mRNA 表达，使膜上运糖载体增多，胰岛素也能改变这些组织膜上的磷脂－蛋白质结构，使之活化，促进葡萄糖进入细胞内；同时进入细胞内的葡萄糖很快被磷酸化形成 6－磷酸葡萄糖，后者不能出细胞，而易于被代谢消耗，所以使细胞外的葡萄糖迅速进入细胞内。绝大多数细胞从血中吸收糖的能力，在胰岛素作用下可显著增强，其骨骼肌和脂肪组织效应最强，而这两种组织占人体 65%，故胰岛素能强有力地使血中葡萄糖转移到细胞内。生长激素、肾上腺皮质激素和脂肪酸均能降低这些细胞对胰岛素的敏感性，因此有升高血糖的作用。有人认为糖载体常处在不活化状态，这可能是受某些物质以特殊方式加以抑制；胰岛素可使这些抑制物暂时除去，从而使糖载体活化，加速葡萄糖进入细胞内速率。

2. 促进葡萄糖氧化供能　葡萄糖进入细胞后，在肝细胞内由葡萄糖激酶催化，而在肌肉和脂肪组织则由己糖激酶催化，产生 6－磷酸葡萄糖。葡萄糖合成糖原或在细胞内氧化、酵解，都必须首先变成 6－磷酸葡萄糖，这是一个限速步骤，然后才进行下一步反应。胰岛素能诱导葡萄糖激酶或己糖激酶的合成，并使其活性增高。在葡萄糖酵解或氧化途径中磷酸果糖激酶、丙酮酸激酶为限速酶，胰岛素能诱导这两种酶的合成。此外催化丙酮酸转化为乙酰辅酶 A 的丙酮酸脱氢酶，有脱磷酸活化与磷酸化的非活化型两种形式，磷酸酶起催化脱磷酸反应，而该酶的活化又取决于线粒体内游离钙离子的升高，胰岛素能增加线粒体内钙离子浓度，使该酶活化；胰岛素还能激活枸橼酸合成酶，促进乙酰辅酶 A 和草酰乙酸结合形成枸橼酸，从而推动了三羧酸循环。胰岛素不仅使细胞吸收葡萄糖的速率增加，而且使进入细胞内的葡萄糖氧化和利用也加快，促进葡萄糖进入细胞，并加速葡萄糖在细胞内的氧化，这是胰岛素降血糖的一个机制。

3. 促进糖原合成，抑制糖原分解　糖原合成酶有非活化型和活化型两种，在蛋白激酶催化下，活化型糖原合成酶磷酸化后而成非活化型。胰岛素可直接抑制蛋白激酶，促进活化型糖原合成酶的生成，增加糖原合成。分解糖原的酶是磷酸化酶，胰岛素使其活性降低，抑制糖原的分解。

4. 抑制糖异生作用　糖异生就是非糖物质（蛋白质、脂肪）在肝脏转变为糖的过程，是补充血糖的另一条途径，这一过程需要有磷酸烯醇式丙酮酸羧激酶的催化，胰岛素能使此酶活性降低，故减少糖异生作用。

总之胰岛素通过上述作用促进葡萄糖进入细胞内并促进它的氧化，促进糖原合成、抑制糖原分解，抑制糖异生等，起到降低血糖的作用。

（二）对脂肪代谢的作用

1. 促进脂肪合成　胰岛素能加速葡萄糖合成为脂肪酸，通过这个途径，把葡萄糖的能量以脂肪的形式贮存起来，这一过程是机体贮存糖的一个重要功能。胰岛素这一作用主要通过三条途径起作用：胰岛素可促进脂肪细胞中 6－磷酸葡萄糖的合成，经过氧化和磷酸戊糖途径生成乙酰辅酶 A 和还原型辅酶 Ⅱ，提供更多合成脂肪酸的原料；胰岛素可增加脂肪酸合成酶系的活性，使脂肪酸合成增多；胰岛素能促进糖的氧化，增加 2－磷酸甘油的合成，抑制脂酰辅酶 A 进入线粒体氧化；故有利于 2－磷酸甘油和脂酰辅酶 A 合成脂肪。

2. 抑制脂肪分解

（1）抑制脂肪酶活性：脂肪逐级水解所需要的酶总称为脂肪酶，脂肪酶有活化型和非活化型两种，cAMP 增加可激活使其变成活化型，促进脂肪分解。在脂肪酶中，三酰甘油脂肪酶是脂肪水解的限速酶。由于多种激素能影响其活性，故也称它是激素敏感性脂肪酶，胰岛素能抑制其活性，所以胰岛素能抑制脂肪的分解。胰岛素也可使脂肪细胞内 cAMP 浓度降低，从而抑制脂肪酶活性，使脂肪分解速度减慢。

（2）促进脂肪酸再酯化：脂肪酸可与 2 - 磷酸甘油合成为脂肪，而 2 - 磷酸甘油主要来自糖酵解。胰岛素能促进脂肪组织利用葡萄糖，供给 2 - 磷酸甘油，使脂肪酸再酯化的速度增加。

（3）促进脂肪组织从血中摄取脂肪酸：胰岛素能增加脂蛋白酯酶活性，使脂蛋白中的脂肪水解为脂肪酸，而脂肪酸被酯化为脂肪而贮存，因此胰岛素有降低血中脂肪酸作用。

（4）减少酮体生成：肝脏在分解利用脂肪酸时产生酮体即乙酰乙酸、β - 羟丁酸和丙酮。胰岛素可抑制脂肪分解，抑制酮体的产生。

（三）对蛋白质代谢的作用

1. 促进蛋白质合成　胰岛素促进各种氨基酸通过细胞膜进入细胞内，为合成蛋白质提供原料；又可促进糖的氧化，使 ATP 生成增加，为合成蛋白质提供能量，也可促进各种 RNA 的合成，特别是促进 mRNA 的合成，可为合成蛋白质提供更多的模板，胰岛素对蛋白质的转录和翻译过程均有促进作用。

2. 抑制蛋白质分解　糖异生时转氨酶活性也增强，转氨酶使氨基酸脱氨基变为酮酸，再变为酮体，这时蛋白质分解增强，胰岛素能抑制糖异生，抑制蛋白质分解。胰岛素还能稳定溶酶体中组织蛋白酶，从而减少组织蛋白的分解。生长激素、性激素促进蛋白质合成作用，只有在胰岛素存在的情况下才能表现出来。

二、胰岛素治疗的适应证

（1）1 型糖尿病：患者多见于儿童、青少年及部分成年糖尿病患者。由于胰岛 B 细胞分泌胰岛素的功能减弱以致丧失，使体内胰岛素绝对不足，必须依赖外源性胰岛素。部分患者经治疗后，使残存的胰岛素分泌功能恢复，则进入蜜月期，可在 3 ~ 6 个月内，暂时不用胰岛素，改用口服降糖药。蜜月期过后仍然需要胰岛素治疗。

（2）糖尿病酮症酸中毒、高渗性昏迷及乳酸性酸中毒等急性并发症。

（3）2 型糖尿病：患者在重症感染、大型手术、严重外伤、强烈精神刺激以及急性心肌梗死等应激情况下，应用胰岛素治疗，应激因素消除后，病情稳定则可改用口服降糖药。

（4）2 型糖尿病患者经饮食控制，运动疗法和多种大剂量口服降糖药治疗后，病情未能得到满意控制，血糖持续在高水平，表明口服降糖药已发生继发性失效，则宜短期内应用胰岛素治疗。视病情好转，产生蜜月期时，可改用口服降糖药，此时降糖药剂量较用胰岛素前明显减少。应用胰岛素时，其剂量不宜过大，否则易发生肥胖，产生胰岛素抵抗。

（5）糖尿病并发血管、神经病变冠心病、心肌梗死、脑血管病、脑梗死、视网膜病变、眼底出血、糖尿病肾病、肾功能不全、肢体血管病变、下肢坏疽、糖尿病性神经病变以及肝脏病变等严重并发症者，宜用胰岛素治疗。

（6）糖尿病妇女妊娠，尤其已进入分娩期者希望生育，而多次流产或死胎的糖尿病妇女，可应用胰岛素治疗，以利于胎儿正常发育和正常受孕。

（7）2 型糖尿病中营养不良，显著消瘦者；幼年型糖尿病生长发育迟缓者。

（8）糖尿病并发结核病患者，宜胰岛素与抗结核药联合应用，以利于结核、糖尿病病情得到控制。

（9）女性糖尿病有严重外阴瘙痒症，用其他方法治疗，症状未能得到缓解者。

（10）继发性糖尿病综合征、胰源性糖尿病、垂体瘤性糖尿病等需胰岛素治疗者。

三、胰岛素的分类

（一）按来源分类

胰岛素按其生产来源分为：动物胰岛素，部分合成人胰岛素、DNA 重组生物合成人胰岛素三大类。

1. 动物胰岛素　从猪或牛胰腺浸出物提取，早先将这种浸出物加氯化锌形成结晶沉淀物，经多次重结晶得到纯度较高的胰岛素制剂，起初为酸性（pH 2.5～3.5）溶液，以后改进为稳定的中性（pH 7.0～7.8）溶液，这就是所谓"传统胰岛素"。这种胰岛素含杂质较高，胰岛素原含量 >1 万 ppm，易引起过敏反应，90% 用药者可产生抗胰岛素抗体。用色谱法可纯化这种结晶胰岛素，得到高纯度胰岛素，其中单峰胰岛素纯度达 98%，胰岛素原 <50ppm，单组分胰岛素纯度达 99%，胰岛素原 <1ppm，使其免疫原性大为降低。

2. 部分合成人胰岛素　猪胰岛素与人胰岛素相差一个氨基酸，将猪胰岛素 β 链 30 位丙氨酸切去换上苏氨酸，即得到与人胰岛素氨基酸一致的部分合成人胰岛素。

3. DNA 重组生物合成人胰岛素（简称：人胰岛素）　利用 DNA 重组技术将人胰岛素基因片段插入大肠杆菌或酵母菌的细胞核或质粒中，在特定催化剂或操纵子的控制下表达出重组后的基因产物。人工生物合成人胰岛素目前有三种途径：一是先分别合成胰岛素 A 链和 B 链，然后加二硫键连接成胰岛素分子。二是先合成胰岛素原，然后再采用酶切技术分解为胰岛素分子，经纯化得到人胰岛素，合成的人胰岛素其氨基酸构成、理化性质与生理作用均与天然人胰岛素相同。目前有此特性生物合成的人胰岛素为美国 Lilly 公司生产的优泌林（Humalin）系列和丹麦 Novonordisk 公司生产的诺和灵（Novolin）系列。国内一些公司现也可生产人胰岛素。这些产品的纯度高，没有细菌蛋白，也没有胰腺其他的多肽或蛋白及胰岛素分解产物，应用人胰岛素后其用量可能减少，与免疫有关的不良反应大大减少，其在皮下的吸收可能比动物胰岛素快，持续时间较短。但有个缺点，有的患者应用胰岛素后，发生低血糖反应常无感觉，这易致延误治疗时机。

4. 胰岛素类似物　通过改变胰岛素肽链上氨基酸序列而得到胰岛素类似物系列，有优泌乐（lispro）、诺和锐（aspart）、甘精胰岛素（glargine）和 detemir 等。

胰岛素中可含有许多杂质，如去胺胰岛素、胰岛素原、胰岛素与胰岛素原间的中间产物及两者的聚合物。因胰岛素原较易测定且含量相对较多，能反映杂质的量，故胰岛素溶液的杂质含量是以胰岛素原来表示的。

（二）按作用时间分类

加入碱性蛋白（如鱼精蛋白）或重金属（如锌）后，胰岛素在皮下组织的吸收明显减慢。据此可将胰岛素制成具有不同作用时间的制剂。根据各种胰岛素作用时间不同，将品种繁多的胰岛素制剂分为超短效、短效、中效和长效四大类。

1. 超短效胰岛素　主要是人胰岛素肽链结构氨基酸改造后形成人胰岛素类似物，如优泌乐、诺和锐。氨基酸序列改变后，结果胰岛素以单体形式存在，吸收快，作用时间更短。解决了目前短效胰岛素存在的问题，如皮下注射起效时间慢、作用时间长、需餐前 30～45min 注射，患者依从性差、早餐后高血糖和下一餐前的低血糖危险升高等。

2. 短效胰岛素　早先的短效胰岛素为锌结晶胰岛素的酸性溶液，目前临床上应用的短效胰岛素制剂多为中性（pH 7.2～7.4）透明溶液，性质稳定，无色无味，内含 1.4%～1.8% 甘油和 0.1%～0.25% 的酚及少量的锌。普通（正规）胰岛素每 100U 内含锌离子 10～40μg，可作皮下、肌内或静脉注射，起效快，作用时间短。皮下注射一般在餐前 30min 注射，约 0.5h 起效，作用高峰时间 2～4h，持续 6～8h。短效胰岛素是唯一能静脉应用的胰岛素制剂，但血中半衰期仅 5～6min，静脉注射胰岛素能使血糖迅速下降，20～30min 降至最低点。半慢胰岛素（semilente insulin）吸收和代谢与胰岛素相似，但作用时间长，属短中效，现已少用。短效胰岛素国际通用的标志颜色为黄色。国内常用的短效胰岛素制剂有：

（1）普通（正规）胰岛素（regular insulin）：中国徐州、上海、武汉生产，来源为猪。

（2）单峰纯中性胰岛素（sing - peak neutral insulin）：为高纯度牛或猪胰岛素的中性溶液，具有局部组织反应及其他不良反应少的优点，中国徐州万邦生产。

（3）甘舒霖 R（ganshulin R）：为人胰岛素，通化东宝生产。

（4）actrapid：丹麦 Novonordisk 公司生产，来源为牛、猪，有 40U/ml 和 100U/ml 两种规格。

（5）诺和灵 R（novolin R，actrapid HM）：生物合成人胰岛素，有 40U/ml 和 100U/ml 两种，100U/ml 为诺和灵 R 笔芯，供诺和笔使用。国内现应用较多。

（6）velosulin human R：Novonordisk 公司生产，来源为猪或高纯化人胰岛素，国内少用。

（7）因苏林（iletin）：美国 Lilly 公司生产，为生物合成人胰岛素，现国内应用较多。

（8）优泌林 R（humulin R）：美国 Lilly 公司生产，为生物合成人胰岛素，现国内应用较多。

3. 低精蛋白胰岛素　为锌结晶胰岛素与鱼精蛋白中性无菌混悬液，含有等分子量的鱼精蛋白，呈絮状或牛奶样，每 100U 内含锌离子 10～40μg 和 0.15%～0.25% 的磷酸二羧钠，1.4%～1.8% 的甘油，0.15%～0.17% 的亚甲酚和 0.2%～0.25% 的酚。低精蛋白胰岛素只能皮下注射，不能静脉注射或滴注，皮下注射吸收缓慢，1h 开始起作用，高峰时间 6～12h，持续 18～24h。生物合成的人中效胰岛素与猪低精蛋白胰岛素的药代动力学有所不同，前者比后者起效快，作用时间短，这可能是因人胰岛素具有亲水性，或两者与锌鱼精蛋白相互作用不同。低精蛋白胰岛素国际通用的颜色标志为绿色。临床上常用的低精蛋白胰岛素制剂有：

（1）中性鱼精蛋白胰岛素（neutral protamine hagedorn，NPH）：为 2 份胰岛素与 1 份鱼精蛋白锌胰岛素混合剂。

（2）诺和灵 N（novolin N）：丹麦 Novonordisk 公司产品，生物合成人胰岛素，有瓶装 40U/ml 和笔芯 100U/ml 两种规格。

（3）诺和灵 L（novolin L）：为丹麦 Novonordisk 公司产品，单组分人胰岛素锌悬液，内含 30% 无定形胰岛素和 70% 结晶胰岛素。

（4）iletin INPH：美国 Lilly 公司产品，牛或猪单峰胰岛素，规格有 40U/ml 和 100U/ml 两种。

（5）iletin IINPH：美国 Lilly 公司产品，生物合成人胰岛素，也有 40U/ml 和 100U/ml 两种规格。

（6）优泌林 N（humulin N）：美国 Lilly 公司产品，生物合成人胰岛素，有 40U/ml 和 100U/ml 两种规格。

（7）低精蛋白胰岛素（isophone insulin）：也称中性鱼精蛋白胰岛素，系胰岛素与适量的鱼精蛋白、氯化锌相结合而制成的中性灭菌混悬液，pH 7.1～7.4，每 100U 胰岛素中含鱼精蛋白 0.5～0.6mg，氯化锌不超过 0.04mg，规格有 40U/ml 和 80U/ml 两种。

（8）球蛋白锌胰岛素（globulin zinc insulin）：系胰岛素与适量牛血红蛋白中的球蛋白和氯化锌结合而制成的灭菌溶液。用法同低精蛋白胰岛素。

（9）甘舒霖 N：通化东宝产品，人胰岛素。

（10）万苏林：徐州万邦产品，来源为猪。

4. 精蛋白锌胰岛素　与低精蛋白胰岛素不同的是内含有过量的鱼精蛋白。生物合成人精蛋白锌胰岛素为絮状和牛奶样混悬液，加氯化锌呈直径 10～40μm 的菱形结晶，另加氯化锌使锌浓度达每 100U 150～250μg，还含有 0.16% 醋酸钠、0.7% 氧化钠和 0.19% 甲基对汞，pH7.2～7.5。精蛋白锌胰岛素由于其起作用时间减慢，持续时间长而难确定其满意剂量，动物精蛋白锌胰岛素比生物合成人精蛋白锌胰岛素作用时间更长。精蛋白锌胰岛素通用的标志颜色为蓝色。国内常用制剂有：

（1）鱼精蛋白锌胰岛素（protamine zinc insulin，PZI）：系含有鱼精蛋白和氯化锌的牛或猪胰岛素混悬液，上海生化制药厂产品，瓶装有 40U/ml 和 80U/ml。

（2）特慢胰岛素锌悬液（ultralente insulin zinc suspension）：主要是丹麦、美国生产，来源有牛、猪或生物合成，瓶装有 40U/ml、80U/ml 和 100U/ml。

（3）精蛋白锌胰岛素类似物：甘精胰岛素（Glargine）和 Detemir 为慢作用精蛋白锌胰岛素类似物，临床用于提供基础胰岛素分泌，控制空腹血糖，多睡前注射，不易引起低血糖。

（4）其他：诺和灵 UL 和优泌林 UL。

5. 预混胰岛素　为临床患者联合使用中短效胰岛素方便，将胰岛素与 NPH 预先混合好的混合胰岛素制剂，预混胰岛素通用的标志颜色为棕色。常用制剂有：

（1）诺和灵 30R（novolin 30R）：丹麦 Novonordisk 公司产品，为 30% 可溶性人胰岛素（actrapid

HM）与 70% 低精蛋白人胰岛素（novolin N – NPH）混合剂，有瓶装 40U/ml 和笔芯 100U/ml 两种规格。混合胰岛素只能皮下或肌内注射。

（2）诺和灵 50R：由 50% Actrapid HM 与 50% 低精蛋白人胰岛素混合而成。

（3）优泌林 70/30（Humulin 70/30）：为美国 Lilly 公司产品，由 30% 优泌林 R 和 70% 优泌林 N 混合，有瓶装 40U/ml 和 100U/ml 两种规格。

（4）优泌林 50/50：由 50% 优泌林 R 和 50% 优泌林 N 混合而成。

（5）万苏林 30R：将中性胰岛素与低精蛋白锌胰岛素按 3：7 比例混合，有 40U/ml 和 100U/ml 两种规格。

四、胰岛素治疗的目的

（1）1 型糖尿病患者使用胰岛素治疗，可补充其分泌不足，以对抗体内拮抗胰岛素的激素，从而调整其代谢紊乱以及对多脏器和生长发育的影响。

（2）2 型糖尿病的基本发病机制是 B 细胞胰岛素分泌减少和细胞水平上胰岛素作用降低，而持续高血糖毒性作用将损害 B 细胞功能，因而用胰岛素治疗可消除葡萄糖毒性作用，保护剩余的 B 细胞功能。

（3）对妊娠期糖尿病及糖尿病妊娠患者应用胰岛素治疗，可较好地纠正代谢紊乱，有利于胎儿正常生长发育和分娩过程，减少或防止多种产妇及胎儿并发症。

（4）防治糖尿病慢性并发症，美国糖尿病学会糖尿病控制与并发症的临床试验（DCCT），通过美国和加拿大 29 个医学中心对 1 441 例 1 型糖尿病患者的前瞻性研究，结果表明，强化胰岛素治疗，严格控制血糖接近正常水平，对 1 型糖尿病患者能有效地延缓糖尿病视网膜病变、肾病和神经病变的发生与发展。英国前瞻性糖尿病研究（UKPDS）通过 23 个糖尿病中心 5 102 例 2 型糖尿病患者前瞻性研究，结果表明，严格控制血糖可使 2 型糖尿病微血管并发症危险性明显降低。

（5）胰岛素治疗糖尿病的目的，不仅仅是在急性代谢紊乱时短期有效地控制代谢紊乱，降低病死率，更重要的目的在于长期较好地控制血糖，阻止或延缓糖尿病慢性并发症的发生和发展，降低并发症的致死、致残率。

五、胰岛素制剂选择及使用原则和治疗方案

选择合适的胰岛素制剂时必须密切结合病情，使之能迅速而持久地消除过高血糖、酮尿等代谢紊乱，避免低血糖反应，促进机体利用糖类，保证营养；使血糖、血浆胰岛素浓度波动接近生理范围，即除维持血糖与胰岛素于基础水平外，尚有餐后的高峰值，也不宜有高血糖而过度刺激 B 细胞而造成高胰岛素血症。一般原则如下：①急需胰岛素治疗者用短效类，如糖尿病中酮症等各种急性并发症、急性感染、大手术前后、分娩前期及分娩期等。1 型或 2 型重症糖尿病患者初治阶段剂量未明时，为了摸索剂量和治疗方案，应采用短效类于餐前半小时注射，每日 3 ~ 4 次，剂量视病情轻重、尿糖血糖情况而定，一般采用皮下或肌内注射法，以模仿餐后胰岛素释放所致的血浆峰值。②可采用长效制剂于早餐前注射或中效制剂于晚 10 时睡前注射（同时进宵夜）以维持血浆胰岛素基础水平并使次晨血糖（黎明现象）较好控制。③为了减少注射次数可改用 PZI 及 RI 或 NPH 与锌结晶胰岛素（CZI）混合剂，每日早晚餐前两次，此种混合剂中短效与中效者的比值可灵活掌握，视血糖、尿糖控制情况而定。在制备混合剂时为了避免重精蛋白锌进入对瓶内，应先抽取 RI，然后抽取 PZI。④如病情严重伴循环衰竭、皮下吸收不良者或有抗药性需极大剂量时，常使用正规胰岛素或 CZI 静脉滴注。⑤采用高纯度新制剂时剂量应稍减少 20% ~ 30%。⑥1 型糖尿病患者中血糖波动大、不易控制者或 1 型糖尿病患者中伴胰岛素抵抗性者有时可试用与口服药联合治疗。

（一）胰岛素初始剂量的确定

1. 1 型糖尿病

（1）10 岁以下糖尿病儿童，每千克体重每日 0.5 ~ 1.0U，全日剂量一般不超过 20U。

（2）11 ~ 18 岁新诊断的糖尿病患者，初始剂量每千克体重每日 1.0 ~ 1.5U，全日剂量一般不超

过 40U。

胰岛素的分配比例如下。

（1）每日注射量的 40% ~50% 作为基础胰岛素。

（2）15% ~25% 在早餐前，15% 在午餐前，15% ~20% 在晚餐前注射。

（3）若患者有睡前加餐的必要或习惯，也需 10% 左右的胰岛素，于餐前 20 ~30 分钟皮下注射。

2.2 型糖尿病　2 型糖尿病患者大多肥胖，对胰岛素的敏感性差，甚至存在胰岛素抵抗，因此在需用胰岛素治疗时，应在严格控制饮食、体重的基础上根据血糖水平确定胰岛素的初始剂量。

（1）若空腹血糖 <11.1mmol/L（200mg/dl），餐后血糖 <13.9mmol/L（250mg/dl），全日胰岛素剂量可给 20 ~30U。

（2）若空腹血糖 11.1 ~16.7mmol/L（300mg/dl），餐后血糖 >16.7mmol/L（300mg/dl），全日胰岛素剂量 30 ~40U。

（3）对于 60 岁以上及有明显心脏病及肾病的糖尿病者，如没有酮症酸中毒，胰岛素初始剂量以偏小为好，以免发生低血糖。

（4）口服降糖药联合睡前 NPH 的方案中，NPH 的起始剂量为 6 ~8U。

（二）胰岛素注射剂量的调整

（1）上午或上午及下午血糖皆高，应首先增加早餐前普通胰岛素量；单纯下午血糖高，应增加午餐前短效胰岛素量；晚餐后及夜间血糖高，应增加晚餐前胰岛素量，一般每次增加 2 ~4U。

（2）夜间血糖高，白天血糖控制良好，应首先除外晚餐后有低血糖发作，因低血糖后由于进食及体内抗胰岛素物质增加可引起高血糖和高尿糖。如晚餐后确无低血糖反应，则可睡前加 4U 短效胰岛素并睡前少许加餐，或加大晚餐前短效胰岛素的量并于晚 8 ~9 时加餐，或晚餐前加长效胰岛素 4 ~6U 与短效胰岛素混合使用。

（3）早餐后血糖高，上午 9 ~10 时后血糖下降，则将普通胰岛素于早餐前 45 ~60min 皮下注射。

（三）胰岛素注射次数的调整

（1）早餐前的剂量：把原来每日早餐前、午餐前 RI 的总量分为 4 等份，3 份为 RI 的量，1 份为 PZI 的量，如原来早、午餐前总量为 36U，转换后为 RI 27U 加 PZI 9U，混合于早餐前一次注射。早餐前 PZI 量一般为 8 ~12U。

（2）晚餐前的剂量：原来每日 3 次注射 RI 者，可保持原来晚餐前 RI 的量不变，也可减去 4 ~8U，加 PZI 4 ~8U，两者混合，于晚餐前一次注射。原来每日 4 次注射 RI 者，把晚餐前、晚间睡前的 RI 总量减去 4 ~8U，再加 PZI 4 ~8U 于晚餐前混合一次注射。

以上调整的剂量未必十分合适，以后可根据血糖进行调整，直至满意控制病情为止。

（四）胰岛素的注射工具及注射部位

1. 注射工具的选择

（1）普通注射器：价格便宜，但剂量换算比较复杂，目前较少使用，一般不推荐患者自行注射使用。

（2）胰岛素专用注射器：剂量标注比较清楚，但操作仍比较复杂，是目前医院中普遍采用的胰岛素注射工具。

（3）笔式胰岛素专用注射器：操作简便，剂量标注清楚，但价格比较昂贵，只能用于相配套的人胰岛素注射使用。

（4）无针胰岛素注射仪：优点同笔式胰岛素专用注射器，且没有针头，可以消除患者的恐惧感，但价格昂贵，目前国内临床使用较少。

（5）胰岛素泵（持续皮下胰岛素输注法，continuous subcutaneous insulin infusion，CSII）：是目前最理想的胰岛素注射工具，但价格昂贵，操作相对复杂。

2. 注射部位　除糖尿病急性并发症静脉给药外，一般采用皮下注射。注射部位一般选择在腹部、臀部、两上臂外侧、两大腿外侧。为防止出现局部反应，应轮流在上述部位进行注射，最好将身体上可注射的部位划为许多条线，每条线上可注射 4~7 次，两次注射点的距离最好是 2cm，沿注射线上顺序作皮下注射，这样每一点可以在相当长的时间以后才接受第二次注射，有利于胰岛素的吸收。

（五）胰岛素临床应用方案

1. 胰岛素补充治疗

（1）本方案适用于 2 型糖尿病患者服用口服降糖药血糖控制不满意者，在继续使用口服降糖药物的基础上在晚 10 点后使用中效或长效胰岛素。在 2 型糖尿病治疗中，睡前注射中效胰岛素能减少夜间肝糖异生，降低空腹血糖，且能避免出现夜间低血糖发生。FPG 控制满意后，白天餐后血糖可以明显改善。为改善晚餐后血糖，考虑早餐前 NPH 联合口服降糖药。中效胰岛素的最大活性是在睡前（10PM）用药后的 8 小时，正好抵消在 6：00—9：00 逐渐增加的胰岛素抵抗（黎明现象）。这一方案的优点是依从性好，操作简单、快捷。

（2）初始剂量为 0.1~0.2U/kg，监测血糖，3 日后调整剂量，每次调整量在 2~4IU，空腹血糖控制在 4~6mmol/L，但要注意个体化。

（3）每日大于 2 次胰岛素注射，可考虑停用胰岛素促分泌剂。

2. 胰岛素替代治疗　外源胰岛素用量接近生理剂量时改成替代治疗，停用口服降糖药。胰岛素替代后，如日剂量需求大（胰岛素抵抗状态）再联合口服药治疗：如增敏剂。

（1）每日 2 次注射：早晚餐前注射两次预混胰岛素或自己混合短效＋中长效胰岛素。剂量分配为早餐前占 2/3，晚餐前占 1/3。本方案操作比较简便，但需注意以下几点：①早餐后 2 小时血糖满意时，中午 11 时左右可能发生低血糖，而午饭后血糖控制可能不理想，可以考虑加用口服药，如 α - 葡萄糖苷酶抑制剂或二甲双胍；②晚餐前 NPH 用量过大，可能导致前半夜低血糖；③晚餐前 NPH 用量不足，可导致 FPG 控制不满意。

（2）每日 3 次注射

早餐前　午餐前　晚餐前

RI　　　RI　　　RI＋NPH

本方案接近胰岛素生理分泌状态，但要注意晚餐前注射 NPH 量大时在凌晨 0~3 时易出现低血糖，NPH 量小时，血糖控制往往不理想。

（3）每日 4 次注射：本方案是目前临床上常使用的方案，胰岛素调整比较灵活，能符合大部分替代治疗。

（4）每日 5 次注射

早餐前　8 时左右　午餐前　晚餐前　睡前

RI　　　NPH　　　RI　　　RI　　　NPH

本方案是皮下注射给药方式中最符合生理分泌模式的给药方式。其中两次 NPH 30%~50% 日剂量，三次短效胰岛素占其余部分。

（5）胰岛素泵治疗。

3. 胰岛素强化治疗

（1）适应证：①1 型糖尿病；②妊娠糖尿病；③在理解力和自觉性高的 2 型糖尿病患者（当用相对简单的胰岛素治疗方案不能达到目的时，可考虑强化治疗）；④妊娠并发糖尿病。

（2）禁忌证：①有严重低血糖危险增加的患者，例如：最近有严重低血糖史者、对低血糖缺乏感知者、艾迪生病、β 受体阻滞剂治疗者、垂体功能低下者；②幼年和高年龄患者；③有糖尿病晚期并发症者（已行肾移植除外）；④有其他缩短预期寿命的疾病或医疗情况；⑤乙醇中毒和有药物成瘾者；⑥精神病或精神迟缓者。

（3）胰岛素强化治疗初始剂量的确定：全胰切除患者日需要 40~50U。1 型患者按 0.5~0.8U/kg 体重，不超过 1.0U/kg 体重，2 型初始剂量控 0.3~0.8U/kg 体重计算，大多数患者可以从每日 18~24U 开始。胰岛素一日量的分配原则为早餐前多，中餐前少，晚餐前适中，睡前的量要小，具体如下：

早餐前 RI 25% ~30%，午餐前 RI 15% ~20%，晚餐前 RI 20% ~25%，睡前 NPH 20%。

（4）2 型糖尿病患者在短期胰岛素强化治疗后，可以考虑重新恢复口服药治疗。

换药的指征如下：全日胰岛素总量已减少到 30U 以下；空腹及餐后血糖达满意控制水平；空腹血浆 C 肽 >0.4nmol/L；餐后 C 肽 >0.8 ~1.0nmol/L；因感染、手术、外伤、妊娠等原因用胰岛素治疗，应激已消除。

4. 持续皮下胰岛素输注法（continuous subcutaneous insulin infusion，CSII）　又称为胰岛素注射泵。CSII 的概念最早是在 1960 年提出的，20 世纪 70 年代后期进入临床，CSII 与血糖监测的结合体现了真正意义上的"胰岛素强化治疗"。从严格意义上说 CSII 是目前最符合生理状态的胰岛素输注方式，它可以使血糖控制到正常并保持稳定，减少严重低血糖的危险，对延迟和减少并发症的发生非常有效。

（1）CSII 的应用方法：胰岛素泵如 BP 机大小，重量约 100g，通过特定的微型管和软头与皮下连接，在必要时可以快速分离，具有防水、防跌功能。用可调程序的微型电子计算机控制胰岛素输注，模拟胰岛素的持续基础分泌（通常为 0.5 ~2U/h）和进餐时的脉冲式释放，胰岛素剂量和脉冲式注射时间均可通过计算机程序的调整来控制。严格的无菌技术，密切的自我监测血糖和正确与及时的程序调整是保持良好血糖控制的必备条件。

（2）CSII 的适应证：① 1 型糖尿病患者；②严重胰岛素抵抗伴口服降糖药失效的 2 型糖尿病患者；③伴有严重并发症的 2 型糖尿病患者；④糖尿病急性并发症患者；⑤妊娠糖尿病患者。

（3）CSII 的胰岛素治疗剂量选择：可以从口服降糖药和皮下注射胰岛素直接向胰岛素泵转换。口服降糖药患者可根据每片降糖药对 4U 胰岛素计算胰岛素总量或根据体重计算。1 型糖尿病患者 0.3 ~0.5U/kg，2 型糖尿病患者 0.2 ~0.3U/kg，起始剂量为总剂量的 2/3，平分为基础量和餐前量，餐前量一般为三餐前平均分配剂量，也可以早餐前稍多一点，基础量分 3 个时间段分配：①日间量：8：00 ~24：00 通常按每小时 0.01U/kg 或基础量的 1/2 平均分配。② 24：00 ~4：00，为防止夜间低血糖，适当减少剂量，通常比日间量稍小。③ 4：00 ~8：00，控制黎明现象。

在上述剂量的基础上，严格监测血糖，每日测 7 次血糖，根据血糖情况调整各时间所用药量。提倡患者尤其是孕妇睡前少量进餐，防止低血糖的发生。

（六）胰岛素调整的注意事项

（1）偶然出现血尿糖的增高应首先查找胰岛素以外的原因，是否有感染、进食及情绪变化等，在消除这些原因后，再调整胰岛素的用量和时间。

（2）RI 加 NPH（短效加中效）混合使用：这是目前比较通用的治疗方法，一般控制血糖较好。最常出现的问题是早晨空腹高血糖，它可能是夜间低血糖的反应（Somogyi 现象），应于凌晨 2 ~3 点测血糖，低血糖时应减少晚上的 NPH。但晚上 NPH 量不足又可于晨 5 ~9 点发生高血糖，即黎明现象，因晨间皮质醇等反向调节激素增高，产生胰岛素抵抗，解决方法是将患者晚餐时间后移，晚餐前胰岛素注射也后移，或将晚餐前 NPH 的半量移至睡前注射，后者效果更好。

（3）初治的 1 型糖尿病患儿：在治疗 2 ~4 周后，多数患者能出现缓解期（蜜月期），此时胰岛素每日需要量低于 0.2U/kg，可使用 NPH 于早餐前 1 次注射，若用量超过 0.3U/kg 时，则需分为早餐前及晚餐前 2 次注射，并改用 RI 加 NPH，缓解期间更应加强血糖尿糖的监测，以便在病情逐渐恶化时及时发现并调整治疗。

（4）并发有肾衰竭患者，胰岛素用量要适当减少。

（5）一般情况下儿童胰岛素选择同成人一样，但有时在婴儿睡眠时间较长，限制了其胰岛素的应用。中效胰岛素在儿童吸收较成人要快。

（6）伴有部分胰腺疾病的患者可采用每日 2 次注射胰岛素以控制血糖。疾病严重者可能要加用短效胰岛素，对于饮酒患者需注意鉴别低血糖与醉酒的症状。

（7）使用皮质激素或内源性皮质激素、生长激素、甲状腺激素水平过高的患者，对胰岛素不敏感，但内源性胰岛素分泌旺盛，需要大量的胰岛素，但停止应用激素或相关内分泌疾病治疗后，胰岛素敏感性和胰岛功能就会恢复正常，要注意防止出现低血糖。

（8）与应用激素的患者类似，中年肥胖糖尿病患者存在严重的胰岛素抵抗，这些患者需要大剂量的外源性胰岛素来控制血糖，并且会出现明显的体重增加。应告诉这些患者不要在餐间进食，以保持血糖的稳定和防止体重增加。

（9）每日2次胰岛素注射对于妊娠前的糖尿病患者血糖控制良好，而在妊娠期间胰岛素剂量需要增加，日间需要量增加更为明显。2型糖尿病患者妊娠后可按1型糖尿病进行胰岛素治疗。如果妊娠时方诊断为糖尿病，可能不需要胰岛素治疗，但如果是糖尿病并发妊娠，则需要采取每日2次胰岛素注射的正规治疗，消瘦的女性应考虑是否为1型糖尿病。

（10）并发肝硬化的糖尿病患者白天胰岛素抵抗明显，而夜间却会发生低血糖。由于糖原的合成和储存障碍，患者进食后需要胰岛素，而在夜间却不需要，因此，餐前给予短效胰岛素即可。

（薛艳梅）

第九节　胰腺和胰岛移植

糖尿病可导致肾脏、心脏、血管、眼、肢体、神经系统及免疫系统等多脏器和多系统功能损害，是糖尿病患者主要致死、致残的因素。虽然胰岛素及各种口服降血糖药物能有效地控制血糖，但超过半数以上的患者药物治疗并不能延缓或阻止糖尿病所致的上述系统并发症的发生，而对于胰岛素或降血糖药不能控制的患者，并发症的发生率则更高，这严重降低了患者的生存和生活质量。实验研究证明，胰腺或胰岛移植能恢复糖尿病的胰岛功能，有效纠正代谢异常，防止糖尿病慢性并发症的发生和发展，提高患者的生存质量，是一种理想的治疗方法。

一、胰腺移植

胰腺移植是指带血管的整块胰腺组织移植，从而获得胰腺的内分泌功能，包括自体移植和同种异体移植，目前临床上多采用同种异体移植。自1966年Kelly和Lillehei首次成功实施临床胰腺移植以来，胰腺移植在全球范围内得到了广泛的开展，尤其是20世纪70年代末以来，随着各种新型免疫制剂的开发和应用，胰腺移植的疗效不断提高。进入80年代中以后的发展，使得胰腺移植成为继肾、心、肝移植之后的第4个超过1 000例的大脏器移植。

（一）胰腺移植的适应证

1.1型糖尿病　1型糖尿病是胰腺移植的最佳适应证，约占移植总数的94%。从理论上讲，所有1型糖尿病患者均适宜于胰腺移植。但是，对于大多数1型糖尿病患者来说，胰岛素的疗效是确切的，患者在相当长的时间内可通过应用胰岛素来控制症状与疾病的发展。相比之下，接受胰腺移植的患者需要承担手术风险、巨额的手术费用和终身服用免疫抑制剂可能带来的不良反应等。另外，胰腺移植与其他的大器官移植有别（前者着重改善患者的生活质量，后者则以挽救患者生命为目的）。因此，胰腺移植的指征一直控制较为严格，许多患者直到疾病的终末期或已出现多种并发症时，才考虑胰腺移植，但此时进行胰腺移植较难逆转糖尿病的并发症。随着胰腺移植技术的不断成熟和疗效的显著改善，多数学者认为，糖尿病患者胰腺移植实施得越早，移植术后并发症的发生率越低，生活质量越佳。因此，近年来愈来愈多的1型糖尿病患者接受了胰腺移植治疗。目前认为，当患者具有以下情况时即可考虑胰腺移植：①存在明确而严重的糖尿病并发症（如肾功能不全或衰竭、外周血管病变、视网膜病变、神经系统病变等）；②脆性糖尿病，血糖难以控制或反复出现低血糖伴意识障碍、严重酮症酸中毒等；③耐胰岛素治疗的患者。

2.2型糖尿病　既往对2型糖尿病患者多不考虑胰腺移植。但是，随着疾病的发展，2型糖尿病晚期的药物疗效欠佳，而且又往往伴有一些严重的并发症，故近年来2型糖尿病接受胰腺移植的患者呈增多趋势。据美国1996—2000年统计，约4%的胰肾联合移植受体为2型糖尿病患者，移植后患者和移植物的存活率在1型和2型糖尿病受体间无明显差异。2型糖尿病接受移植的指征与1型类似，一般选择有严重并发症或血糖难以控制的患者。

3. 其他　除糖尿病以外，因各种原因（如慢性胰腺炎、胰腺肿瘤、胰腺损伤等）行全胰切除术后的患者亦可考虑行胰腺移植，这种情况约占受体人群的 2%。

4. 是否联合肾脏移植　在糖尿病的主要并发症中，糖尿病肾病最为常见和严重。在胰腺移植中，大多数患者伴有肾功能不全或尿毒症。临床上胰腺移植按是否合并肾移植，可分为 3 种类型：①胰肾联合移植：包括分期胰肾移植和同期胰肾联合移植（SPK）；②肾移植后胰腺移植（PAK）；③单纯胰腺移植（PTA）。迄今为止，全世界已实施的胰腺移植中 90% 以上属于同期胰肾联合移植（SPK），但近年来单纯胰腺移植的数量呈逐年增加的趋势。临床上针对不同情况的患者究竟采用何种胰腺移植类型，一般参考下列指征选择：① SPK：当糖尿病患者出现肾衰竭（尿毒症）时是 SPK 的标准适应证。② PAK：已施行了单独肾移植的 1 型糖尿病患者，肾功能已恢复，需要加做胰腺移植来根治糖尿病，防止糖尿病并发症的发生或对移植肾的进一步损害。③ PTA：糖尿病患者肾功能正常或肾功能损害尚未到尿毒症期，出现明确的糖尿病并发症（如肾功能损害至尿毒症前期、视网膜病变有失明的危险、严重神经性疼痛等）或糖尿病治疗上出现难以控制的状态（如高度不稳定性糖尿病、胰岛素不敏感等）。另外，全胰切除后也适宜单纯胰腺移植。

（二）移植方式

（1）成人胰腺移植的方式有胰尾节段移植、胰管阻塞式、胰液空肠或膀胱引流式全胰腺移植。部位多选择腹腔内右或左髂窝部，经右或左侧下腹部。L 形切口进入腹腔，游离髂总及髂外动静脉，以供血管吻合，供胰脾静脉或门静脉与髂静脉做端侧吻合，脾动脉或腹主动脉袖片与髂动脉作端侧吻合。如施行胰液膀胱内引流式和供胰相连的十二指肠节段与膀胱作侧端吻合。

（2）胰脾移植：在靠近胃窦部分离出胃网膜右血管约 3 厘米，切断，远端结扎，将胃网膜右静脉与供体脾静脉做端端间断吻合，然后将胃网膜右动脉和供体腹腔动脉作端端吻合，将胰腺用大网膜包裹，并将胰腺固定在胃下方。

（三）移植效果评定标准

（1）胰脾移植：有效指平均 FPG 低于 11.2mmol/L，每日胰岛素用量减少 25% 以上，低于此标准者为无效。

（2）成人胰腺移植：有效指术后移植胰立即发挥功能，主要表现为停用胰岛素 FPG 及 2HPG 恢复到正常，尿糖转阴，术后 OGTT 及胰岛素释放试验基本恢复正常；反之则为无效。

（四）免疫排斥的治疗与监测

免疫抑制剂的应用对防止胰腺移植后急性排斥反应具有重要意义。接受胰腺移植者术前应接受免疫抑制剂治疗 1~2 天，术后继续应用 1 年以上。常用免疫抑制剂有环孢霉素 A、硫唑嘌呤、类固醇激素等，可单独或联合应用，目前多主张环孢霉素 A 与其他免疫抑制剂联合使用。

早期发现移植排斥，及时采取抗排斥治疗，是器官移植的一个重要问题。提示排异的早期标志有：低尿淀粉酶，高血淀粉酶，高酯酶血症，难以解释的高血糖、发热或移植区压痛。在 1992 年以前证实排异主要靠移植区穿刺，以后随着超声技术的发展，在超声引导下经皮穿刺（PPB）逐渐成为常规。由于 PPB 仍存在出血、胰腺炎和肠梗阻等并发症，故近年来有人提出通过尿或血浆的无创指标来确定排异，如检测血/尿胰腺特异蛋白（P－PASU，U－PASP）、血尿 neoptein（S－NEOP，U－NEOP）、尿淀粉酶（U－AM－LY）和淀粉样酶 A（SAA）等。其中 SAA 的准确率为 94%，P－PASP 和 U－PASP 的准确率分别为 81% 和 79%。胰腺移植外分泌引流入泌尿道，测定尿淀粉酶浓度可作为胰腺排斥的早期指标。血糖升高是排斥的晚期指标，表示不可逆的移植失败。单纯胰腺移植和胰肾二期移植，缺乏早期排斥的观察指标，是其成功率较低的一个重要原因。

（五）胰腺移植的效果及不良反应

近年来由于手术方式的改进和免疫抑制剂的应用，胰腺移植的成功率有了明显的提高，有报道显示 1 年存活率达 91%，3 年存活率高达 85%，因此，胰腺移植的有效性得到充分肯定。一般单纯胰腺移植和肾移植后胰腺移植，移植物功能丧失大多发生在术后 1 年内，而胰肾一期移植则多发生在 6 个月内，渡过这一时期，移植物常可稳定存活 3 年以上。移植物功能丧失的主要原因是移植技术问题和急性排斥反应，其他原因还有慢性排斥反应、胰腺纤维化、环孢霉素毒性及类固醇激素引起的胰岛素抵抗等。

成功的胰腺移植患者，不使用外源性胰岛素，不限制饮食，血糖和 HbA1c 稳定在正常范围，糖耐量与胰岛素释放试验正常。患者某些慢性并发症停止发展，甚至逆转，但结论有争议。患者可恢复普通饮食，生活方式限制减少，因此，胰腺移植是很有发展前景的糖尿病治疗方法之一。胰腺移植术后常见并发症有：吻合口血栓形成、胰腺炎、胰瘘、腹膜炎和脓肿等，胰腺泌尿道引流者可出现膀胱糜烂、出血以及吻合口瘘等。其中血栓形成的发生率为 10% ~ 15%，是胰腺移植手术早期失败的原因之一，因此术后需常规使用肝素。

二、胰岛移植

近年来胰岛移植的实验研究取得较大的进展，但临床胰岛移植发展缓慢，效果不理想，多数患者移植仅可减少胰岛素用量，且维持时间较短，极少数病例移植后变成非胰岛素依赖型糖尿病。胰岛移植根据细胞来源分为自体胰岛移植、同种异体胰岛移植、异种胰岛移植和胚胎干细胞移植。胰岛移植过程安全、简便，无严重不良反应，如能克服移植中某些障碍，可提高疗效，使糖尿病有希望得到治愈。

（一）胰岛的来源

从成年大鼠胰腺中分离胰岛，常采用胶原酶消化方法。胰岛的获得率较低，为 5% ~ 10%，从单供者收获的胰岛量不足于逆转四氧嘧啶所致的糖尿病鼠模型。大动物和人胰腺含纤维组织丰富，采用胶原酶消化与密度梯度分离胰岛，其获得率更低。用已分离的成年胰岛进行移植，因其植入胰岛数量过少，且易发生排斥，效果较差。成年动物和人的胰岛来源困难，胰岛组织短期培养后存活率低。以上情况均影响临床胰岛移植。目前普遍采用胚胎胰腺作为胰岛的供体，其主要原因是：①胚胎胰腺内胰岛组织含量丰富，外分泌组织含量少，分化差，不进行胰岛分离纯化也可移植；②胚胎胰岛细胞发育不成熟，分化程度低，易耐受低温，可长期贮存，以保证一次植入足量的胰岛；③胚胎胰岛可在体外培养及移植宿主体内继续生长、增生、分化，以及合成和分泌胰岛素；④胚胎胰岛发育不成熟，免疫原性低，移植后排斥反应弱，存活时间长；⑤胚胎胰较成年胰更易获得。

进行一次胰岛移植，至少需要 5 ~ 6 个供体胰才能获得足够的胰岛，因此，供体来源相当困难，特别是人胎胰。目前国内外热衷于异种胰岛移植的研究，一般认为供者和受者之间种属差异越大，则延长异种移植物的存活越困难。也有人认为由于人体免疫系统不适合于识别完全不同种属的抗原，移植物遭排斥的可能性更小，如皮肤异种移植缺少急性排斥，胰岛异种移植也有类似现象。目前认为猪胚胎胰岛最适合于作为糖尿病患者的供体，因为猪胰岛能在含新鲜人血清组织培养中存活、增生，猪胰岛素与人胰岛素的氨基酸排列最接近，且猪胚胎来源极丰富。异种移植中排斥问题的解决，也将解决供者来源不足的困难。胚胎干细胞有多向分化并不断增殖的能力，有人在小鼠胚胎干细胞中诱导分化出对糖刺激有胰岛素分泌的 B 样细胞，移植后可逆转鼠的糖尿病状态。但人类胚胎干细胞的临床应用还有待于进一步研究。

（二）胰岛的分离与纯化

1. 胰岛的分离　从胚胎中取出胰腺，去除胰腺包膜、脂肪、血管和周围组织，然后采用机械分离法和胶原酶消化法分离制备胰岛。

（1）机械分离法：即用锋利的剪刀将胰腺剪成约 $1mm^3$ 大小碎块，置 RPMI - 1640 培养液中培养。此方法简单、方便，但机械性剪切可损伤胰岛结构，且未能将内、外分泌腺分离和进一步纯化胰岛。

（2）胶原酶消化法：胰管内注入胶原酶后，或直接将胰腺剪碎成 <1mm 的碎块，漂洗后，加入一定浓度的胶原酶 Hanks 液，置于 38℃ 水浴中振荡，然后用含 1% 白蛋白的 Hanks 液终止消化并清洗消化物，再用 Ficoll 密度梯度液离心，从而获得游离胰岛。此方法可比较彻底分离内外分泌腺，并可经纯化而获得纯度较高、质量较好的游离胰岛，但胰岛获得率较低，且消化酶可使胰岛活性下降。当前国际上多数胰岛移植中心采用 Ricordi 胰岛自动分离法进行胰岛分离，再进一步采用不连续密度梯度法进行纯

化，其分离后胰岛的产量是手工分离法的 3 倍。

2. 胰岛纯化　经胶原酶消化分离制备的胰岛，可根据内外分泌腺密度不同，在不同密度的基质中分布。采用不连续密度梯度离心法，纯化胰岛，纯度可达 30% ~ 90%。也可在立体显微镜下用特制吸管手工挑选出胰岛，但产量很低。因植物血凝素能与外分泌组织结合，因此，可用结合植物血凝素的磁化小球结合外分泌组织，从而纯化胰岛。当前胰岛纯化过程可造成部分胰岛细胞的损失，使胰岛获得率下降，影响移植效果。有证据表明，胚胎胰外分泌部分经培养和植入宿主体内后可发生萎缩而达到自我纯化的作用。因此，有人认为无须进行纯化，但有人认为未纯化的胰岛免疫原性较强，加重排斥反应，而且如植入血运丰富部位有引起休克甚至死亡的危险。

（三）胰岛培养

将机械分离的胰岛小碎片，置于 PRMI - 1640 培养液中，培养液内加有 10mmol/L 的 Hepes、20% 小牛血清与庆大霉素 50mg/L，pH 约 7.2，在含 95% 氧气和 5% 二氧化碳的培养器内，37℃ 恒温孵育。隔日更换培养液，培养过程中定期测定培养液中胰岛素和淀粉酶含量，进行胰岛素释放试验，倒置显微镜观测胰岛生长情况。实验研究发现，经上述方法培养，1 ~ 2 天后腺泡细胞变性坏死，第 3 天几乎完全消失，第 5 天淀粉酶测不出。而胰管上皮增生发芽产生胰岛，胰岛细胞增殖，胰岛细胞团增大，胰岛细胞亦有散在或呈条索状排列，4 ~ 10 天培养液中胰岛素含量逐渐减少，并保持一定的水平。由于人胚胎胰岛 B 细胞发育不成熟，早期对葡萄糖刺激的胰岛素释放反应不明显，第 10 天胰岛素释放试验显示胰岛细胞功能良好。表明胰岛细胞的培养能促进胰岛内分泌细胞的增殖和分化，促使外分泌细胞的退化、消失，达到胰岛纯化分离与分化增生的目的。胰岛机械分离和培养是国内广泛应用于临床胰岛移植的移植物制备的方法。由于目前的培养基尚不能完全模拟活体胰岛生存条件，培养过程中，特别是较长时间的培养易造成胰岛细胞衰老死亡。胰岛细胞存活率在培养第 20 天减至 70%，第 40 天减至 45%，第 100 天几乎无存活的胰岛细胞。因此，胰岛细胞经 10 ~ 24 天培养，是进行胰岛移植的最佳时间。另外，胰岛细胞培养可明显减低胰岛的抗原性，延长移植后存活时间。

（四）移植部位及方法

移植部位的选择，最好是操作简单、安全可靠、便于接受、移植物易成活、能充分发挥胰岛功能且易长期存活的免疫豁免部位。目前常用的移植部位是：①腹腔内移植：临床上多采用大网膜夹层或小网膜腔内胰岛植入，尤以小网膜移植较理想。②肌内移植：包括经切口移植、经注射移植、经皮肝内注射移植。③脑内移植法：耳前发际内颞弓上直切口扩长 6cm，吹出直径 5.5cm 骨窗，瓣状切除基底向中线的硬脑膜，于颞中回前、中 1/3 交界处避开血管，切开皮质，钝性分离深达脑室颞角壁呈窦腔状，植入 7 ~ 10 个胎儿的胰腺组织。

（五）胰岛组织的保存及组织计量

完成一次移植需收集几个甚至十几个供者胚胎胰，极为困难，因而提出胰岛组织的保存问题。由于采用 RPMI - 1640 培养基进行胰岛细胞培养，80% 以上的胰岛细胞胰岛素分泌功能至少可维持 10 天，因此，短期内细胞培养是目前最常用的胰岛组织保存方法，但培养保存技术比较高，不易掌握。实验研究发现，应用含 1% PNS 的 RPMI - 1640 培养基，2 ~ 4℃ 保存整体胚胎胰腺可达 144 小时，胰岛细胞低温（4℃）培养可延长培养保存时间。目前正在研究 - 196℃ 冷冻长期保存胰岛，建立胰岛库的方法，发现冷冻复温后再培养，有 80% 的胰岛细胞恢复活性，但对葡萄糖刺激反应明显下降。

供体胰岛的数量和质量与胰岛移植临床效果密切相关。正常人胰腺内约有 200 万个胰岛，一般损伤 90% 后方可发生糖尿病，故纠正糖尿病至少需要 5 万 ~ 10 万个功能良好的胰岛。胰岛定量方法较多，表面活性染色排除试验是最常用的方法，用含 0.04% 曲利苯蓝的等渗缓冲液，在室温下浸染胰岛细胞 15 分钟，再用克 - 林二氏碳酸氢盐缓冲液（KRB 液）清洗数次，显微镜下观察计数未着色的细胞，即为活性细胞。通过计算可得知胰岛总量，另外可用卡巴棕胰岛染色法，也可通过测定锌含量或胰岛蛋白作为反映胰岛总量的指标。

（六）胰岛移植的免疫排斥

胰岛细胞对免疫排斥非常敏感，免疫排斥是导致临床胰岛移植失败的重要因素之一。为减少免疫排斥反应，人们研究了可能克服胰岛移植排斥的方法，如减少组织不相容性，减少供体组织的致免疫性，采用免疫豁免部位及免疫抑制剂等。目前广泛采用移植前处理胰岛组织，以降低其免疫原性。胰岛细胞培养，使胰岛外分泌部分萎缩，可减少移植物的免疫原性。另外，胰岛组织在高浓度氧、低温环境中培养，紫外线照射，加入特异性抗树突细胞抗体等，可减少胰岛组织中的过路血细胞，改变胰岛组织的免疫原性，对减轻免疫排斥反应、延长供体组织存活期均有一定效果。

免疫隔离技术是预防排斥反应的另一种方法，将胰岛细胞包裹在生物相容性半透膜容器内，允许胰岛素和营养物质自由通过，而阻止受者淋巴细胞及抗体对胰岛细胞的攻击，从而使供体胰岛长期存活。目前免疫隔离技术主要有弥散腔室、动静脉分流装置和微囊球。免疫隔离技术可能是防止移植被排斥的最佳方法，这种方法使异种移植成为可能，而无须使用免疫隔离抑制剂。但前者存在着管膜破裂和血管吻合口感染的问题，最近研究的热点是将微囊技术应用于胰岛移植。其原理是把有生物活性的组织或细胞包埋在一个与受体相容的微囊内，囊膜的孔径大小能阻止抗体、淋巴细胞等大分子免疫抗体进入囊内攻击植入的细胞，而营养物质及细胞分泌的活性物质如激素等则可自由透过。有人用海藻酸钠－聚赖氨酸－海藻酸钠作隔离膜制成微囊治疗糖尿病模型，结果延长了移植物的存活时间，但移植后囊周纤维化导致胰岛功能丧失，甚至导致胰岛细胞死亡。随后，许多学者对微囊材料进行改进，如琼脂糖胶等的应用，移植后效果不断提高，但此技术的临床应用仍有待于进一步深入研究解决。另外有人采用免疫抑制剂，如环孢霉素 A、类固醇激素、单克隆抗体等单独或联合治疗，取得一定的效果，但不够理想，且有较大的不良反应。目前研制的多种新型免疫移植剂如脱氧精胍菌素（15 - deoxyspergualin，15 - DSG）、来氟米特（Leflunomide，FM）、雷帕霉素（Rapamycin）等具有安全、有效、不影响移植胰岛细胞的优点，因此，新型免疫移植剂的出现将有助于提高移植的成功率。

（刘莉芳）

第十节　糖尿病的基因治疗

糖尿病（DM）有着明显而复杂的遗传基础，多个基因参与其中，破译致病基因及相关基因的遗传密码并针对性予以治疗可能成为该疾病的最终治疗措施。近年随着转基因技术的迅速发展和众多易感基因的逐步明确，DM 基因治疗领域的研究工作已进入一个新阶段。

一、肝脏代胰岛合成胰岛素

人体是否可在胰岛失去正常分泌功能的基础上，重新修复胰岛细胞，在其他脏器重新建立代偿性胰岛素分泌场地呢？有人发现是可行的。

1. 修复　失活的胰岛细胞可在某种药物刺激下，重新修复并恢复其分泌胰岛素的功能。其分泌量足以达到降低高血糖治疗糖尿病的实际应用价值。此项研究包括了观察小白鼠 STZ 的残留胰岛细胞恢复过程。

2. 分泌　对胰腺失去分泌功能达 85% 的患者，在克糖药物诱导下，可产生出 9.51U 的胰岛素（用药 20 天后）。

（1）胰岛素是由 84 个氨基酸组成的多肽，在蛋白激酶 C 的作用脱下的 33 个氨基 C 肽与其成正比。在停止注射胰岛素的情况下，有些药物能使糖尿病患者胰岛素水平迅速上升，而与其成正比的 C 肽应该也上升，但反而迅速下降到 0.02 以下（并且血糖水平迅速恢复正常）。胰岛素的来源问题成了一个很好地说明问题的证据（因为只有外源的胰岛素才可与 C 肽不成比例）。

（2）摘除了胰腺的家犬用药诱导 4 天后，在其全血中仍查到胰岛素。

（3）根据 Scott 及 Fisber（P28）的胰腺摘除后糖尿病患者的胰岛需要反而减少的生物现象，机体内也一定存在着潜伏的分泌胰岛素的代偿系统。

（4）根据胰腺与肝脏的生化特点，共同存在着唯一的同工酶，又因为此酶主导着氧化与酵解途径，因而研究该酶将可能最终解开胰岛素代偿之谜。

总结以上 4 点的实际情况，并根据 STZ 后的小白鼠肝脏损害情况及降糖药物对 STZ 后的小白鼠肝脏酶系统的修复效果已超过或等于胰岛素对肝脏的作用，可以认识代偿场地应在肝脏，肝脏很可能是通过葡萄糖激酶的链式反应修复了一般认为的葡萄糖利用渠道，达到修复机体、降低血糖、治疗高血糖的目的。

二、1 型糖尿病的基因治疗

糖尿病的共同特点是维持正常血糖所需的精确的时限性的胰岛素释放缺陷。1、2 型胰岛素释放缺陷的发病基础完全不同，1 型涉及自身免疫介导的 B 细胞破坏；2 型表现为胰岛素抵抗和 B 细胞功能障碍的多基因疾病。糖尿病基因治疗包括 3 个主要方面：目的（外源）基因的获得，靶细胞的选择及有效目的基因转移手段。依靶细胞的不同可分为生殖细胞基因治疗和体细胞基因治疗。生殖细胞基因治疗目前主要治疗用于转基因动物模型的研究，迄今多数采用的属体细胞基因治疗。随着基因治疗在各个领域的应用，糖尿病的基因治疗研究也已兴起，并已取得了一些可喜的成就。

（一）基因工程细胞与 1 型糖尿病治疗

目前 1 型糖尿病的基因治疗领域取得众多进展，如转入凋亡基因异种胰岛细胞以阻断免疫反应，通过各种策略将内分泌细胞系、肝细胞及成纤维细胞等经基因工程构建成能分泌成熟胰岛素的细胞，其分泌作用需受正常调控。

（1）目前试图替代人 B 细胞，首先利用异种胰岛或 B 细胞系；其次是对非胰岛素的细胞必须具有下列特性：①表达 GK 和 Glut2。②低表达高亲和力的己糖激酶（HK）。③表达激素原转换酶 PC_2、PC_3，能有效加工胰岛素原成胰岛素。④将胰岛素释放到细胞外的分泌系统。然而仅 B 细胞具有所有这些特性，因而已探索对某些细胞进行改造。B 细胞一般不适合作为 1 型 DM 基因治疗的靶细胞，因为 B 细胞为自身免疫攻击的对象，1 型体内细胞数已明显减少。目前一般选用成纤维细胞、肝细胞、肌原细胞、皮肤角质细胞、内皮细胞和造血干细胞等作为靶细胞，因为这些细胞易于取出培养、转染和移植。此外，选择有利于胰岛素基因表达和具有加工胰岛素原为成熟胰岛素能力的组织特异性表达细胞。

（2）细胞的基因工程构建

1）异种胰岛细胞：胎猪胰岛移植用于 1 型糖尿病具有较好的疗效且取材便利，然而因排斥显著疗效难以持久。Fas－L 受体表达在免疫细胞表面，Fas－L 与 Fas 受体相互作用可诱导免疫细胞凋亡，故该作用在维持免疫系统稳态及免疫耐受中发挥重要作用。Lau 研究显示，同时移植经基因工程处理能表达 Fas 配体（Fas－L）的肌纤维细胞，可明显延长移植胰岛细胞存活期。但半数以上的小鼠仍在 80 天内移植物失效，部分由于肌纤维细胞停止表达 Fas－L，如何使 Fas－L 长期表达尚需进一步研究。

2）细胞株构建：B 细胞类细胞系显然是一类较符合生理的胰岛替代物，经构建的细胞株可大量获得。在转基因小鼠胰岛细胞中定向表达 SV410 大 T（SV40 large T）抗原可导致胰岛素瘤，已作为细胞株的来源。这引起细胞对葡萄糖刺激的胰岛素反应存在缺陷，表现为反应减弱或过强，可能与葡萄糖感应器、葡萄糖磷酸化酶（GK）和葡萄糖转运体（Glut2）的表达异常有关。同时，未免疫隔离的细胞将被免疫系统杀灭，因此这种永生型细胞移植于人体需要微包囊化。

3）神经内分泌细胞：早在 1983 年有人曾对神经内分泌细胞株（一种分泌 ACTH 的细胞株，AtT20）做生物改造，用病毒启动子调控人胰岛素 cDNA 转录获得初步结果。在胰腺特异性启动子调控下 GK 基因可在 AtT20 表达，用表达载体转染后则表现出葡萄糖刺激的胰岛素释放。正常的葡萄糖感应不仅需要表达 Glut2，而且需要类似于正常 B 细胞的 GK/HK 活性比值。最近有学者将胰岛素原表达载体直接导入 NOD 小鼠的垂体间叶 POMC 分泌细胞，能大量分泌成熟胰岛素，而这些细胞不受针对胰岛细胞的自身免疫破坏。将一定量的构建细胞移植于 NOD 糖尿病小鼠，高血糖及糖尿病症状完全恢复，与胰岛细胞自体移植相比，显示分泌活性更高，再血管化更明显。

4）肝细胞：经基因工程构建的外源型细胞株用于 1 型糖尿病存在各种障碍，已促使许多研究着眼于内源性细胞。除胰岛细胞外肝细胞是含有葡萄糖感应器（Glut2 及 GK）唯一的体细胞，许多肝脏特异性基因受生理性葡萄糖调控，故作为 1 型糖尿病基因治疗的靶细胞尤为引人关注。然而，肝细胞不具备有葡萄糖控制胞吐作用的分泌颗粒，也无贮存分泌性蛋白的隔离区。当血糖升高时，不会出现早期胰岛素分泌。肝细胞也不具有切除 C 肽所需的激素原转化酶（PC_2 和 PC_3），故不能加工胰岛素原分子。因而，针对肝细胞作为分泌胰岛素细胞存在上述缺陷，有关研究不断深入。Valera 在磷酸烯醇式丙酮酸羧基酶（PEPCK）基因调控区控制下，得到表达人胰岛素原基因的转基因小鼠，从肝细胞分泌的胰岛素原具有生物活性，该动物呈现血糖正常且健康良好，经链脲佐菌素（STZ）处理转基因小鼠后，胰岛素 mRNA 水平较 STZ 处理的非转基因的对照鼠增加，且血中 C 肽增加，血糖水平下降达 40%。

此外，肝肿瘤细胞亦可作为胰岛素表达载体转染的候选细胞。Gros 等将融合胰岛素基因构建于哺乳细胞的表达载体，其中含有人胰岛素原基因（含有费林蛋白内切酶切点）及 PEPCK 基因的启动子片段，再转染到大鼠肝肿瘤细胞，后经 Northern 印迹、免疫组化及 HPLC 分析显示 90% 胰岛素原被加工成胰岛素。胰岛素分泌反应快速，经二丙基 cAMP + 地塞米松诱导 15 分钟，胰岛素分泌量明显增加，1 小时内增加 10 倍，表现为内源性 PEPCK 基因表达受抑及葡萄糖摄取增加。若同时将人 Glut2 基因转染肝肿瘤细胞，胰岛素分泌可受葡萄糖浓度调控。

将人胰岛素 cDNA 和葡萄糖转运子插入人肝细胞 HEPG2 后，此细胞能合成、贮存、分泌胰岛素，调节血糖。其他肝细胞瘤细胞组 huhT 也有类似作用。

5）成纤维细胞及其他细胞：Taniguchi 用人胰岛素原 cDNA 转染成纤维细胞（LtK 细胞），人胰岛素原分泌量达 91ng/（24 小时·10^6 细胞）。这些细胞经半透膜（5% 琼脂糖胶）微囊化，体外研究显示 2×10^6 微囊化的转染细胞能稳定产生胰岛素原 80 余天 [（204.4 ±5.2）ng/（ml·d）]，若种植于 STZ 糖尿病小鼠腹腔内，血糖恢复正常达 30 天。另外，将表达胰岛素原的质粒转染成肌细胞，约 50% 胰岛素原转化为胰岛素，其分泌功能持续达 1 个月。Kuzume 用胰岛素原基因构建的腺病毒载体转染到 293 细胞，再植入胰腺全切的狗体内，与定期注射胰岛素组相比，血糖维持正常且生存期明显延长，即使口服 15g 葡萄糖后血糖仍维持正常。王执礼将修饰好的胰岛素基因直接注入实验鼠肌肉细胞内，并初步克服了稳定性差、效率低的缺陷。这一研究使糖尿病的基因治疗更简便、有效、易行。

6）K 细胞：一个由美国和加拿大科学家组成的研究小组在实验鼠体内，利用基因工程原理使被称作 K 细胞的内脏细胞产生了人体胰岛素。这一成功意味着从理论上讲，将能够利用基因疗法来解决存在于人类糖尿病背后的根本性的治疗。缺陷 K 细胞位于胃部和小肠，研究人员尝试了是否能够利用基因来赋予 K 细胞以生成胰岛素的功能。加拿大人阿伯塔大学的蒂莫斯 J. 基弗尔博士主持了这一实验，研究人员从老鼠体内取出 K 细胞，并注入人类胰岛素基因中，然后再将此基因注入老鼠的胚胎中，结果发现，培育成功的转基因鼠的胃细胞和小肠细胞都会产生胰岛素。此外，甚至在其能够产生胰岛素的 B 细胞被破坏之后，新的 K 细胞仍然能够防止实验鼠患上糖尿病。基弗尔博士说，K 细胞是替代糖尿病患者 B 细胞的极佳选择。因为 K 细胞早已具有存储和释放胰岛素的所需的机制，在进餐后，K 细胞能够立即自然地分泌一种称为 GIP 的激素，因此，如果能够通过基因工程，使这些 K 细胞产生胰岛素，它们就能事先制造并存放在细胞内，以备作为进食后的反应迅速地释放出来。对于实验鼠的这一研究结果只是说明，用基因疗法来治疗糖尿病是可行的，还有一系列问题仍未解决，包括如何使胰岛素基因进入人类 K 细胞等。新的基因疗法能治疗或治愈糖尿病，研究人员称这种 K 细胞基因疗法有望能制成基因治疗口服药来改变胆囊中的 K 细胞产生胰岛素，这种新的基因疗法将能治疗甚至治愈糖尿病。

7）细胞因子：TGF-1 能降调许多免疫反应，故有学者将表达 TGF-1 载体转染 NOD 小鼠，TGF-1 水平较对照组增加，迟发型超敏反应受抑制能保护具有自身免疫反应倾向的 NOD 小鼠免于发生胰岛炎或糖尿病，相反转入干扰素的 NOD 小鼠早发糖尿病。此外，血管内皮细胞生长因子（VEGF）与新生血管形成有关，观察显示在糖尿病 NOD 小鼠的缺血部位 VEGF 水平下降，以致干扰侧支循环形成，肌内注射编码 VEGF 的腺病毒载体，可使 NOD 糖尿病小鼠的 VEGF 水平及新生血管形成作用恢复正常。

8）表达载体：腺病毒载体较适合体内基因转导，其特点是产生的梯度高，能有效地把基因转导入静止期细胞，遗传信息保持其独立可避免因插入性突变改变细胞基因型的危险。但可激发细胞免疫，甚至可针对导入基因，同时转入基因表达时间有限，故不适宜1型糖尿病治疗。缺陷型重组反转录病毒载体导入细胞后具有自我更新的特性，可长期表达，但产生滴度较低，且细胞需处在增殖期，否则前病毒DNA不易整合到染色体DNA。目前正研制新一代组合载体，可克服上述不足，该载体是来自不同病毒成分及特性组合体。Woo用反转录病毒将胰岛素素原基因导入大鼠肝脏，在病毒末端长重复序列的调控下，至少5%~15%肝细胞被转染，持续达6个月。若用STZ处理大鼠，6天后均死于酸中毒，而在转导2周后再用STZ处理转基因大鼠，部分大鼠存活长达3周，但血糖水平类似于对照鼠。提示来自于肝细胞表达的胰岛素原的活性可以防止肝糖原大量减少、脂肪蓄积及酮体产生，但其转染效率尚不能使血糖正常。

9）胰岛素原加工的改进：正常时胰岛素在B细胞分泌颗粒内加工为成熟胰岛素需要激素原转换酶PC_2、PC_3，但肝细胞不能有效地加工胰岛素原，故产生的胰岛素原的生物活性较胰岛素低。另有一种富含于肝细胞的成对碱性氨基酸蛋白酶（亦称泛转换酶或费林蛋白酶，furin），仅能识别鼠类胰岛素原的Argx-Lys-Arg序列，不能有效加工导入的人胰岛素原。为此，将furin序列引入人胰岛素原cDNA的G-C、C-A结合点，再导入肝细胞即可分泌成熟胰岛素。因而，有学者将含有furin识别序列的人胰岛素原载体转基因到小鼠肝脏，经高效液相色谱（HPLC）分析显示胰岛素原能有效地加工成胰岛素分子。

10）转化效率：首先，Page通过改进培养条件或加入肝细胞生长因子（HGF）能使80%小鼠肝细胞及40%人肝细胞被转导。其次，亦可改进载体本身，一种组合病毒颗粒含有慢病毒（lentivirus，HIV_1）可将前病毒基因组整合到非分裂期细胞内，高滴度制备反转录病毒载体，利用VSV包被蛋白作为病毒壳蛋白替代Env基因产物，可转导静止期肝细胞，极有可能成为1型糖尿病基因治疗的载体。

（二）动物实验方面基因治疗

据Nature杂志报道，对两种1型糖尿病啮齿类动物模型用单链胰岛素类似物进行基因治疗可控制高血糖。韩国首尔Yonsei大学医学院Hyun Chul Lee博士及其同事利用基因工程的方法培育出一种特别的重组腺相关病毒，并用这种病毒作为运载工具，在肝细胞特异性L-丙酮酸激酶（LPK）这种葡萄糖调节促进因子的控制下转运单链胰岛素类似物（SIA）的基因转移至患有糖尿病的老鼠肝脏中。其受体是链佐星诱导的糖尿病大鼠（SD大鼠）或自身免疫性糖尿病小鼠（NOD小鼠）。在这种基因疗法中，一种基因被送到肝细胞监测葡萄糖水平，另一种基因引起肝细胞生成这种类似胰岛素的物质。该基因能够监测葡萄糖水平，并介入、刺激形成修改过的胰岛素，后者在执行分解葡萄糖的作用。静脉注入基因载体（rAAV-LPK-SIA）后的SD大鼠血糖水平逐渐降低，1周后血糖水平恢复正常并持续8个月以上。其糖尿病症状得到缓解，而且注射后没有明显的不良反应。同样，注入rAAV-LPK-SIA的NOD小鼠7天后血糖水平恢复正常并持续5个月以上。研究者在两组动物体内均未检测到SIA抗体，并且SIADNA均整合入受体染色体DNA内。结果显示，尽管用载体治疗后的小鼠比野生型小鼠的胰岛素水平达到高峰的时间延迟，但是SD鼠SIA表达水平与血糖浓度密切相关。用rAAV表达的胰岛素类似物治疗化学物诱导的糖尿病大鼠及自身免疫性糖尿病NOD小鼠可永久治愈1型糖尿病，并且未发现对肝细胞有毒副作用。胰岛素抗体与单链胰岛素类似物有交叉反应，但亲和力很低。因此，用SIA进行基因治疗可用于有胰岛素抗体的糖尿病。这种新疗法看来克服了以往在尝试引入合成胰岛素基因时遇到的一些关键难题：引入的基因不能长期行使其正常功能；该基因不能调节血糖水平；该基因的合成产物不能有效地转化成胰岛素。该研究的创新之处就在于并非合成出胰岛素，而是合成了某种单链结构的胰岛素类似物（即该激素的替代物），而且这种类似物可能还具有其他一些好处，例如，不需要使用免疫抑制药物来避免机体的排斥反应。这种新疗法也将不再需要等待能够合成胰岛素的胰腺细胞的捐献。另外，有关专家也指出，通过形成某种对葡萄糖敏感的机制，该疗法还可以尽量减小患低血糖症血液中葡萄糖含量过低的危险。将其应用于人体的临床治疗还需要进行某些改进。在人体临床治疗中将会涉及安全问题，因为这是通过一种病毒而把DNA引入这类患者的体内，如果它停留在肝脏内那就必须特别小心。

（三）胰岛素基因表达调控

目前，将胰岛素基因导入体内，获得成熟胰岛素的表达与分泌已不困难，而如何实现胰岛素基因的表达调控成为亟待解决的关键难题。从早先的利用金属硫蛋白启动子、磷酸烯醇式丙酮酸羧激酶启动子以及糖皮质激素启动子对胰岛素基因表达进行调控，到后来利用葡萄糖－6－磷酸酶启动子或胰岛素样生长因子结合蛋白－1启动子实现葡萄糖刺激与自限性的胰岛素分泌，研究者在该方面已进行了诸多尝试。但随着研究的逐步深入，人们发现通过启动子嵌合，机械地对胰岛素基因表达进行调控，很难使胰岛素分泌呈生理模式，故目前更倾向于对自身具有葡萄糖反应元件（GIREs）或具备葡萄糖反应性分泌特性的细胞进行改造。就此而言，有学者认为肝细胞是最理想的靶细胞，因其直接参与糖、脂代谢，拥有众多代谢相关蛋白及其基因中的GIREs。也有学者以胰岛素瘤细胞为靶细胞，导入胰升糖素样肽－1等调节基因，以增强其葡萄糖反应性。利用肠道K细胞自身所具备的葡萄糖反应性分泌特性，导入葡萄糖依赖性胰岛素释放多肽启动子嵌合的胰岛素基因，可获得近似生理条件的胰岛素分泌。此外，另有研究者通过药物摄入或原核调控元件对胰岛素分泌进行调控。Auricchio等将胰岛素基因置于二聚物可诱导转录系统控N－V，以二聚物药物诱导胰岛素分泌呈剂量依赖性；而Wilson等则应用四环素抗性系统（Tet系统），在骨骼肌内成功获得了条件可控的异位胰岛素分泌。最近，还有研究者尝试对胰岛素分泌进行配体调节、温度调节等，均取得了不错的效果。然而，上述各系统在调节精确度、灵敏度等方面仍与正常的胰岛B细胞相差甚远，要获得完全符合生理条件的胰岛素替代，有待于对B细胞GSIS机制的进一步阐明。

（四）1型糖尿病基因免疫治疗

1型DM首先表现的是自身免疫性疾病，因此，除从代谢或激素调节水平干预外，另一个可能的方法就是免疫介导的基因预防和基因治疗。如将激活特异性破坏T细胞的自身抗原基因导入并表达，从而引导和封闭这些T细胞形成免疫耐受，进而阻止疾病的发展。French等发现主要组织相容性H类抗原（MHCⅡ）为启动子的鼠2型胰岛素原在非肥胖糖尿病（NOD）小鼠中表达，胰腺中无多核细胞浸润，无胰腺炎发生，从而预防了这些转基因鼠的糖尿病发生。并且这种特异基因的保护作用是特异性针对胰岛病理，而不是通过系统免疫抑制。免疫抑制性神经肽、降钙素基因相关肽（CGRP）可抑制CD_4^+T细胞产生细胞因子，细胞因子已被证实参与1型DM的发生，有人利用基因工程技术获得了B细胞中能产生CGRP的NOD鼠。在雄性CGRPNOD鼠可防止1型DM发生，同时可减少雌性CGRFNOD鼠63%的死亡率。该结果是由于CGRP局部免疫抑制的作用而产生。

另外，有一些免疫抑制效应的细胞因子，如IL－10，通过对MHCⅡ的下调作用而抑制单核细胞的抗原递呈能力和减少抗原特异性T细胞增殖；而TGF－β对T细胞生长有直接抑制作用，尤其对活化的T细胞。胰岛细胞移植中，胰岛细胞往往受宿主的免疫抑制排斥反应。为克服排斥反应，有学者将具有免疫抑制作用的细胞因子IL－10、TGF－β、IL－1ra（受体拮抗蛋白，竞争抑制IL－1作用）基因进行基因重组，分别导入待移植的胰岛细胞，从而减少或预防宿主对外源植入的胰岛细胞的排斥反应。实验显示，这仅仅引起局部免疫抑制效应，可减少全身抑制剂的应用。该策略可能成为移植免疫抑制治疗的新的基因治疗途径。

综上所述，要取代1型糖尿病的注射胰岛素治疗，移植能分泌具有生物活性胰岛素的细胞将是未来的主要方向。然而，对细胞作基因工程以建立一种新型"B细胞"较为复杂，要作为临床治疗手段，尚需进行许多改进、得到更多的临床验证，此外，用细胞因子预防1型糖尿病或血管并发症的临床价值尚待探索。在此崭新领域内治疗糖尿病可靠方法能否脱颖而出，取决于其疗效、安全、方便及费用。

（五）基因改造细胞

以色列Shimon Efrat教授的研究小组将细胞胶囊和细胞工程方法结合起来，对装入"胶囊"的胰岛素制造细胞进行基因改造，能使它抵抗免疫系统蛋白质的损伤，这使得研究者对1型糖尿病的治疗又前进了一步。

糖尿病患者移植B细胞的一个问题是免疫系统的排斥反应，但是研究者利用细胞胶囊技术，即在细胞群外面覆盖一层多孔聚合体，把细胞对免疫系统隐蔽起来。细胞胶囊的小孔不允许细胞或抗体之类的大分子通过，但是允许营养物质和胰岛素之类的小分子通过。可是研究又发现细胞因子，这种免疫细胞分泌的蛋白质体积很小，足以穿过保护性的胶囊，杀死其中的细胞。现在，Efrat 等通过在细胞中插入一组基因，能防止细胞因子损伤导致的最终结局：程序性细胞死亡（细胞凋亡）。他们已经应用腺病毒的一组基因制造出多种蛋白质对抗细胞凋亡，从病毒的基因组中取出基因，插入哺乳类动物的细胞中来保护这些细胞。Efrat 称他的实验是在小鼠身上做的，但他相信最终能在人类胰腺细胞上获得成功。

（六）口服基因药丸

美国一家私营生物技术公司——Genteric 公司的科研人员及科学家在研究的过程中，曾将人胰岛素编码基因直接导入小鼠的胰腺内，结果发现，在富含各种消化酶的胰腺里，该基因无法正常表达。于是，科学家们便开始着手研究通过消化道来直接进行转基因治疗。他们发明的口服基因药丸的显著优点在于：能够通过患者的消化道将人胰岛素基因直接导入体内，而无须使用病毒载体。患者吞服该药丸后，药丸中的纠正基因会被人体肠道的黏膜上皮细胞吸收，然后在其中合成胰岛素，并分泌入血，发挥治疗作用。由于人体肠道上皮细胞的新陈代谢十分频繁，所以其中的纠正基因便会随着衰老细胞的脱落而不断被排出体外，从而为给药者对该药丸进行剂量控制带来了极大的方便，提高了治疗的安全性和有效性。在先前进行的动物试验中，患有糖尿病的小鼠吞食了该药丸后，其血糖水平很快恢复了正常。

传统的转基因治疗一般是通过对患者进行静脉或肌内注射来导入纠正基因。这些方法普遍存在着纠正基因定位困难、无法控制有效治疗剂量以及患者毒副反应较多等缺点。而通过患者消化道直接给药的基因药丸则很好地解决了这些问题。

三、2 型及其他型糖尿病的基因治疗

前已述及，1 型 DM 基因治疗的最大问题是建立和鉴定足量忠实模拟正常 B 细胞功能的胰岛素分泌细胞系。2 型 DM 的问题就复杂得多，它是涉及不同程度胰岛素抵抗和 B 细胞功能障碍的多基因疾病，而且胰岛素抵抗及 B 细胞功能障碍的病因不清。近年来，许多学者对 2 型 DM 的基因诊断做了大量工作，已发现 2 型 DM 患者有许多基因的突变或多态性变化，并且在深入探讨这些基因突变与 2 型 DM 病变的异常复杂的相互关系。要确立某一基因变异与 2 型 DM 的关系，必须：①再将这种变异基因利用分子生物学工程技术导入生殖细胞，建立基因缺陷的 2 型 DM 实验动物模型；②通过基因校正方法使正常基因替代变异基因，恢复细胞正常功能而达到基因治疗的目的。

胰岛素抵抗的基因治疗：2 型 DM 的血糖升高主要由于肝脏和外周组织利用葡萄糖减少，而肝细胞合成葡萄糖增加，因此，与糖代谢有关酶的基因均被考虑为胰岛素抵抗之列。肝脏葡萄糖激酶（GCK）使葡萄糖磷酸化是葡萄糖代谢中的起始步骤。然而，在糖尿病动物中，GCK 表达非常低，可能与 GCK 基因某一位点多态性有关。有人获得了表达磷酸烯醇式丙酮酸羧激酶（PEPCK）/葡萄糖激酶（GCK）融合基因的转基因小鼠，以研究 2 型 DM 鼠肝中葡萄糖激酶的表达是否可防止糖尿病的代谢改变。结果正如预计的一样，转基因鼠用 streptozotocin 处理后，肝中 GCK mRNA 表达和 GCK 酶活性两者均呈高水平状态，这与肝细胞内葡萄糖 - 6 - 磷酸和糖原增加有关。此外，转基因肝中丙酮酸激酶（PK）活性和乳酸产生也明显增加。进一步观察到转基因鼠肝中涉及糖原合成和生酮作用的基因表达正常化，而原代培养的肝细胞中葡萄糖和酮体的产生亦正常化。因此，当阻断表达 GCK 的糖尿病鼠肝中的糖原合成和生酮作用时，可诱导糖酵解，即使缺乏胰岛素，这些转基因鼠的血糖、酮体、三酰甘油及游离脂肪酸也可达正常，而非转基因鼠（对照组鼠）用 Strepozotocin 处理时，则无上述改变。此外，共同表达 PEPCK 和人的胰岛素基因融合基因的转基因鼠也可使 2 型 DM 鼠血糖恢复正常，血清胰岛素水平受生理调控，而胰岛素主要在肝细胞表达。结果提示，糖尿病时，使肝细胞和外周组织细胞中与糖原合成有关基因的表达是恢复正常血糖的有效新途径，胰腺外组织胰岛素的表达治疗 1 型 DM 也是可行的。TGF - β 在糖尿病肾病中发挥重要作用，用 HVJ 脂质体为载体，将 TGF - α Ⅱ/Fc 嵌合体转染入 STZ 诱导的糖尿病鼠骨骼肌，转染 14 天后，肾小球 TGF - βRNA 表达及肾小球肥大均明显下降。

Leptin 蛋白在 ob/ob 纯合子中呈遗传性缺陷，这种鼠表现出肥胖和轻度 2 型 DM 表型，因此，通过 Leptin 基因治疗纠正肥胖表型，将可能导致糖尿病表型自发性纠正。因此，Muzzin 等将 ob/ob 纯合子鼠用重组鼠 Leptin cDNA 腺病毒处理后，发现鼠的食物摄取和体重呈戏剧性减少，血清中胰岛素水平及糖

耐量恢复正常。当血清中 Leptin 水平逐步下降时，鼠的食物摄取及体重又逐渐增加。提示肥胖与高胰岛素血症和胰岛素抵抗的逐渐恢复共同相关。这些结果不仅显示成年 ob/ob 鼠肥胖和 2 型 DM 表型可被 Leptin 基因治疗同时纠正，而且还提示对肥胖患者 2 型 DM 的长期防治过程中，控制体重是非常重要的。

比利时科学家新发现一种与 2 型糖尿病有关的基因，科学家在试验后认为，这一名叫 SHIP2 的基因在胰岛素调节血糖水平的过程中可能抑制胰岛素分泌，降低机体对胰岛素的易患性。该基因不起作用时，胰岛素分泌就会失控，导致血糖水平急剧降低。研究人员指出，适当控制 SHIP2 基因的作用，有可能成为治疗 2 型糖尿病的新方法，并帮助医生在患者出现失明、肾衰竭等严重症状之前诊断出 2 型糖尿病。它可能提供了及早诊断 2 型糖尿病的新方法。

（臧莎莎）

参考文献

[1] 孙倩倩，王双. 老年综合评估的临床应用及研究进展 [J]. 中国老年学杂志，2012，32：607-608.

[2] 于普林，王建业. 老年医学的现状和展望 [J]. 中国实用内科杂志，2011，31：244-246.

[3] 宋岳涛，杨颖娜. 老年病的特点与预防 [J]. 实用心脑肺血管病杂志，2008，16（10）：82-84.

[4] 赵家胜，吴先正. 内分泌代谢急症实例分析 [M]. 北京：人民卫生出版社，2015.

[5] 李启富. 内分泌疾病诊治流程 [M]. 北京：人民卫生出版社，2014.

[6] 陈建. 内分泌代谢病经方治验 [M]. 北京：中国医药科技出版社，2016.

[7] 宁光，王卫庆，刘建民，等. 瑞金内分泌疑难病例选 [M]. 上海：上海科学技术出版社，2016.

[8] 杨涛. 内分泌科临床随身查 [M]. 南京：江苏科学技术出版社，2013.

[9] 陈适，潘慧，朱慧娟. 内分泌临床综合征速查 [M]. 北京：中国协和医科大学出版社，2016.

[10] 惠国桢. 垂体瘤 [M]. 北京：人民军医出版社，2011.

[11] 肖国士，高积慧. 代谢与内分泌疾病验方集锦 [M]. 北京：人民军医出版社，2014.

[12] 廖二元，莫朝辉. 内分泌学. 第2版 [M]. 北京：人民卫生出版社，2007.

[13] 刘超，狄福松，唐伟. 内分泌和代谢性疾病诊断流程与治疗策略 [M]. 北京：北京科学出版社，2007.

[14] 赵丽. 内分泌疾病安全用药手册 [M]. 北京：北京科学出版社，2015.

[15] 宁光. 内分泌学高级教程 [M]. 北京：人民军医出版社，2014.

[16] 陈家伦. 临床内分泌学 [M]. 上海：上海科学技术出版社，2016.

[17] 施秉银. 内分泌与代谢系统疾病 [M]. 北京：人民卫生出版社，2015.

[18] 吕社民. 内分泌系统 [M]. 北京：人民卫生出版社，2015.

[19] 葛建国. 内分泌及代谢病用药指导 [M]. 北京：人民军医出版社，2015.

[20] 丁国宪，杨涛. 内分泌代谢性疾病临床处方手册 [M]. 南京：江苏凤凰科学技术出版社，2015.